Politiken der Naturgestaltung

Daniela Gottschlich · Tanja Mölders
(Hrsg.)

Politiken der Naturgestaltung

Ländliche Entwicklung
und Agro-Gentechnik
zwischen Kritik und Vision

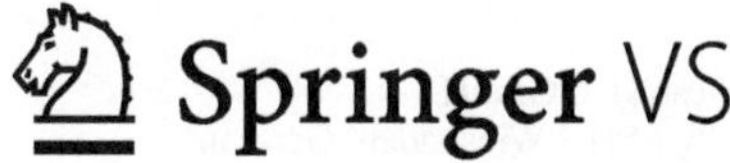 Springer VS

Herausgeberinnen
Daniela Gottschlich
Lüneburg, Deutschland

Tanja Mölders
Hannover, Deutschland

Das Projekt „PoNa – Politiken der Naturgestaltung. Ländliche Entwicklung und Agro-Gentechnik zwischen Kritik und Vision" wurde vom Bundesministerium für Bildung und Forschung (BMBF) im Förderschwerpunkt Sozial-ökologische Forschung (SÖF) unter dem Kennzeichen 01UU0903 gefördert.

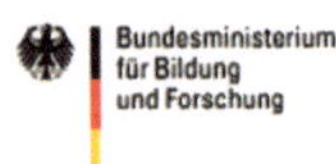
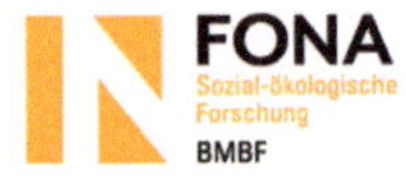

ISBN 978-3-658-08192-8   ISBN 978-3-658-08193-5   (eBook)
DOI 10.1007/978-3-658-08193-5

Die Deutsche Nationalbibliothek verzeichnet diese Publikation in der Deutschen National-bibliografie; detaillierte bibliografische Daten sind im Internet über http://dnb.d-nb.de abrufbar.

Springer VS
© Springer Fachmedien Wiesbaden GmbH 2017

Gedruckt auf säurefreiem und chlorfrei gebleichtem Papier

Springer VS ist Teil von Springer Nature
Die eingetragene Gesellschaft ist Springer Fachmedien Wiesbaden GmbH
Die Anschrift der Gesellschaft ist: Abraham-Lincoln-Str. 46, 65189 Wiesbaden, Germany

Danksagung

Dieser Band dokumentiert Ergebnisse des Projekts „PoNa – Politiken der Naturgestaltung" und damit Produkte und Prozesse einer fünfjährigen Forschungsarbeit. Ein solcher Band kann nie vollständig sein, kann nie alles und alle abbilden. Dass diese Publikation dennoch mehr ist als ein Sammelband und die Ergebnisse unserer Forschungsarbeit synthetisiert und integriert, verdanken wir dem engagierten Mitwirken einer Vielzahl von Menschen. Unser großer Dank gilt den wissenschaftlichen Mitarbeiter_innen Annemarie Burandt, Beate Friedrich, Jędrzej Sulmowski und Anna Szumelda. Sie haben sich mit uns auf „PoNa als inter- und transdisziplinäres Experiment in der Sozial-ökologischen Forschung" (wie es in Kapitel IV.2 dieses Bandes heißt) eingelassen und damit zugleich ihre eigene wissenschaftliche Qualifikation vollzogen. Ergänzt wurde dieses Team von weiteren wissenschaftlichen und studentischen Mitarbeiter_innen, die insbesondere die Endphase der vorliegenden Publikation mit Sorgfalt und Umsicht begleitet haben. Unser großer Dank gilt Lea Koch für ihre hervorragende Redaktionsarbeit, Michael Colshorn und Steffi Roth für die sorgfältige Pflege unserer Literaturdatenbank, Jana Koltzau für die Durchsicht des Literaturzeichnisses sowie Lars Johannsen für die Unterstützung bei EDV- und Formatfragen. Boris Jarecki danken wir für die Unterstützung beim Korrekturlesen auf den letzten Metern.

Zum erweiterten PoNa-Team zählen wir auch all jene Begleiter_innen aus Wissenschaft und Praxis, die uns an unterschiedlichen Stationen unseres Forschungsprozesses wertvolle Impulse gegeben haben, die ihren Niederschlag auch in diesem Band finden. Stellvertretend nennen möchten wir an dieser Stelle unsere Mentorin Prof. Dr. Sabine Hofmeister sowie die zahlreichen Interviewpartner_innen, die ihr Wissen und ihre Zeit mit uns geteilt haben. Dankbar sind wir außerdem Prof. Dr. Matthias Bergmann und Dr. Engelbert Schramm, die mit uns über fünf Jahre hinweg Integrationsarbeit praktiziert haben und bereit waren, die Eindrücke und Einschätzungen dieser Zusammenarbeit in einem Beitrag zu reflektieren. Dr. Jan Kruse danken wir für drei anregende Methodenworkshops; sein früher Tod im Mai 2015 hat uns sehr getroffen.

Schließlich danken wir Dr. Petra Schilling für ihr sorgfältiges Lektorat und Sabine Schöller vom Springer VS Verlag für die gute Zusammenarbeit.

Nicht zuletzt gilt unser Dank dem Bundesministerium für Bildung und Forschung (BMBF), das uns finanziell gefördert und damit sehr gute Bedingungen für wissenschaftliche Qualifikation geschaffen hat. Diesen Dank adressieren wir vor allen an Claudia Müller, unsere Kontaktperson beim Projektträger Deutsches Zentrum für Luft- und Raumfahrt (DLR).

Wir wünschen allen Leser_innen eine anregende Lektüre!

Daniela Gottschlich & Tanja Mölders als Herausgeberinnen

Vorwort

Sabine Hofmeister

Der vorliegende Band bildet die Ergebnisse der Nachwuchsgruppe „PoNa –
Politiken der Naturgestaltung" ab. Aufbauend auf der Analyse der wechselseitigen Beziehungen zwischen Natur und Politik werden hier entlang der Politikfelder Ländliche Entwicklung und Agro-Gentechnik die ökonomischen Rationalitäten und Mechanismen, die auf die Gestaltung gesellschaftlicher Naturverhältnisse einwirken, in kritischer Absicht aufgedeckt. Es wird gezeigt, dass und wie
Widersprüche und Zielkonflikte in Bezug auf die Gestaltung gesellschaftlicher
Naturverhältnisse – anstatt zum Gegenstand politischer Aushandlungen zu werden – unsichtbar gehalten werden. Das Forschungsprojekt PoNa will dabei nicht
nur die Ursachen sozial-ökologischer Krisen (besser) verstehen, sondern zugleich auch Transformationswissen für eine nachhaltige Gestaltung gesellschaftlicher Naturverhältnisse erarbeiten. Dieses von sechs Nachwuchswissenschaft-
ler_innen im Rahmen der sozial-ökologischen Nachhaltigkeitsforschung getra-
gene Vorhaben ist nach meiner Einschätzung enorm mutig – mindestens aus drei
Gründen:

In „PoNa – Politiken der Naturgestaltung" werden Grenzen überschritten –
Grenzen zwischen Fachdisziplinen und Grenzen zwischen Wissenschaften und
außerwissenschaftlicher Lebenswelt. Zugleich dringt die Forschung aber in den
Kern der Wissenschaften vor – in jene Räume der akademischen Welt, in denen
Menschen zu Wissenschaftler_innen ‚gemacht' werden, in denen sie sich wissenschaftlich qualifizieren: Das in PoNa generierte Wissen kondensiert in vier
Promotions- und zwei Habilitationsprojekten. (Wie) Aber verträgt sich Grenz-
überschreitung mit dem Erfordernis, sich innerhalb der Grenzen der Wissenschaft einzurichten?

In „PoNa – Politiken der Naturgestaltung" werden Erkenntnisse kritischer
Wissenschaften aufgenommen, Synergien – z. B. zwischen Nachhaltigkeits- und
Geschlechterforschung – herausgearbeitet und theoriekreativ angewendet mit
dem Ergebnis, Nachhaltigkeitswissenschaften als transformative, kritische Wissenschaft zu positionieren und die in der Sozial-ökologischen Forschung enthaltenen emanzipatorischen Potenziale freizulegen. (Wie) Aber verträgt sich die
Kritik (auch) an Wissenschaft mit dem Schaffen von Wissen in der Wissenschaft?

In „PoNa – Politiken der Naturgestaltung" wird quer gedacht. Wissenschaftliche Verfahren werden quer zu den in den verschiedenen Fachdisziplinen etablierten Methodensets kombiniert und integriert, um Erkenntnisse zu generieren, die sich gerade nicht gradlinig in den Kanon wissenschaftlicher Forschungsergebnisse einreihen lassen. Eingebettet in einen sorgfältig und immer wieder (selbst)kritisch reflektierten Rahmen – entlang des normativen Leitziels einer nachhaltigen Entwicklung – wird das anscheinend Selbstverständliche gründlich infrage gestellt; es werden Forschungsfragen umformuliert und entlang von anders gestellten Fragen werden andere Erkenntnisse generiert. (Wie) Aber lassen sich lebensweltliche Problemlagen in der ‚alten' Welt des Akademischen neu formulieren? (Wie) Lassen sich mit den ‚alten' Begriffen und Instrumenten Wege zur Nachhaltigkeit entdecken, Problemlösungen ‚neu' denken?

Tatsächlich ist es, schaut man in den vorliegenden Band hinein, der Forschungsnachwuchsgruppe PoNa gelungen, im ‚alten Haus' der akademischen Welt neues Denken zu ermöglichen und neues Wissen zu schaffen. Dies mag nur Wenigen an nur wenigen Orten gelingen. Welche Orte braucht es also, um diese neue Art des Wissen-Schaffens erproben und entwickeln zu können? Welche Orte gibt es, an denen Neudenken als akademischer Erfolg gewertet und wertgeschätzt werden kann? Das Projekt „PoNa – Politiken der Naturgestaltung" hat folgende institutionellen Experimentierräume für sich entdeckt und sich angeeignet:

Im Rahmen des Förderprogramms Sozial-ökologische Forschung des Bundesministeriums für Bildung und Forschung (BMBF) *darf* nicht nur, es *soll* auf neue Weise Neues gedacht werden: Nachwuchswissenschaftler_innen qualifizieren sich durch inter- und transdisziplinäre Forschung. An den Schnittstellen von Umwelt-, Natur- und Geisteswissenschaften sollen die Nachwuchsgruppen eigenverantwortlich selbst ausgewählte Forschungsaufgaben bearbeiten und dabei zugleich die Kultur interdisziplinären wissenschaftlichen Arbeitens pflegen und entwickeln. Außeruniversitäre und universitäre Forschung wirken ineinander, verbinden sich miteinander zu etwas Neuem. Einen solchen Förderrahmen braucht es, um Menschen zu ermutigen, neues Denken zu wagen und eine neue Form der Wissenschaft (*Mode 2*) weiterzuentwickeln.

Es braucht außerdem einen universitären Ort, an dem inter- und transdisziplinär erzeugtes Wissen, das sich zudem zu seinen normativen Grundlagen bekennt, das nicht nur transformativ, sondern auch emanzipativ wirken will, als wissenschaftliches Wissen Anerkennung findet. Die Fakultät Nachhaltigkeit an der Leuphana Universität Lüneburg ist dieses Wagnis eingegangen und hat die dafür notwendigen Rahmenbedingungen im Promotionskolleg Nachhaltigkeitswissenschaft geschaffen. An dieser Fakultät finden Nachwuchswissenschaftler_innen, die neues Wissen auf neue Weise schaffen wollen, einen Ort – einen

Ort, an dem sie wertvolle wissenschaftliche Arbeit leisten und dafür wertgeschätzt werden.

Es braucht also geeignete Institutionen. Es braucht aber auch Menschen, die solche institutionellen Möglichkeitsräume zu nutzen verstehen, die sich einlassen auf die schwierige Gratwanderung zwischen ‚neuen' und ‚alten' Wissenschaftswelten. In den Institutionen braucht es Forscher_innen, die eigenverantwortlich und eigensinnig, mutig und beharrlich, (selbst)kritisch und (selbst)bewusst sind, um sich jenen komplexen Fragen zu stellen, die im herkömmlichen Wissenschaftsbetrieb nicht einmal gestellt und schon gar nicht mit dem Ziel der akademischen Qualifikation bearbeitet werden können.

Die Sozial-ökologische Forschung, die Fakultät Nachhaltigkeit an der Leuphana Universität Lüneburg, Annemarie Burandt, Beate Friedrich, Daniela Gottschlich, Tanja Mölders, Jędrzej Sulmowski und Anna Szumelda haben sich von 2008 bis 2014 im Forschungsgebiet Umweltplanung am Institut für Nachhaltigkeitssteuerung zusammengefunden, um genau das jetzt geschafft zu haben! Der vorliegende Band gibt einen großartigen Einblick sowohl in das komplexe Forschungsfeld von PoNa als auch in die hierfür gewählte komplexe Art des Forschens.

Als Mentorin dieser außergewöhnlichen Forschungsnachwuchsgruppe habe ich – durch viel kreatives Chaos hindurch – sehr viel gelernt und ebenso viel Freude an dieser Zusammenarbeit erfahren dürfen. Ich wünsche den Leser_innen, dass sie diese Lernfreude mit mir teilen.

Inhaltsverzeichnis

Teil III: Agro-Gentechnik als Politiken der Naturgestaltung

Abbildungs- und Tabellenverzeichnis

Abkürzungsverzeichnis

AbL	Arbeitsgemeinschaft bäuerliche Landwirtschaft
ANT	Akteur-Netzwerk-Theorie
AR	Arche-Region
ARFE	Arche-Region Flusslandschaft Elbe
AWU	Annual Work Unit
BMBF	Bundesministerium für Bildung und Forschung
BMELV	Bundesministerium für Ernährung, Landwirtschaft und Verbraucherschutz
BNatschG	Gesetz über Naturschutz und Landschaftspflege/ Bundesnaturschutzgesetz
BÖLW	Bund Ökologische Lebensmittelwirtschaft
BR	Biosphärenreservat
BRFE	Biosphärenreservat Flusslandschaft Elbe
BSE	Bovine spongiforme Enzephalopathie, umgangssprachlich „Rinderwahn"
BUKO	Bundeskoordination Internationalismus
BUND	Bund für Umwelt und Naturschutz Deutschland
Bt-Toxin	Bacillus thuringiensis-Toxin
CDU	Christlich Demokratische Union Deutschlands
CSU	Christlich-Soziale Union
DFG	Deutsche Forschungsgemeinschaft
DLR	Deutsches Zentrum für Luft- und Raumfahrt
DNR	Deutscher Naturschutzring
DVS	Deutsche Vernetzungsstelle Ländliche Räume
EFSA	Europäische Behörde für Lebensmittelsicherheit
ELER	Europäischer Landwirtschaftsfonds für die Entwicklung des ländlichen Raums
ESU	European Size Units
EU	Europäische Union
FDP	Freie Demokratische Partei
FDP	Forum Debaty Publicznej (Forum Öffentlicher Debatte)
FONA	Forschung für Nachhaltigkeit
GAP	Gemeinsame Agrarpolitik

GbR/ GbRs	Gesellschaft/en bürgerlichen Rechts
GEH e. V.	Gesellschaft zum Erhalt alter und gefährdeter Haustierrassen e. V.
GenTG	Gentechnikgesetz
GG	Grundgesetz
GID	Gen-ethischer Informationsdienst
GmbH/ GmbHs	Gemeinschaft/en mit beschränkter Haftung
GMO/ GMOs	genetically modified Organism/s
GVO/ GVOs	gentechnisch veränderte/r Organismus/en
GV Pflanzen	gentechnisch veränderte Pflanzen
ISOE	Institut für sozial-ökologische Forschung
IP	Interviewpartner_in
KMU/ KMUs	kleine/s und mittlere/s Unternehmen
KSOW	Krajowa Sieć Obszarów Wiejskich, Nationales Netz Ländlicher Räume in Polen
MON810	Gentechnisch veränderte Maissorte MON steht für Monsanto, den Entwickler und Patentinhaber der Maissorte. 810 ist die firmeninterne Produktbezeichnung
NABU	Naturschutzbund Deutschland
NGO/ NGOs	Nichtregierungsorganisation/en
NNA	Niedersächsischen Naturschutzakademie
OECD	Organisation für wirtschaftliche Zusammenarbeit und Entwicklung
PoNa	Forschungsnachwuchsgruppe „Politiken der Naturgestaltung. Ländliche Entwicklung und Agro-Gentechnik zwischen Kritik und Vision"
RNE	Rat für Nachhaltige Entwicklung
SÖF	Sozial-ökologische Forschung
tdPrax	Stärkung der transdisziplinären Forschungspraxis – Synopse und Anleitung für Konzepte, Methoden und Qualitätsmanagement
TTIP	Transatlantic Trade and Investment Partnership
VDW	Vereinigung Deutscher Wissenschaftler und Wissenschaftlerinnen
WTO	World Trade Organization

TEIL I: Einleitung und theoretische Verortung

1. Einleitung

Eine sozial-ökologische Forschungsperspektive

Tanja Mölders und Daniela Gottschlich

Dieser Band handelt von „Politiken der Naturgestaltung" (Gottschlich/ Mölders 2008). Er handelt davon, wie die vielfältigen und wechselseitigen Beziehungen zwischen Natur und Gesellschaft, die gesellschaftlichen Naturverhältnisse (vgl. Becker/ Jahn 2006a), in den Politikfeldern Ländliche Entwicklung und Agro-Gentechnik gestaltet werden.

Die hier dokumentierten Ergebnisse sind Teil einer „neuen Wissenschaft" (Becker 2003), die sich Soziale Ökologie nennt. Ihr Anspruch ist es, theoretische und forschungsprogrammatische Beiträge zur deutschen Nachhaltigkeitsforschung zu leisten (vgl. Ruppert-Winkel et al. 2015). Neben der Beantwortung unserer eigenen konkreten, gegenstandbezogenen Forschungsfragen versuchen wir deshalb, mit unseren Ergebnissen auch zu diesem Vorhaben beizutragen.

Die Soziale Ökologie versteht sich als Krisenwissenschaft und stellt dabei den Bedeutungszusammenhang zwischen Krise und Kritik heraus: „[J]edes Krisenkonzept sollte mit einem Konzept von Kritik verbunden bleiben" (Becker/ Jahn 1989: 6). Den Ausgangspunkt für die kritischen Auseinandersetzungen in der Sozialen Ökologie bildet die sogenannte ökologische Krise, die im Sinne einer sozial-ökologischen Krise ausbuchstabiert wird. Sie wird „mehrdimensional als Krise des Politischen, der Geschlechterverhältnisse und der Wissenschaften verstanden" (Becker 2006: 53). Dies wird ermöglicht über das Konzept der gesellschaftlichen Naturverhältnisse als der theoretischen „Zentralreferenz" (Becker/ Jahn 2006e: 86) der Sozialen Ökologie. Mit diesem Konzept wird der Versuch unternommen, die Beziehungen zwischen Natur und Gesellschaft als Vermittlungszusammenhänge zu beschreiben und dabei disziplinär begründete naturalistische oder soziozentrische Reduktionismen zu vermeiden (vgl. Jahn/ Wehling 1998: 82; Becker/ Jahn 2006a).[1] Auch für die im Forschungsprojekt

---

[1] Das so verstandene Theorieprogramm wird durchaus kritisch reflektiert und z. B. als in letzter Konsequenz selbst soziozentrisch (vgl. Kropp 2002: 164ff.) und unzureichend präzisiert (vgl. Weingarten 2005) oder als für die forschungspraktische Arbeit nur bedingt geeignet (vgl. Ruppert-Winkel et al. 2015) diskutiert.

PoNa untersuchten Fragen nach der Gestaltung von Gesellschaft-Natur-Verhältnissen durch Politik erweist sich das Konzept der gesellschaftlichen Naturverhältnisse als sehr geeignet (siehe Abschnitt 1.2). Es bildet deshalb den Ausgangspunkt für die gemeinsame Arbeit und wird in einzelnen Qualifizierungsarbeiten mit anderen theoretischen Zugängen kombiniert und dadurch erweitert – z. B. durch das Konzept der (Re)Produktivität (siehe Kapitel II.4), die Debatten um *Degrowth* (siehe Kapitel II.3) oder die umweltsoziologische Konfliktforschung (siehe Kapitel III.2).

Mit der Annahme eines Vermittlungsverhältnisses zwischen Natur und Gesellschaft und dem Anspruch, disziplinär begründete Reduktionismen bei der Erklärung dieses Verhältnisses zu vermeiden, verbindet sich ein kritischer Appell an die disziplinäre Verfasstheit von Wissenschaft und Forschung sowie ihrer Politiken (vgl. Mölders 2010: 45; Bogner et al. 2010b: 7ff.). Dieser Appell bedingt forschungsmethodologische Konsequenzen für die Soziale Ökologie. Dies ist insbesondere die inter- und transdisziplinäre Herangehensweise in jeder Phase des Forschungsprozesses (vgl. Bergmann et al. 2005; Jahn/ Keil 2006) und die damit verbundene Aufgabe der Wissensintegration (vgl. Bergmann et al. 2010). Im Rahmen des Projekts PoNa sind wir dieser Herausforderung mit unterschiedlichen Methoden begegnet: Die Formulierung einer gemeinsamen normativen Orientierung zu Beginn des Forschungsprozesses ist eine davon (siehe Kapitel I.2). Insgesamt verstehen wir das Forschungsprojekt als ein Experiment inter- und transdisziplinärer Forschung – ein Verständnis, das wir im Kapitel IV.2 ausführlich darstellen und reflektieren.

Soziale Ökologie ist jedoch nicht nur eine neue Wissenschaft, sondern als Sozial-ökologische Forschung (SÖF) auch ein Förderschwerpunkt des Bundesministeriums für Bildung und Forschung (BMBF) und Teil der bundesdeutschen Forschung für Nachhaltigkeit (fona)[2]. Das Projekt PoNa wurde im Rahmen dieses Programms als eine von zwölf Forschungsnachwuchsgruppen gefördert. Neben der gemeinsamen Arbeit an Fragen von Politiken der Naturgestaltung ging es deshalb im Projekt auch darum, individuelle Qualifizierungsarbeiten zu entwickeln und auszuarbeiten. Entsprechend sind auch diese Ergebnisse Teil des vorliegenden Bandes; sie bilden den Kern der Darstellungen in den Teilen II und III.

Vor dem Hintergrund dieses Sozial-ökologischen Selbstverständnisses führen wir im Folgenden in die Arbeit unserer Forschungsnachwuchsgruppe ein.

---

[2] Vgl. www.bmbf.de/de/972.php.

Die Forschungsnachwuchsgruppe PoNa im Überblick

Die Forschungsnachwuchsgruppe „PoNa – Politiken der Naturgestaltung. Ländliche Entwicklung und Agro-Gentechnik zwischen Kritik und Vision" ist von 2008 bis 2014 vom Bundesministerium für Bildung und Forschung (BMBF) im Förderschwerpunkt Sozial-ökologische Forschung gefördert worden. Im Rahmen des inter- und transdisziplinären Projekts sind sechs Qualifizierungsarbeiten entstanden – zwei Habilitationen und vier Dissertationen.

PoNa ist in zwei Teilprojekte gegliedert. Im Teilprojekt 1 beschäftigen sich Annemarie Burandt, Anna Szumelda und Tanja Mölders (Leitung) mit dem Politikfeld Ländliche Entwicklung in Deutschland und Polen (siehe Teil II). Im Teilprojekt 2 arbeiten Beate Friedrich, Jędrzej Sulmowski und Daniela Gottschlich (Leitung) zum Thema Agro-Gentechnik in Deutschland und Polen (siehe Teil III). An der Schnittstelle dieser beiden Politikfelder ist eine theoretische Basis in Form eines gemeinsamen Nachhaltigkeitsverständnisses erarbeitet worden (siehe Kapitel I.2).

Die Arbeit im Rahmen des Projekts PoNa erfolgt in enger Kooperation mit deutschen und polnischen Partner_innen aus Wissenschaft und Praxis. Zum einen wird die Arbeit von wissenschaftlichen Expert_innen aus beiden Ländern begleitet. Zum anderen sind Praxispartner_innen in den Forschungsprozess integriert und es finden Workshops statt, in welchen Inhalte und Vorgehen in den Teilprojekten von Akteuren aus der Praxis kommentiert werden.

Politikfeld 1: Ländliche Entwicklung
In ländlichen Räumen finden unterschiedliche soziale und ökologische Veränderungsprozesse statt. Von den vielfältigen raumwirksamen Politiken ist für die Entwicklung ländlicher Räume insbesondere die Agrarpolitik der EU relevant. Sie orientiert sich an der Verbindung zwischen wettbewerbsorientierter und nachhaltiger Landwirtschaft. Umgesetzt werden soll diese Verbindung mit dem Konzept der Multifunktionalität, die Kulturlandschaften und traditionelle ländliche Lebens- und Arbeitsweisen zu erhalten versucht.

Politikfeld 2: Agro-Gentechnik
Agro-Gentechnik ist (nicht nur) in Europa ein kontrovers diskutiertes Thema. In diesem Kontext werden grundsätzliche, konfliktträchtige Fragen dazu aufgeworfen, welche Landwirtschaft, welche Natur, welche Lebensmittel-, Futtermittel- und Energieproduktion eine Gesellschaft mithilfe welcher Technik gestalten will. Wie über diese Fragen debattiert und entschieden wird, hängt nicht zuletzt davon ab, ob Räume geschaffen werden, in denen diese Fragen ausgehandelt werden können. An solchen Aushandlungsräumen mangelt es derzeit auf fast allen politischen Ebenen.

1.1. Wovon wir ausgehen: Problem- und Fragestellung

Ausgangspunkt unserer Forschungen sind sozial-ökologische Krisen in den Politikfeldern Ländliche Entwicklung und Agro-Gentechnik. Diese Krisen sind vielfältig, sie wirken auf den verschiedenen (politischen) Ebenen (von lokal bis global) und sie werden von verschiedenen Akteuren unterschiedlich eingeschätzt. Aus der Vielzahl an Krisenphänomenen, die wir zu Beginn unserer Forschungstätigkeit zugrunde gelegt hatten (die Strukturschwäche ländlicher Räume, Lebens- und Tierfuttermittelskandale wie Dioxin im Schweinefleisch und BSE, Pestizidbelastungen von Böden und Grundwasser, Stilllegung von Höfen, Preisverfall landwirtschaftlicher Produkte, Verlust an Artenvielfalt, Kontamination gentechnikfreier Landwirtschaft durch gentechnisch veränderte Organismen (GVOs) etc.), haben sich im Laufe unserer Arbeiten einige Phänomene herauskristallisiert, die wir in den Teilprojekten und Qualifizierungsarbeiten vertiefend analysiert haben. Dies sind im Teilprojekt Ländliche Entwicklung der Verlust von Agrobiodiversität in Deutschland und die unsichere Zukunft ‚kleiner' landwirtschaftlicher Betriebe in Polen sowie aus einer Metaperspektive die damit einhergehenden Krisen der Natur- und Geschlechterverhältnisse in ländlichen Räumen (siehe Teil II). Dies sind im Teilprojekt Agro-Gentechnik nicht nur die umstrittenen Auswirkungen der landwirtschaftlichen Nutzung von GVOs. Vielmehr geht es um Konflikte, die aus dem Koexistenzprinzip in Deutschland erwachsen, sowie um den Umgang mit vermeintlichen Evidenzen und Legitimierungspraktiken in der polnischen Debatte um Agro-Gentechnik und damit auf einer Metaebene auch um die Frage nach Möglichkeiten und Grenzen einer Demokratisierung von gesellschaftlichen Naturverhältnissen (siehe Teil III).

Allen Krisendiagnosen gemein ist die Ausbuchstabierung der jeweiligen Krise als einer Krise gesellschaftlicher Naturverhältnisse in ihrer Verbindung mit dem Politischen.

Dieses Politische – so unser Ausgangspunkt – wirkt sich in mindestens zweifacher Hinsicht problematisch auf die gesellschaftlichen Naturverhältnisse aus und verstärkt darüber die sozial-ökologischen Krisen: Erstens sind die vorfindbaren Strategien zur politischen Steuerung selbst überwiegend Teil der in die Krise geratenen gesellschaftlichen Naturverhältnisse. Denn statt Politik auf den Erhalt von (gesellschaftlich erwünschten) ökologischen und sozialen Qualitäten für die Ermöglichung von nachhaltiger Entwicklung auszurichten, findet eine Entpolitisierung durch Prozesse der Bürokratisierung, Individualisierung sowie eine „Ökonomisierung von Governance" (Taylor 2000) statt, die nachhaltiger Entwicklung entgegenstehen. Dies gilt z. B. für weite Teile des von uns untersuchten Politikfelds Agro-Gentechnik. Der zweite problematische Aspekt besteht darin, dass sich auch in solchen Politikansätzen, die ihrem Selbstverständnis nach nachhaltige Strategien verfolgen, Denk- und Handlungsmuster identifizieren lassen, die sozial-ökologische Krisen perpetuieren. So trägt beispielsweise die Politik zur Entwicklung ländlicher Räume trotz ihrer Verpflichtung zur Nachhaltigkeit durchaus zum Verlust von Agrobiodiversität bei. Das Ergebnis dieser Politiken der Naturgestaltung sind Widersprüche und ungelöste Zielkonflikte insbesondere mit Blick auf die Verständnisse und Verhältnisse von Natur, Ökonomie und Politik, die vorhandene Krisen verfestigen und neue Krisen hervorbringen.

Vor dem Hintergrund dieser Problemdiagnose stellen wir die Frage, wie Politiken gesellschaftliche Naturverhältnisse gestalten und inwiefern diese Gestaltung nachhaltig ist bzw. sein kann. Diese Frage schließt für uns Fragen nach Rationalitäten ein, auf denen die unterschiedlichen Natur-, Ökonomie- und Politikverständnisse beruhen, die die Gestaltung gesellschaftlicher Naturverhältnisse (mit)konstituieren. Sie beinhaltet zugleich Fragen nach den Macht- und Herrschaftsverhältnissen, die die bestehenden Politikansätze der Naturgestaltung strukturieren. Schließlich umfasst sie auch die Frage nach den inhaltlichen, prozeduralen und strukturellen Voraussetzungen nachhaltiger Politiken der Naturgestaltung. Diese letzte Frage zu beantworten und damit Empfehlungen für die Gestaltung des Politikfelds Ländliche Entwicklung und des Politikfelds Agro-Gentechnik in Richtung Nachhaltigkeit zu leisten, ist zugleich das Ziel unseres Vorhabens (siehe Abschnitt 1.3).

1.2. Was wir untersuchen: epistemisches Objekt

Die Krise der Natur und die Krise des Politischen bilden die Ausgangspunkte für unsere Forschung und sind zugleich die Anknüpfungspunkte für das Forschungsprogramm der Sozialen Ökologie und das Konzept der gesellschaftlichen Naturverhältnisse. Damit sind Bezugspunkte der gemeinsamen wie auch der individuellen Forschung benannt.

Für Natur gilt, was wir bereits in (Friedrich et al. 2010: 19f.) formuliert haben: Ausgehend vom Konzept der gesellschaftlichen Naturverhältnisse wird Natur von uns als materiell und symbolisch vergesellschaftete Natur konzipiert. Damit leugnen wir nicht die „außergesellschaftliche Realität außermenschlicher Natur" (Holland-Cunz 1994: 44), sondern schließen uns der materialistischen Erkenntniskritik dialektischer Theorietraditionen an: Betont wird das materielle Moment von Natur, das nicht vollständig in den Begriff einholbar ist (vgl. Gransee 1998: 127 in Anlehnung an Adorno 1990). Natur wird so zum „Grenzbegriff" (Gransee 1999) und lässt sich auch als lebendige Natur begreifen, die nicht bedingungslos verfügbar und beherrschbar ist (vgl. Gransee 1998: 143).

Im Anschluss an das Konzept der (Re)Produktivität (vgl. Biesecker/ Hofmeister 2006) fragen wir insbesondere danach, welche Natur als Ergebnis sozioökonomischer Entwicklungen gesellschaftlich hergestellt wird. Wir fragen dabei sowohl nach Natur als Produkt (*natura naturata*) als auch nach Natur als Produktivität (*natura naturans*) und damit auch nach Natur als Voraussetzung für heutige und zukünftige Produktionsprozesse. Dieser Zugang ermöglicht uns eine grundlegende Kritik an einem Verständnis von Natur als (von Gesellschaft getrenntes) Naturkapital (vgl. Biesecker/ Hofmeister 2009).

Außerdem erkennen wir den Akteurstatus von Natur an, wie er insbesondere von der kritischen Wissenschaftsforschung und der Techniksoziologie stark gemacht wird, und gehen damit über eine anthropozentrische Position hinaus. Allerdings halten wir die damit sogleich aufgeworfenen „Probleme der Repräsentation" (Kropp 2002: 252ff.) für wesentlich und bislang unzureichend gelöst.

Die gesellschaftlichen Naturverhältnisse als „historisch-epistemische Kategorie" der Sozialen Ökologie (Becker/ Jahn 2006c: 23) wurden von uns um die Kategorie des Politischen erweitert. Damit schließen wir zum einen an den Nachhaltigkeitsdiskurs an, denn spätestens seit dem Brundtland-Bericht[3] (vgl. Hauff 1987) werden sozial-ökologische Krisen als politische Probleme globalen Ausmaßes charakterisiert (vgl. Friedrich et al. 2010: 14). Zum anderen schließen wir an die Überlegung zur Regulation gesellschaftlicher Naturverhältnisse an, wie sie im Konzept der gesellschaftlichen Naturverhältnisse entwickelt wurden. Denn die „dynamischen Beziehungsmuster zwischen dem Gesellschaftlichen und dem Natürlichen" werden im Konzept der gesellschaftlichen Naturverhältnisse „als *reguliert* und als *gestaltbar* konzipiert" (Hummel/ Kluge 2006: 248, Herv. i. Orig.). Dabei hat sich das zugrunde gelegte Regulationsverständnis durchaus gewandelt (vgl. Mölders 2010: 48): Jahn und Wehling (1998: 87f.) beziehen den sozial-ökologischen Regulationsbegriff noch ausschließlich auf die ökonomische Regulationstheorie, von der sie ihn zugleich abgrenzen. Im Zuge einer Rekonstruktion und Rekontextualisierung disziplinärer Regulationsverständnisse hat sich dann ein interdisziplinärer, sozial-ökologischer Regulationsbegriff herausgebildet, der eng mit dem Regelkreismodell der Kybernetik verbunden ist (vgl. Hummel/ Kluge 2006). Das Konzept der sozial-ökologischen Regulation dient dabei als „analytisches Instrument" sowie „konzeptionelle Grundlage für die Entwicklung und Umsetzung angepasster Handlungsstrategien" (ebd.: 257f.).

---

[3] „Der Brundtland-Bericht [...] gilt als der Referenztext des Nachhaltigkeitsdiskurses. Mit ihm wurde die Nachhaltigkeitsidee nicht nur in die öffentlichen und politischen Debatten eingeführt, sondern gleichzeitig eine breite akademische Diskussion um die Ausgestaltung von Nachhaltigkeit initiiert. Sein entscheidender Beitrag wird vor allem darin gesehen, dass er aus den umwelt-, entwicklungs- und friedenspolitischen Diskursen einen einzigen Diskurs machte – den der nachhaltigen Entwicklung" (Gottschlich 2013a: 55).

Das im Projekt PoNa zugrunde gelegte Politikverständnis weist jedoch weit über den Regulationsbegriff der Sozialen Ökologie hinaus, wie wir ebenfalls in Friedrich et al. (2010: 20f.) ausgeführt haben: Ausgehend von der Annahme, dass jegliche Form von Politik auch gesellschaftliche Naturverhältnisse gestaltet, verstehen wir unter Politik sowohl die staatliche und institutionalisierte Politik von oben als auch Formen der politisch-sozialen Selbstorganisation im Sinne einer Politik von unten. Die Frage nach den Möglichkeiten und Grenzen der Teilhabe an und Gestaltung von solchen politischen Prozessen ist dabei von besonderem Interesse (vgl. z. B. Görg 2003b).

Mit der Entscheidung, die Wechselverhältnisse zwischen Natur und Politik(en) zum epistemischen Objekt unserer Forschungen zu machen, richtete sich unser Erkenntnisinteresse auf die gegenseitige Einflussnahme zweier jeweils für sich genommen bereits komplexer Kategorien. Die wechselseitige Einflussnahme führt wiederum zu einer Veränderung der Kategorien, sodass es in letzter Konsequenz um die Betrachtung von Prozessen der politischen Herstellung von Natur sowie umgekehrt der Herstellung bzw. Veränderung von Politik(en) durch Natur als gesellschaftliche Naturverhältnisse geht.

1.3. Was wir uns vorgenommen haben: Ziele

Die Ziele des Projekts PoNa sind bereits im Projektuntertitel enthalten: „Ländliche Entwicklung und Agro-Gentechnik zwischen Kritik und Vision", das bedeutet, Kritik zu formulieren und Visionen zu entwerfen. Beides sind Ziele des Projekts PoNa, die durch die Arbeit mit dem Konzept der gesellschaftlichen Naturverhältnisse sowie einem kritisch-emanzipatorischen Nachhaltigkeitsverständnis (siehe Kapitel I.2) methodologisch angeleitet sind.

Während die Formulierung von Krise und Kritik bereits Teil der Problemstellung war und im Laufe des Forschungsprozesses immer weiter ausgearbeitet und konkretisiert werden konnte, stellt die Formulierung von Visionen für nachhaltige Politiken der Naturgestaltung ein darüber hinausgehendes, zukunftsorientiertes Projektziel dar. Konkret geht es darum, inhaltliche, strukturelle und prozedurale Empfehlungen auszusprechen.

Mit der Unterscheidung von Inhalten, Strukturen und Prozessen als drei Dimensionen des Politischen beziehen wir uns auf den im angelsächsischen Sprachraum üblichen Dreiklang von *Policy, Polity* und *Politics* (vgl. Schubert/ Klein 2011). Dabei umfasst *Policy* die Inhalte politischer Auseinandersetzungen. Es geht mithin um die Gegenstände, Aufgaben und Ziele von Politik, die immer auch Interessen- und Zielkonflikte enthalten können. Zur *Policy* im Politikfeld Ländliche Entwicklung gehört beispielsweise das Paradigma der Multifunktionalität, ein Beispiel für das Politikfeld Agro-Gentechnik ist das Koexistenzprinzip. *Polity* umfasst die Form oder Struktur des Politischen und bezieht sich auf die institutionelle Dimension von Politik. Gefragt wird nach den verfassungsmäßigen politischen Strukturen und Ordnungen einer Gesellschaft und deren Rechtsordnung (z. B. Gesetze, Verordnungen), die Handlungsspielräume, Zuständigkeiten und Abläufe festlegen – wie etwa die ELER-Verordnung (Verordnung (EG) Nr. 1698/2005)[4], die EU-Freisetzungsrichtlinie (Richtlinie 2001/18/EG)[5] oder das deutsche Gentechnikgesetz. Schließlich fokussiert *Politics* auf Prozesse und damit vor allem auf das Wie des Politischen. Zu dieser Dimension gehören Willens- und Entscheidungsbildungsprozesse, deren Um- und Durchsetzung, aber auch Nichtentscheidungen. Die Frage, wie Interessengruppen im Politikfeld Ländliche Entwicklung ihre Anliegen für die neue EU-Förderperiode durchsetzen oder auch nicht, wäre ein Beispiel für eine Frage nach *Politics* – wie auch die Debatten um die Gentechnikgesetzgebung.

Im Forschungsprozess des Projekts PoNa stellte sich bald heraus, dass die Unterscheidung von Inhalten, Strukturen und Prozessen nicht immer trennscharf vorgenommen werden kann und die Dimensionen teilweise ineinander übergehen. Gleichwohl haben wir an dieser Systematisierung festgehalten, um die Ergebnisse aus den Qualifizierungsarbeiten zu (Teil)Projektergebnissen zusammenführen zu können. Der so angelegte rote Faden durchzieht entsprechend die Darstellungen in diesem Band und wird insbesondere in den Fazitkapiteln (siehe Kapitel II.5, III.5, IV.1) deutlich.

1.4. Wie wir gearbeitet haben: Forschungsdesign

Die Arbeit in der Forschungsnachwuchsgruppe PoNa ist durch individuelle Arbeiten (Ebene der Qualifizierungsarbeiten) sowie durch gemeinsame Arbeiten (Ebenen der Teilprojekte und des Gesamtprojekts) bestimmt. Dabei waren zu unterschiedlichen Zeiten im Forschungsprozess jeweils unterschiedliche Ebenen bedeutsamer, wobei insbesondere die Arbeit an den Qualifizierungsarbeiten fortlaufend erfolgte. Die gemeinsame Arbeit aller Gruppenmitglieder war vor allem in der Anfangsphase intensiv, in der als gemeinsame normative Basis das

---

[4] Hinter der gängigen Bezeichnung ELER-Verordnung steckt die „Verordnung (EG) Nr. 1698/2005 des Rates vom 20. September 2005 über die Förderung der Entwicklung des ländlichen Raums durch den Europäischen Landwirtschaftsfonds für die Entwicklung des ländlichen Raums (ELER)".

[5] Die „Richtlinie 2001/ 18/ EG des Europäischen Parlaments und des Rates vom 12. März 2001 über die absichtliche Freisetzung genetisch veränderter Organismen in die Umwelt und zur Aufhebung der Richtlinie 90/ 220/ EWG" regelt die Verfahren zur Freisetzung von GVOs zu experimentellen Zwecken und zu deren Inverkehrbringen (einschließlich Einfuhr und kommerzielle Nutzung von Produkten, die unter die Richtlinie fallen).

PoNa-Nachhaltigkeitsverständnis erarbeitet wurde (siehe Kapitel I.2). Auch in der Abschlussphase des Projekts wurde die gemeinsame Arbeit verstärkt, um die Projektergebnisse zu integrieren (z. B. für die transdisziplinäre Broschüre „Politik machen – Natur gestalten", die Abschlusstagung im Mai 2014 und für den vorliegenden Band). In den beiden Politikfeldern (Ländliche Entwicklung: Annemarie Burandt, Anna Szumelda und Tanja Mölders sowie Agro-Gentechnik: Beate Friedrich, Jędrzej Sulmowski und Daniela Gottschlich) fand eine Auseinandersetzung mit Politiken der Naturgestaltung auf den für die Soziale Ökologie charakteristischen Ebenen der begrifflichen Allgemeinheit und der empirischen Besonderheit statt (vgl. Becker/ Jahn 2003: 100). Hier wurde das Konzept der gesellschaftlichen Naturverhältnisse um andere theoretische Zugänge erweitert bzw. von solchen abgegrenzt und es wurden empirische Studien in Deutschland und Polen durchgeführt.

Die intensive Zusammenarbeit im Gesamtprojekt und in den Teilprojekten ist Ausdruck der Interdisziplinarität des Projekts PoNa. Dabei ging es dezidiert darum, solche Problemstellungen und Forschungszugänge zu formulieren, die originär interdisziplinär sind und nicht allein das Ergebnis einer Addition unterschiedlicher disziplinärer Perspektiven. Die Einbindung von Praxispartner_innen erfolgte in unterschiedlichen Phasen des Forschungsprozesses und teilprojektspezifisch in unterschiedlichem Maße. Insgesamt stand die Diskussion von Projektergebnissen mit Akteuren aus der politischen Praxis im Vordergrund (siehe Kapitel IV.2).

1.5. Was wir vorstellen: Aufbau dieses Bandes

Der Aufbau des vorliegenden Bandes spiegelt das Projektdesign sowie die Arbeitsweise der Forschungsnachwuchsgruppe wider: In Kapitel I.2 stellen Daniela Gottschlich und Tanja Mölders das zu Beginn des Forschungsprozesses erarbeitete kritisch-emanzipatorische Nachhaltigkeitsverständnis vor. Die hierin angelegten normativen Orientierungen bilden die Basis für die Formulierung von Kritik und Vision auf der Ebene der Qualifizierungsarbeiten, der Teilprojekte und des Gesamtprojekts.

In den beiden folgenden Teilen werden Ergebnisse aus den Politikfeldern Ländliche Entwicklung (Teil II) und Agro-Gentechnik (Teil III) vorgestellt: Die Teile beginnen jeweils mit einer Einleitung, die in das entsprechende Politikfeld als Beispiel für Politiken der Naturgestaltung einführt (Kapitel II.1 und III.1). Im Anschluss daran werden Ergebnisse aus den Qualifizierungsarbeiten präsentiert. Diese Beiträge bilden die ihnen zugrunde liegenden Dissertationen und Habilitationen nicht in ihrer Gesamtheit ab, sondern fokussieren vielmehr einen Aspekt, der dann als Politik(en) der Naturgestaltung vorgestellt und diskutiert wird. Im Politikfeld Ländliche Entwicklung beschreibt Annemarie Burandt, wie in der Flusslandschaft Elbe Agrobiodiversität erhalten wird (Kapitel II.2). Anna Szumelda setzt sich mit dem ambivalenten Verhältnis zwischen ‚kleinen' landwirtschaftlichen Betrieben und nachhaltiger ländlicher Entwicklung in Polen auseinander (Kapitel II.3). Tanja Mölders fragt nach den Verbindungen zwischen Geschlechterverhältnissen, Naturverhältnissen und Ländlichkeit und wählt dazu eine sozial-konstruktivistische Perspektive (Kapitel II.4). Im Politikfeld Agro-Gentechnik analysiert Beate Friedrich die Konflikte um Agro-Gentechnik auf der lokalen, d. h. dörflichen Ebene (Kapitel III.2). Den Gegenstand von Jędrzej Sulmowskis Beitrag bildet die Analyse der öffentlichen Agro-Gentechnik-Debatten in Polen (Kapitel III.3). Und Daniela Gottschlich fragt am Beispiel der Bewegung gegen Agro-Gentechnik in Deutschland und Polen nach Möglichkeiten einer Demokratisierung gesellschaftlicher Naturverhältnisse (Kapitel III.4).

Für jedes der beiden Politikfelder wird ein Fazit formuliert, das in seiner Systematik der Unterscheidung von Inhalten, Strukturen und Prozessen folgt (Kapitel II.5 und III.5). Das von Daniela Gottschlich und Tanja Mölders geschriebene Gesamtfazit nimmt wiederum das Projekt als Ganzes in den Blick und führt die Ergebnisse aus den Teilprojekten zu einem gemeinsamen Projektergebnis zusammen (Kapitel IV.1). Der Band schließt mit einem Werkstattbericht zum inter- und transdisziplinären Forschungsprozess des Projekts. Dabei werden sowohl theoretische Annahmen in Bezug auf Inter- und Transdisziplinarität ausgeführt als auch eigene Erfahrungen im Forschungsprozess reflektiert. Autor_innen dieses Beitrags sind neben Daniela Gottschlich und Tanja Mölders als Projektleiterinnen Matthias Bergmann und Engelbert Schramm, die das Projekt von Beginn an begleitet haben.

2. Normative Orientierungen

Ein kritisch-emanzipatorisches Nachhaltigkeitsverständnis

Daniela Gottschlich und Tanja Mölders

Seit den 1990er Jahren hat sich transdisziplinäre Nachhaltigkeitsforschung, in der sich die Forschungsnachwuchsgruppe PoNa verortet, einerseits als neues Wissenschafts- und Forschungsfeld etabliert (vgl. BMBF 2000; Becker/ Jahn 2006a). Andererseits bleibt sie umstritten (vgl. exemplarisch Strohschneider 2014; Grunwald 2015). Transdisziplinär forschenden Nachhaltigkeitswissenschaftler_innen wird bisweilen unterstellt, sie würden ‚Politik mit anderen Mitteln‘ betreiben. Zudem wird immer wieder die wissenschaftliche Qualität transdisziplinärer Forschung infrage gestellt. Exzellente Forscher_innen forschten disziplinär, jene, die die Welt retten wollten, transdisziplinär – so lässt sich eine Haltung, die Pohl et al. (2010: 123) identifiziert und kritisiert haben, zusammenfassen. Diese prägt, wenngleich nicht immer offen vorgetragen, nach wie vor auch die Sicht von bedeutenden Wissenschaftsinstitutionen wie beispielsweise der Deutschen Forschungsgemeinschaft (DFG) auf Transdisziplinarität. „Die Sorge ist groß, dass mit einer Ausrichtung an normativen Leitbildern und einer kurzfristig ausgelegten Problemlösungsorientierung erhebliche Gefahren für Grundlagenforschung und Wissenschaftsautonomie drohen“ (Schneidewind 2015: 59).

Die Auseinandersetzungen um transdisziplinäre Nachhaltigkeitswissenschaft zeigen einmal mehr, dass Wissensproduktion ein diskursiver und damit von Macht durchwirkter Prozess ist. Denn die *Scientific Community* selbst produziert die Kriterien, die bestimmen, was als exzellentes Wissen gilt und was nicht. Der Anspruch Kritischer Theorie, zur Transformation von Gesellschaft in einem herrschaftskritischen Sinne beizutragen (vgl. Horkheimer 1975), und eine Übertragung dieses Anspruchs auf Nachhaltigkeitswissenschaft als explizit kritische Wissenschaft (z. B. Gottschlich/ Katz 2016), ein Anspruch, den auch PoNa verfolgt, produziert Widerspruch. Er führt zu wichtigen Auseinandersetzungen über die Rolle von Wissenschaft, über die Bedeutung von expliziter Parteinahme und den damit verbundenen Problemen in Theorie und Praxis. Die epistemologische Annahme, dass es eine nicht-partielle, nicht-normative Perspektive ohne jede Form von *bias* geben könnte, ist durch feministische, postmoderne Wissenschaftskritik schon vor Jahrzehnten infrage gestellt worden (vgl. Dingler 2003; Haraway 2003a).

Dass Nachhaltigkeitsforschung auch politikrelevant sein will (vgl. Jahn et al. 2013) und normative Vorschläge zu sozial-ökologischen Transformationsprozessen unterbreitet, bedeutet weder, dass das gesamte Wissenschaftssystem an diesen Orientierungen ausgerichtet werden soll und disziplinäre Forschung überflüssig wird, noch dass Nachhaltigkeit selbst als Gegenstand der kritischen Analyse entzogen wird. Das Gegenteil ist der Fall. Im Folgenden werden wir daher zunächst auf das Selbstverständnis der Sozial-ökologischen Forschung als normative Forschung eingehen (siehe Abschnitt 2.1), anschließend Nachhaltigkeit als diskursiven Begriff thematisieren (siehe Abschnitt 2.2), um schließlich das von PoNa erarbeitete kritisch-emanzipatorische Nachhaltigkeitsverständnis vorzustellen (siehe Abschnitt 2.3) und zu zeigen, wie wir damit gearbeitet haben (siehe Abschnitt 2.4).

2.1. Sozial-ökologische Forschung als normative Forschung

Forschungen, die unter dem Dach der Nachhaltigkeitsforschung firmieren, sind vielfältig. Die Forschungsnachwuchsgruppe PoNa hat sich vor allem am Konzept der gesellschaftlichen Naturverhältnisse der Sozialen Ökologie – mit den in der Einleitung angesprochenen Erweiterungen (siehe Kapitel I.1) – orientiert. Ausgangspunkt der Sozialen Ökologie sind die krisenhaften „wirtschaftlichen, politischen, kulturellen und wissenschaftlich-technischen Formen, in denen insbesondere die hochindustrialisierten Gesellschaften ihren Umgang mit der natürlichen Umwelt gestalten" (Jahn/ Wehling 1998: 81). Diese krisenhaften Beziehungen zwischen Natur und Gesellschaft gilt es zu identifizieren, zu erforschen und neu zu gestalten (vgl. Becker/ Jahn 2006a; 2006c: 12ff.).

Mit dieser Forschungsagenda der Sozialen Ökologie sind verschiedene Annahmen verbunden. Anerkannt wird,

- dass menschliches Denken und Handeln maßgeblich zur Veränderung von Natur führt;
- dass eine solche Regulation gesellschaftlicher Naturverhältnisse – unabhängig ob konfliktiv oder konsensual, intendiert oder als unbeabsichtigte Nebenfolge – permanent auf den Mikro-, Meso- und Makroebenen stattfindet;
- dass diese Regulation, allgemein verstanden als „das Aufeinandertreffen heterogener sozialer Praktiken verschiedener Akteure in unterschiedlichen Handlungsbereichen" (Hummel/ Kluge 2004: 95), zu ökologischen Krisen geführt hat und führt;

- dass es sich bei diesen ökologischen Krisen um komplexe sozial-ökologische Problemlagen handelt, die nur begriffen und analysiert werden können, wenn sowohl materielle Strukturen und Prozesse fokussiert werden, als auch die symbolische Ebene einschließlich der sozialen und kulturellen Handlungs- und Deutungsmuster in den Blick genommen wird;
- dass die Krise der Wissenschaft Teil der Krise der gesellschaftlichen Naturverhältnisse ist und eine Chance für die Entwicklung und Etablierung einer neuen Wissenschaft bietet;
- dass diese neue Wissenschaft sich durch Problem-, Lösungs- und Gestaltungsorientierung auszeichnet;
- dass dafür sowohl sozial- als auch naturwissenschaftliche Zugänge erforderlich sind und
- dass verschiedene Wissensbestände (lebensweltliches Wissen und wissenschaftliches Wissen) im Forschungsprozess aufeinander bezogen werden müssen, um verschiedene Wissenskategorien wie System-, Ziel- und Transformationswissen (vgl. Pohl/ Hirsch Hadorn 2006: 36) für eine Veränderung in Richtung Nachhaltigkeit zu erzeugen.

Damit bewegt sich die Soziale Ökologie zwischen zwei Polen: „Als praxisbezogene Forschung sucht sie nach Lösungen für lebenspraktische gesellschaftliche Probleme; als theorieorientierte Wissenschaft versucht sie das methodisch erzeugte Wissen begrifflich zu ordnen" (Becker/ Jahn 2006f: 7). Ermöglicht wird die produktive Arbeit zwischen diesen beiden Polen durch den spezifischen Forschungsansatz der Sozialen Ökologie, indem problemorientierte interdisziplinäre zu transdisziplinärer Forschung erweitert wird (vgl. Jahn/ Keil 2006; siehe auch Kapitel IV.2). Dieser neue Forschungstypus „hat eine Pionierfunktion für die Umwelt- und Nachhaltigkeitsforschung in Deutschland übernommen" (SÖF-Memorandum 2012: 2).

Nicht zuletzt weil transdisziplinäre Wissenschaft nicht nur Systemwissen, sondern auch Ziel- und Transformationswissen produziert und damit Wissen über wünschenswerte Zustände und Zukunftspfade bereitstellt, entfacht sie, wie eingangs erwähnt, sowohl die Diskussion über die Rolle von Wissenschaft in der Gesellschaft neu (vgl. Vilsmaier/ Lang 2014) als auch die Frage nach Werturteilen in der Forschung. Als dezidiert normative Forschung gehört es zum Selbstverständnis transdisziplinärer Nachhaltigkeitsforschung, dieses von wissenschaftlichen und außerwissenschaftlichen Akteuren entwickelte Zielwissen der wissenschaftlichen Reflexion zugänglich zu machen (vgl. Schneidewind/ Singer-Brodowski 2014). Die Ausrichtung an einem normativen Begriff erfordert es mithin, die Annahmen und Orientierungen, die dem Forschungsprozess zugrunde liegen, herzuleiten bzw. überhaupt offen zu legen. Diese Berücksichtigung nor-

mativer Elemente im Forschungsprozess wird im Rahmenkonzept der Sozial-
ökologischen Forschung entsprechend auch als wissenschaftliche Herausforderung benannt:

> „Die Orientierung der Forschung auf das Leitbild der Nachhaltigen Entwicklung
> bringt unausweichlich normative Elemente in den Forschungsprozess. Die Frage,
> was im konkreten Fall nachhaltig ist, kann nicht allein wissenschaftlich, sondern
> wird immer auch unter Berücksichtigung unterschiedlicher Werthaltungen und Inte-
> ressen entschieden werden" (Projektträger im DLR 2007: 11).

„Ziel der [transdisziplinären Sozial-ökologischen] Forschung ist es, Wissen
für gesellschaftliche Handlungskonzepte zu generieren, um die zukünftige Re-
produktions- und Entwicklungsfähigkeit der Gesellschaft und ihrer natürlichen
Umwelt sichern zu können" (BMBF 2000: 2). Damit stellt nachhaltige Entwicklung für die SÖF von Beginn an einen normativen Orientierungsrahmen dar, um
die in die Krise geratenen gesellschaftlichen Naturverhältnisse in Richtung nachhaltige Entwicklung zu transformieren.

2.2. Nachhaltige Entwicklung als diskursiver Begriff

Die normative Orientierung auf Nachhaltigkeit stellt einen wichtigen Unterschied zwischen transdisziplinärer Forschung, wie sie beispielsweise in den
Technikwissenschaften praktiziert wird, und transdisziplinärer Nachhaltigkeitsforschung, wie sie beispielsweise unter dem Dach der SÖF praktiziert wird, dar.
Denn während die (implizite) normative Orientierung in den Technikwissenschaften vielfach auf Effizienz, techno-ökonomischer Optimierung, Machbarkeit
und Kontrolle liegt (vgl. Grunwald 2015), ist die transdisziplinäre Nachhaltigkeitsforschung in der Regel auf den Erhalt der gesellschaftlichen Entwicklungsfähigkeit unter Berücksichtigung von Gerechtigkeitsfragen sowohl bezogen auf
heute lebende Menschen als auch auf zukünftige Generationen und Natur ausgerichtet (vgl. ebd.).
    Doch auch die transdisziplinäre Nachhaltigkeitsforschung ist vielfältig.
Nicht nur, was die Forschungszugänge und die analysierten Handlungsfelder
angeht, sondern auch mit Blick auf das Zielwissen und die normativen Orientierungen (vgl. Ruppert-Winkel et al. 2015). Das hat wiederum damit zu tun, dass
kein eindeutiges, homogenes Verständnis von Nachhaltigkeit existiert. Nachhaltigkeit als diskursiver Begriff wird auch innerhalb der transdisziplinären Nachhaltigkeitsforschung sehr unterschiedlich gefüllt. Angesichts des Prozesscharak-
ters von Nachhaltigkeit (siehe unten) entspricht es unserem Verständnis, dass die
Bestimmung von Nachhaltigkeit, ihrer Inhalte und Methoden, auch nie vollstän-

dig abgeschlossen sein kann und dass dies auch nicht erstrebenswert ist. Entsprechend wichtig ist es deshalb, diesen diskursiven Charakter von Nachhaltigkeit zu reflektieren. Nicht zuletzt geht es darum, die Unterschiede der verschiedenen Diskursbeiträge zu identifizieren, die normative Orientierung der eigenen Forschungsarbeit offen zu legen und sich selbst im Diskurs zu verorten. Die Variationen in den Grundannahmen der Nachhaltigkeitsforschung lassen sich beispielsweise besonders deutlich identifizieren, wenn man den Blick auf das zugrundeliegende Ökonomieverständnis lenkt. Hier reicht die Bandbreite von grüner Wachstumsökonomie bis hin zu einer vorsorgenden Wirtschaftsweise.

Den nicht abschließbaren Prozess von nachhaltiger Entwicklung betont auch das Institut für Sozial-ökologische Forschung (ISOE):

> „Dabei bezeichnet nachhaltige Entwicklung einen offenen, dynamischen und immer wieder zu gestaltenden Prozess; sie beschreibt also weniger die Ziele der Entwicklung [...], sondern vielmehr die *Qualität* eines Entwicklungsprozesses, der seine eigenen natürlichen und sozialen Voraussetzungen aufrechterhält und ständig erneuert" (Becker/ Jahn 2006b: 238, Hervor. i. Orig. mit Verweis auf Becker 1997: 8).

Um diesen Prozesscharakter stärker herauszustellen, ist in neueren Veröffentlichungen zur Sozialen Ökologie von „nachhaltigen Entwicklungspfaden" die Rede, die im Sinne „alternativer Entwicklungspfade" analysiert und bewertet werden sollen. Nachhaltigkeit sei in diesem Sinne weder „erreichbares Ziel im Sinne einer visionären Zustandsbeschreibung" noch „direkt umsetzbare Handlungsanleitung" (Keil/ Hummel 2006: 244). Andere Konzeptionen von Nachhaltigkeit – wie beispielsweise die „Theorie und Praxis starker Nachhaltigkeit" (Ott/ Döring 2008) oder „Kommende Nachhaltigkeit" (Gottschlich 2013a) – betonen diesen Prozesscharakter auch, buchstabieren Nachhaltigkeit hingegen gleichzeitig als doppeltes Gerechtigkeitskonzept aus bzw. als Strategie zur Kritik an und Überwindung von Herrschaftsverhältnissen und nehmen so eine explizit normative Positionierung im Diskursfeld vor.

Damit wird Nachhaltigkeit selbst zum Gegenstand der Forschung. Wenn wir über Konturen, Kontexte und Perspektiven von transdisziplinärer Nachhaltigkeitsforschung sprechen, dann braucht es entsprechend eine Theoretisierung von transdisziplinärer Nachhaltigkeitsforschung in ihrer Pluralität und eine genaue Analyse der jeweils vertretenen Verständnisse von dem, was als nachhaltig charakterisiert wird.

2.3. Das kritisch-emanzipatorische Nachhaltigkeitsverständnis von PoNa

PoNa hat in den ersten Monaten der gemeinsamen Arbeit ein eigenes kritisch-emanzipatorisches Nachhaltigkeitsverständnis erarbeitet. Die Auseinandersetzung der Forschungsgruppenmitglieder mit verschiedenen Begriffen, Konzepten und Theorien diente nicht nur der interdisziplinären Verständigung innerhalb der Gruppe (siehe Kapitel IV.2; vgl. Bergmann et al. 2010: 51ff.), sondern hatte von Anfang an auch die Funktion, Annahmen und Ausgangspunkte im kontrovers strukturierten Diskurs um nachhaltige Entwicklung transparent zu machen. Die Intention war es, über die Zusammenführung und Auseinandersetzung mit unterschiedlichen kritischen Ansätzen emanzipatorische, nicht-hegemoniale Perspektiven im Nachhaltigkeitsdiskurs sichtbar zu machen, für die eigene Arbeit zu nutzen und letztlich auch zu stärken.

Was macht das Kritisch-Emanzipatorische aus? Nach welchen normativen Kriterien wurden jene Ansätze ausgewählt, die das PoNa-Nachhaltigkeitsverständnis maßgeblich beeinflusst und inspiriert haben?

1. Kritisch-emanzipatorische Nachhaltigkeit ist relational

Ausgehend von dem Erkenntnisinteresse zu analysieren, wie die vielfältigen und wechselseitigen Beziehungen zwischen Natur und Gesellschaft durch Politik gestaltet werden, setzt sich die Forschungsgruppe PoNa insbesondere mit solchen Arbeiten auseinander, die diesen als relationalen Zusammenhang theoretisieren. Zentraler Bezugspunkt für PoNa war hier, wie bereits in Abschnitt 2.1 ausgeführt, das Konzept der gesellschaftlichen Naturverhältnisse (vgl. z. B. Becker/ Jahn 2006a).

2. Kritisch-emanzipatorische Nachhaltigkeit ist herrschaftskritisch

Damit richtet sich unser Fokus auf jene Ansätze, Konzepte und Theorien, die Kritik an bestehenden Herrschaftsverhältnissen (wie ökonomischen Verhältnissen, Geschlechterverhältnissen oder Herrschaft gegenüber Natur) und an damit einhergehenden Einschränkungen von Lebenschancen und Entfaltungsmöglichkeiten üben und die gleichzeitig alternative, diese Verhältnisse überwindende Perspektiven, d.h. neue Denk- und Lebensformen aufzeigen. Die Auswahl schließt auch die Kritik am hegemonialen Nachhaltigkeitsdiskurs selbst mit ein. Es werden von uns auch solche Positionen berücksichtigt, die dem Nachhaltigkeitsdiskurs skeptisch bis ablehnend gegenüberstehen und ihn als macht- und herrschaftsblind kritisieren bzw. als Strategie modernisierter Herrschaftssicherung begreifen (vgl. z. B. Eblinghaus/ Stickler 1996; Görg/ Brand 2002).

3. Kritisch-emanzipatorische Nachhaltigkeit stärkt Gerechtigkeit

Zentraler Ausgangspunkt des Nachhaltigkeitsdiskurses war, dass nachhaltige Entwicklung es heutigen und zukünftigen Generationen ermöglichen soll, ihre Bedürfnisse zu befriedigen (vgl. Hauff 1987: 46). Wir haben uns daher von jenen Ansätzen inspirieren lassen, die auf eine gleichrangige Berücksichtigung und Ermöglichung von intra- und intergenerationeller Gerechtigkeit abzielen (Ott/ Döring 2008) und die Menschen reale, nicht bloß formale Möglichkeiten für ein „gutes Leben" bieten (vgl. stellvertretend Nussbaum 2003; 2006). Nachhaltigkeit als Gerechtigkeitskonzept zu verstehen, bedeutet auch, die bestehenden Ungerechtigkeiten sowie die daraus resultierende unterschiedliche Betroffenheit von umweltpolitischen Maßnahmen in den Blick zu nehmen.

4. Kritisch-emanzipatorische Nachhaltigkeit ist integrativ

Ein solch umfassendes Verständnis von Gerechtigkeit kann nur eingelöst werden, wenn nachhaltige Entwicklung als integratives Prinzip verstanden wird und die vielfältigen Verflechtungen zwischen ökonomischen, ökologischen und sozialen Dimensionen berücksichtigt werden. Die getrennte Betrachtung einzelner Dimensionen und das Nebeneinanderstellen der ökonomischen, ökologischen und sozialen Dimension (wie z. B. im Drei-Säulen-Modell) werden von der Forschungsgruppe PoNa daher als krisenverursachend und -verstärkend gewertet und somit abträglich für nachhaltige Entwicklung. Tatsächliche Integration bedeutet, die bestehenden Dimensionen in ihrer Qualität zu verändern, sodass neue Qualitäten und veränderte Kategorien entstehen (können). Dieses Verständnis knüpft an die Ergebnisse des Forschungsverbunds „Blockierter Wandel?" an:

> Nachhaltigkeit „als integratives Prinzip ernst zu nehmen bedeutet eine integrative Betrachtung anderweitig getrennter Sphären […]. Ihre Integration erfordert, diese Dimensionen aufeinander bezogen neu zu denken, sie in ihren spezifischen Qualitäten neu zu bestimmen." (ebd. 2007: 85)

Integrationsappelle allein, d. h. die programmatische Forderung nach der Verbindung ökologischer, ökonomischer und sozialer Aspekte, reichen für eine solche Integration nicht aus. Vielmehr laufen sie Gefahr, Zielkonflikte z. B. zwischen ökonomischen und ökologischen Prioritäten zu überdecken.

5. Kritisch-emanzipatorische Nachhaltigkeit stellt Gewissheiten infrage

Die Dekonstruktion krisenverursachender Trennungen und die Erarbeitung integrativer Perspektiven als neue Bezogenheiten zwischen diesen Trennungen sowie schließlich das Infragestellen vermeintlicher Gewissheiten bilden daher weitere Merkmale des kritisch-emanzipatorischen Zugangs bei der Erarbeitung des PoNa-Nachhaltigkeitsverständnisses. Orientiert haben wir uns dabei an den dis-

kurstheoretischen Arbeiten von Johannes Dingler (2003) und der Sozial-
ökologischen Forschungsgruppe NEDS (z. B. Höhler/ Luks 2004), die beide –
ausgehend von Foucault und anderen poststruktrualistische Theoretiker_innen –
auf die soziale Konstruktion von nachhaltiger Entwicklung verweisen. U. a. folgt
PoNa ihrer Kritik an Strategien der ökologischen Modernisierung. Die zitierten
Arbeiten sensibilisieren PoNa zudem für die problematische „natur- und tech-
nikwissenschaftliche Evidenzproduktion" (Luks et al. 2003: 4) und die Notwendigkeit, diese zu hinterfragen.

2.3.1. Theoretische Bezüge

Die Gestaltung des Verhältnisses von Natur und Politik hängt maßgeblich von
der Art und Weise ab, wie Menschen wirtschaften. Natur ist immer seltener
unberührte und ursprüngliche Natur und damit in der Regel Resultat sozio-
ökonomischer Entwicklungen. Möglichkeiten und Grenzen der politischen Gestaltung nachhaltiger Entwicklung haben somit immer auch eine ökonomische
Dimension. Diese bleibt in der Sozialen Ökologie bisher relativ unsichtbar. Im
Verständnis von PoNa steht Politik Ökonomie aber nicht als externer Akteur
gegenüber. Anschließend an die Debatten der (Kritik der) Politischen Ökonomie
gehen wir vielmehr davon aus, dass Politik mit Ökonomie eine widersprüchliche
Einheit bildet.

In Auseinandersetzung mit den theoretischen Grundlagen an der Schnittstelle Natur, Ökonomie und Politik sind neben dem Konzept der gesellschaftlichen
Naturverhältnisse (Fokus Natur) das Konzept der (Re)Produktivität (Fokus Ökonomie) (1) und die Ausführungen zum Radikalen Reformismus (Fokus Politik)
(2) besonders wichtig für die Erarbeitung unseres kritisch-emanzipatorischen
Nachhaltigkeitsverständnisses:

(1) Das Ökonomieverständnis von PoNa wird stark durch die feministische
Ökonomie geprägt. Maßgeblichen Einfluss auf die theoretische und konzeptio-
nelle Arbeit von PoNa hat vor allem das Konzept der (Re)Produktivität, das von
Adelheid Biesecker und Sabine Hofmeister (2006) in Auseinandersetzung mit
der Sozialen Ökologie als Beitrag zu einer kritischen Theorie gesellschaftlicher
Naturverhältnisse entwickelt wurde. (Re)Produktivität bezeichnet die „prozessu-
ale, nicht durch Abwertungen getrennte Einheit aller produktiven Prozesse in
Natur und Gesellschaft, bei gleichzeitiger Unterschiedenheit" (ebd. 2006: 19).
Mit diesem Konzept verbindet sich u. a. ein Verständnis von Natur als Naturproduktivität sowie ein Verständnis von Ökonomie als vorsorgendem Wirtschaften
– beide Gedanken fließen in die inhaltliche Ausgestaltung der Kategorien Natur
und Ökonomie ein (vgl. auch Biesecker/ Hofmeister 2003; Hofmeister 2004;
Biesecker/ Hofmeister 2009).

(2) Spätestens seit dem Brundtland-Bericht (vgl. Hauff 1987) werden die sozial-ökologischen Krisen auch als politische Probleme globalen Ausmaßes charakterisiert. Als eine Antwort auf diese Krisen gilt es somit auch, das Politische neu zu denken. Neben Ansätzen aus der Global Governance-Forschung, die die Bedeutung von Kooperation und Partizipation adressieren, bezieht sich PoNa auch auf den Ansatz des radikalen Reformismus (vgl. Esser et al. 1994; Hirsch 2007). Dieser bietet die Möglichkeit sowohl die starke Problemlösungsorientierung der Governance-Ansätze machtkritisch zu hinterfragen und zu kontextualisieren, als auch die in Governance-Ansätzen häufig zu findende Vorstellung eines kooperativen, moderierenden Staates um eine eher konflikttheoretische, staatskritische Perspektive zu ergänzen, die den Staat als Herrschaftsverhältnis du damit nur bedingt als Motor für nachhaltige Reformen sieht. Nach Ansicht des radikalen Reformismus sind Veränderungen vielmehr Angelegenheit der Menschen selbst, die in unmittelbaren Lebenszusammenhängen ansetzen müssen (vgl. Brand et al. 2000; Hirsch 2007). Auch das Plädoyer, Gewissheiten infrage zu stellen, übernehmen wir als Beitrag zu einem kritisch-emanzipatorischen Nachhaltigkeitsverständnis vom radikalen Reformismus ebenso wie die oben bereits angeschnittene Thematisierung des Verhältnisses von Politik und Ökonomie.

2.3.2. Das PoNa-Nachhaltigkeitsverständnis mit seinen neun Kategorien

Um visionäre Perspektiven auf gesellschaftliche Naturverhältnisse zu identifizieren und zu entwickeln, braucht es eine kritische Analyse des jeweiligen Ist-Zustandes. PoNa geht es nicht zuletzt darum, über eine solche Analyse auch Widersprüche und Zielkonflikte sowohl auf der Ebene der politischen Programmatik (in Strategien, Programmen und Konzepten) als auch in der konkreten Umsetzung aufzudecken und damit die bereits angesprochenen Möglichkeiten und Grenzen der Integration sichtbar zu machen. Diese methodische und analytische Funktion erhält das PoNa-Nachhaltigkeitsverständnis dadurch, dass die Forschungsgruppe in Auseinandersetzung mit den dargestellten normativen Grundannahmen und theoretischen Bezügen neun Kategorien formuliert (siehe Abb. 1). Diese Kategorien werden durch erkenntnis- und interpretationsleitende Fragen konkretisiert (siehe auch Abschnitt 2.4).

Ausgangspunkt des Forschungsprojekts PoNa ist, dass eine nachhaltige Gestaltung gesellschaftlicher Naturverhältnisse der Reflexion und ggf. der Reformulierung von in Politik eingeschriebenen und durch Politik vertretenen Natur- und Politikverständnissen bedarf. Natur und Politik sind somit nicht nur Analysegegenstand des Forschungsprojekts, sondern werden als die beiden ersten

Kategorien des PoNa-Nachhaltigkeitsverständnisses identifiziert, ergänzt um Ökonomie als dritter Kategorie.

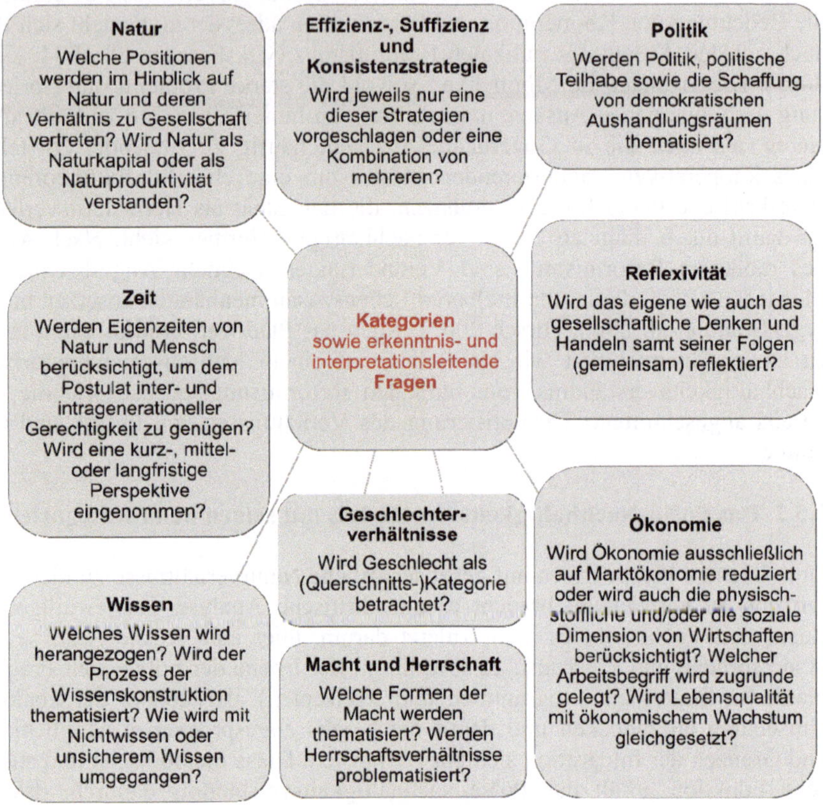

Abbildung 1: Entwurf eines kritisch-emanzipatorischen Nachhaltigkeitsverständnisses (Friedrich et al. 2011: 418)

Neben diesen drei zentralen Kategorien werden sechs weitere Kategorien für die (politische) Gestaltung von Natur als relevant bestimmt. Die kritisch-emanzipatorische Perspektive macht nicht zuletzt die Bedeutung von Macht und Herrschaft deutlich, die als vierte Kategorie aufgenommen wird. Macht- und herrschaftskritisch lässt sich auch nach der Verfasstheit der Geschlechterverhältnisse fragen – und zwar sowohl in Bezug auf individuelle Männer und Frauen als auch als analytische Kategorie für Dichotomisierungen und Hierarchisierungen jenseits individueller (biologischer) Geschlechterzugehörigkeit. Integrative Perspektiven zu entwickeln, bedeutet für uns auch, sich mit den unterschiedlichen Strategien von Effizienz, Suffizienz und Konsistenz auseinanderzusetzen, wie sie im Nachhaltigkeitsdiskurs diskutiert werden. Daher nehmen wir auch diese als Kategorie auf. In den Blick rückte außerdem die Kategorie Zeit, die natürliche wie auch gesellschaftliche Prozesse bestimmt. Aus einer kritisch-emanzipatorischen Perspektive werden auch Fragen nach der Kategorie Wissen aufgeworfen, d. h. danach, welches Wissen wie konstruiert wird und Eingang in welche Debatten findet. Schließlich wollen wir mit der Kategorie Reflexivität explizit machen, was ausgehend vom kritisch-emanzipatorischen Paradigma in allen Kategorien des PoNa-Nachhaltigkeitsverständnisses angelegt ist: Evidenzen infrage zu stellen und sorgsam mit Risiken und (Neben)Folgen bei der Gestaltung gesellschaftlicher Naturverhältnisse umzugehen.

Das PoNa-Nachhaltigkeitsverständnis mit seinen neun Kategorien bildet den Bezugspunkt sowohl für die kritische Analyse als auch für die Bewertungen vorhandener Konzepte und Praktiken in den beiden Politikfeldern Ländliche Entwicklung und Agro-Gentechnik.

2.4. Rückblick auf die Arbeit mit dem PoNa-Nachhaltigkeitsverständnis

Auch im Nachhinein erachten wir einerseits alle neun Kategorien als relevant, um Politiken der Naturgestaltung zu untersuchen und zu bewerten. Andererseits entspricht es unserem (auch) prozeduralem Verständnis von Nachhaltigkeit, deutlich zu machen, dass Nachhaltigkeitsverständnisse generell nicht in Stein gemeißelt sind. Sie dienen der Verständigung, sie zeigen die normative Richtung von Transformationsprozessen an. Aber sie müssen ‚offen' sein und bleiben, um Änderungen und Ergänzungen vornehmen zu können. Postkoloniale und queer-feministische Perspektiven beispielsweise hätten in den Analysen von PoNa rückblickend stärker berücksichtigt werden können, als dies der Fall war. Auch eine noch explizitere Rezeption von Arbeiten aus dem Bereich Political Ecology hätte die herrschaftskritische Perspektive von PoNa analytisch wie normativ stärken können. Außerdem wurde im Verlauf des Forschungsprozesses deutlich, dass die Kategorie Raum das Kategoriensystem sinnvoll hätte ergänzen können, insbesondere um die Verbindung gesellschaftlicher Natur- und Geschlechterverhältnisse als gesellschaftliche Raumverhältnisse zu verdeutlichen.
Besonders wichtig war uns, dem im PoNa-Nachhaltigkeitsverständnis formulierten Integrationsanspruch gerecht zu werden:

„Eine integrative, die unterschiedlichen Kategorien miteinander verbindende Perspektive ist für unser Nachhaltigkeitsverständnis zentral, d. h., es ist erforderlich, u. a. verschiedene Nachhaltigkeitsdimensionen, gesellschaftliche Akteure sowie Politikbereiche zu integrieren, aber auch unterschiedliche Zeit- und Raumperspektiven im Blick zu halten. Aus diesen Anforderungen wird deutlich, dass integrative Politiken voraussetzungsvoll sind, denn sie erfordern die Reflexion von krisenverursachenden Trennungen, von Widersprüchen, Hierarchisierungen und Herrschaftsverhältnissen, die die politische Steuerung (mit-)bestimmen. Zielkonflikte zwischen z. B. ökonomischen, ökologischen und politischen Aspekten können nicht über Integrationsappelle überwunden werden, solange die mit ihnen verbundenen unterschiedlichen Interessen, Verständnisse und Rationalitäten nicht aufgedeckt und hinterfragt werden. [...] Politiken nachhaltiger Naturgestaltung, die in unserem Verständnis immer gleichermaßen auf intra- und intergenerationelle Gerechtigkeit zielen (müssen), müssen all dies im Blick behalten und sind deshalb selbst als ein vielfaches Integrationskonzept zu verstehen" (Friedrich et al. 2010: 18).

Diese integrative Perspektive einzunehmen, hat nicht in jedem Fall bedeutet, bei der Analyse immer alle neun Kategorien des Nachhaltigkeitsverständnisses gleichermaßen zu berücksichtigen. So wurden zur Analyse von Agrarumweltmaßnahmen exemplarisch die Kategorien Natur, Ökonomie und Reflexivität herangezogen (Mölders et al. 2012). Zu den zentralen Untersuchungsergebnissen der Dissertation von Beate Friedrich gehörte nur die explizite Analyse der zugrunde liegenden Natur- und Politikverständnisse (Friedrich 2015: 270ff.). Dennoch, und das zeichnet alle Arbeiten im PoNa-Kontext aus, wurden vielfältige Aspekte der anderen Kategorien jeweils mitgedacht, wurde der Blick auf Dichotomien und Trennungsstrukturen gerichtet, wurden Zielkonflikte analysiert. So verweist die Analyse des Politikfelds Ländliche Entwicklung und die hier herausgearbeitete Gegenüberstellung von Schutz- und Nutz-Natur auf die wechselseitige Konstruktion von Ökonomie und Natur. Der Integrationsanspruch des PoNa-Nachhaltigkeitsverständnisses ermöglichte es, die Unvereinbarkeit von endlosem Wachstum und nachhaltigem Wirtschaften aufzudecken.

Das PoNa-Nachhaltigkeitsverständnis half dabei, auch dann eingeschriebene Hierarchien sichtbar zu machen, wenn der Analysefokus eigentlich ein anderer war. So war beispielsweise das Hauptaugenmerk der Bilddiskursanalyse auf die Naturverständnisse und die Darstellung von gentechnisch veränderten Pflanzen gerichtet. Gleichzeitig wurden aber sowohl in der Bildern von Kampagnen der Befürworter_innen und Gegner_innen von Agro-Gentechnik Geschlechterstereotype identifiziert. An dieser Stelle wurde deutlich, dass die Darstellung von Natur, Natürlichkeit, Gefährlichkeit bzw. Unbedenklichkeit eng verknüpft ist mit Bildern von Geschlechterverhältnissen (vgl. Gottschlich et al. 2014a: 52ff.; Sulmowski et al. 2014).

Festzuhalten bleibt, dass mit dem PoNa-Nachhaltigkeitsverständnis ein Beitrag zur sozial-ökologischer Integrationsarbeit geleistet wurde. Es ermöglichte interdisziplinäre Verständigung und Analysen und leitete die Forschungsarbeiten methodisch an. Es wäre wünschenswert, dass die Arbeit mit und an diesem kritisch-emanzipatorischen Nachhaltigkeitsverständnis auch über die Projektlaufzeit hinaus weitergeht.

DIE PARADOXEN HYBRIDE

Ein graphisches Essay über die Praxis der Unterscheidung zwischen Natur und Gesellschaft. Yen Sulmowski

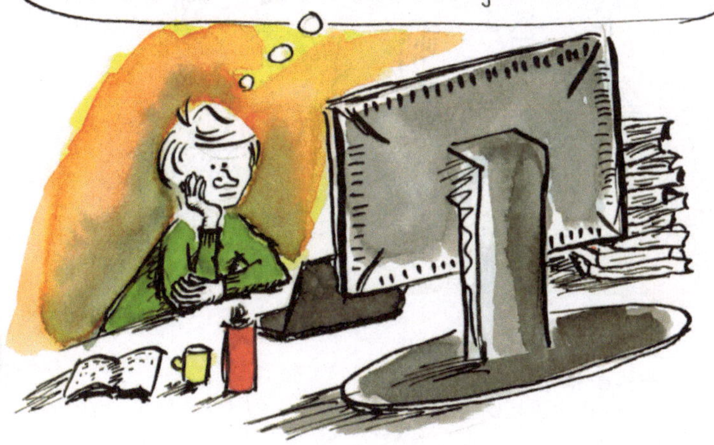

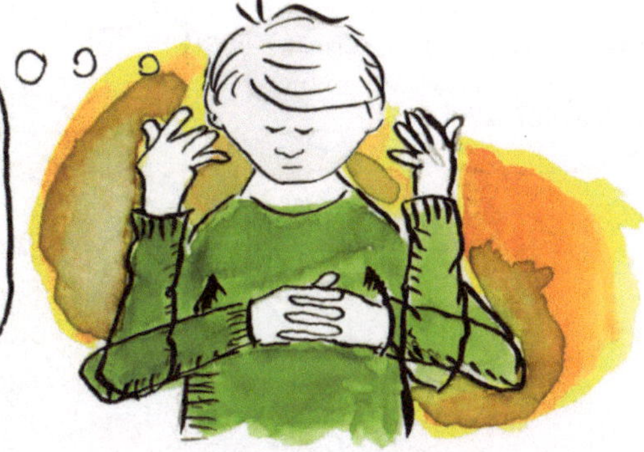

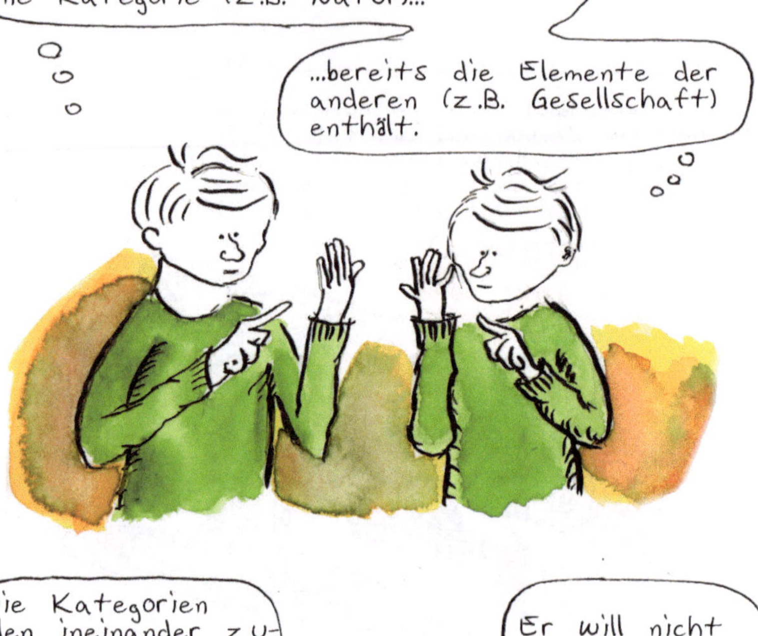

Da ist die Akteur-Netzwerk-Theorie in der Version von Bruno Latour konsequenter. Denn für Latour ist alles hybrid. Das heißt, dass die eine Kategorie (z.B. Natur)...
...bereits die Elemente der anderen (z.B. Gesellschaft) enthält.

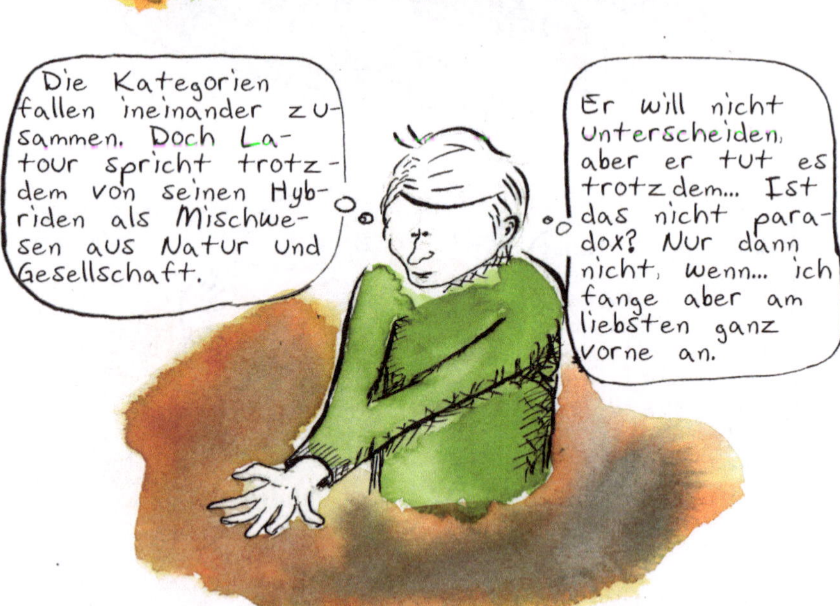

Die Kategorien fallen ineinander zusammen. Doch Latour spricht trotzdem von seinen Hybriden als Mischwesen aus Natur und Gesellschaft.
Er will nicht unterscheiden, aber er tut es trotzdem... Ist das nicht paradox? Nur dann nicht, wenn... ich fange aber am liebsten ganz vorne an.

Die Bestrebungen, die Dichotomie zwischen

zu überwinden, hängen mit der Überwindung des Naturalismus und des Soziozentrismus zusammen. Sowohl die naturalistische als auch die soziozentrische Art und Weise, das Verhältnis zwischen Natur und Gesellschaft zu konzipieren, sind vielfach problematisch. Beide Konzeptionen scheinen empirische Begebenheiten auszublenden und haben ihre unerwünschten politischen Nebeneffekte: Entweder wird Gesellschaft auf Natur oder Natur auf Gesellschaft reduziert (Kropp 2002: 137ff.).[1]

In der naturalistischen Konzeption des Verhältnisses von Natur und Gesellschaft ist das menschliche Zusammenleben von Natur determiniert. Natur wird als Lieferantin von Normen und Schranken für dieses Zusammenleben betrachtet. So wurden und werden Geschlechterrollen und −identitäten immer wieder mit Verweis auf Natur definiert.[2]

Natur sei etwas da draußen außerhalb der Reichweite der Gesellschaft. Menschen würden Natur Stück für Stück als etwas Vorgegebenes entdecken. So ein Verständnis liegt manchen Debatten zu Natur− bzw. Umweltzerstörung zugrunde (Latour 2001).

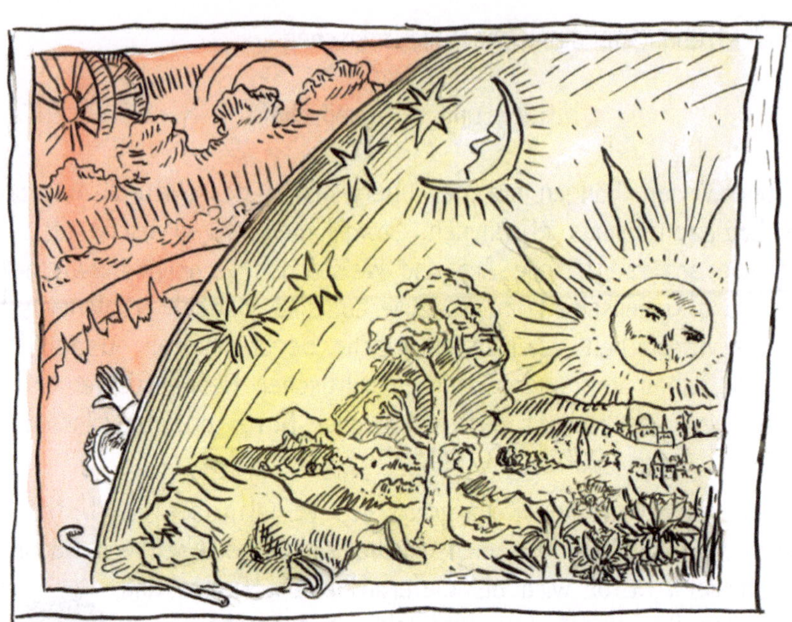

Dabei werden die gesicherten Entdeckungen in Form eines Naturgesetzes oder einer Tatsache von (Natur-) Wissenschaften geliefert, deren Zugehörigkeit zur Sphäre der Gesellschaft kaum bestritten werden kann. Ist Natur also eine gesellschaftliche Konstruktion?

In diese Richtung weist die soziozentrische Variante des Natur-Gesellschaft-Verhältnisses hin. Sie begreift Natur als eine Konstruktionsleistung der Gesellschaft. Die menschliche Gemeinschaft erscheint als allmächtig, fähig, Natur nach ihren Maßgaben zu konstruieren.

Damit werden aber die stofflich-materiellen Aspekte und Erfahrungen gänzlich ausgeblendet, die in jedem Atemzug und jedem geschriebenen Wort nicht zu leugnen sind.

Ein Versuch, die Dichotomie, die in naturalistische und soziozentrische Erklärungsweisen eingeschrieben ist, zu überwinden, ist das Konzept gesellschaftlicher Naturverhältnisse. Es wurde mit dem Anspruch entwickelt, weder...

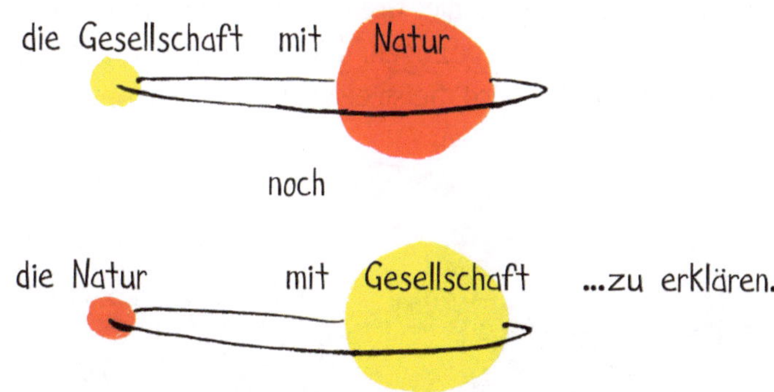

Im Konzept gesellschaftlicher Naturverhältnisse werden Natur und Gesellschaft als Pole eines Differenzkontinuums gedacht:

Natur und Gesellschaft sind miteinander untrennbar verknüpft, bleiben aber immer noch unterscheidbar (Jahn/Wehling 1998: 82f.; Becker/Jahn 2006: 126ff.)[3] Die Farben stehen hier nicht für Natur und Gesellschaft als „Ganzheiten, als undifferenzierte Entitäten" (Becker/Jahn 2006: 176), sondern für Klassifikationen. Im Konzept gesellschaftlicher Naturverhältnisse wird das Verhältnis zwischen Natur und Gesellschaft auf zwei Ebenen gedacht.

Auf der Ebene der begrifflichen Allgemeinheit geht es um diese zwei Begriffe und ihre theoretische konzeptionelle Beziehung. Auf der Ebene empirischer Besonderheiten geht es darum, „wie unterschiedliche gesellschaftliche und natürliche Elemente selektiv und dynamisch miteinander verknüpft sind" (ebd.). Auf beiden Ebenen wird klassifiziert, seien es Natur und Gesellschaft als Allgemeinbegriffe oder die situativ zugeordneten gesellschaftlichen bzw. natürlichen Elemente.

Je nach Situation wird die Grenze zwischen Natur und Gesellschaft unterschiedlich gezogen. Diese Unterscheidung ist vieldeutig (Gill 1998). So wird beispielsweise zwischen Natürlichem und Künstlichem unterschieden:

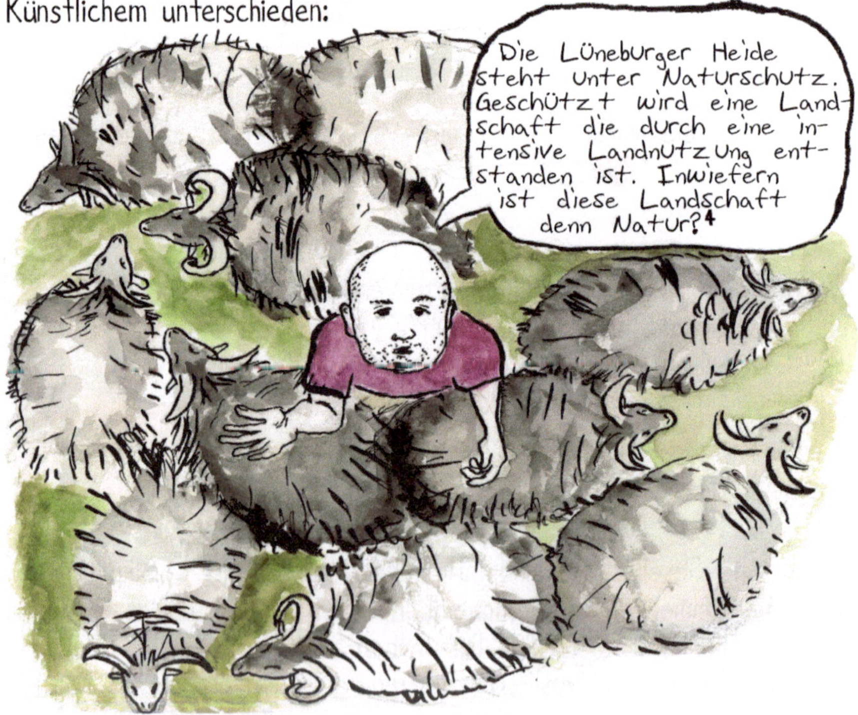

Dass die Grenze zwischen Natürlichem und Künstlichem nicht nur historisch variiert, sondern im Hier und Jetzt ständig neu verhandelt wird, zeigt die Agro-Gentechnik-Debatte:

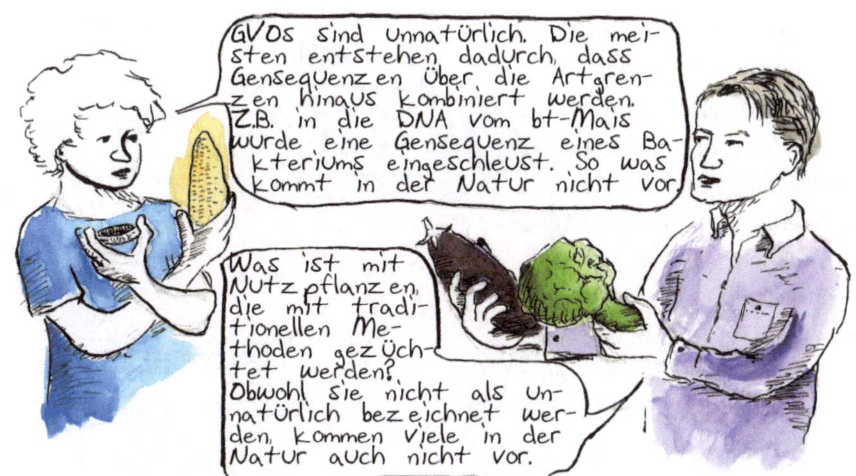

Eine weitere Bedeutung hat die Natur-Gesellschaft-Unterscheidung dann, wenn es darum geht, ob etwas real existiert oder nicht.[5] So war Äther früher ein Phänomen der Natur, er wurde entdeckt und beforscht. Heute gilt er als wissenschaftlicher Irrtum, eine Vorstellung früherer Gesellschaften (Abriszewski 2012: 209).

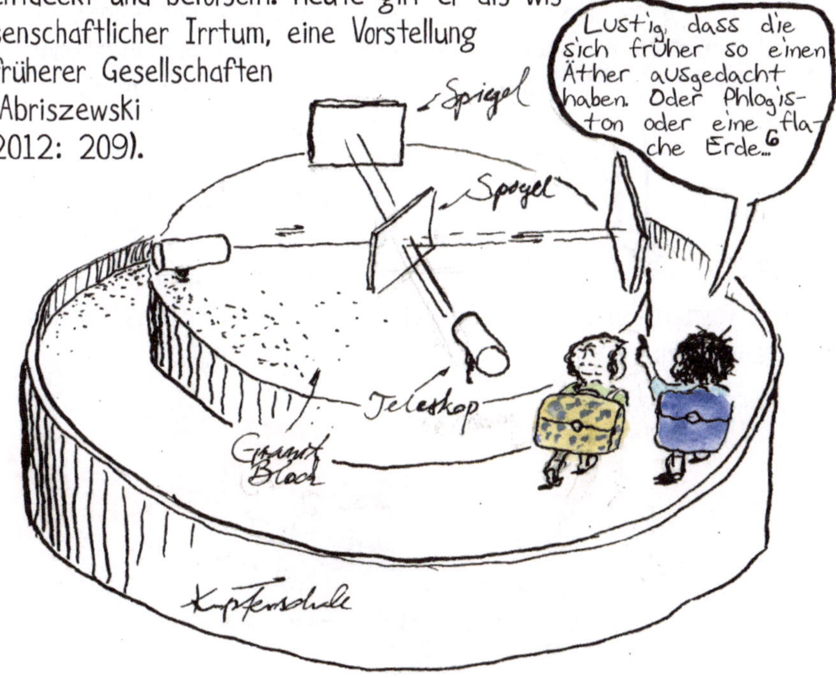

Eine weitere Unterscheidung
ist die zwischen dem Gegebenen und Gestaltbaren bzw.
Beeinflussbarem. Hierbei
steht die gesellschaft-
liche Handlungsfähigkeit
auf dem Spiel: Was
'von Natur aus' gege-
ben ist, ist unabänderlich.
Was wiederum durch men-
schliche Aktivitäten hervorgerufen wird, kann von Menschen gestaltet werden.

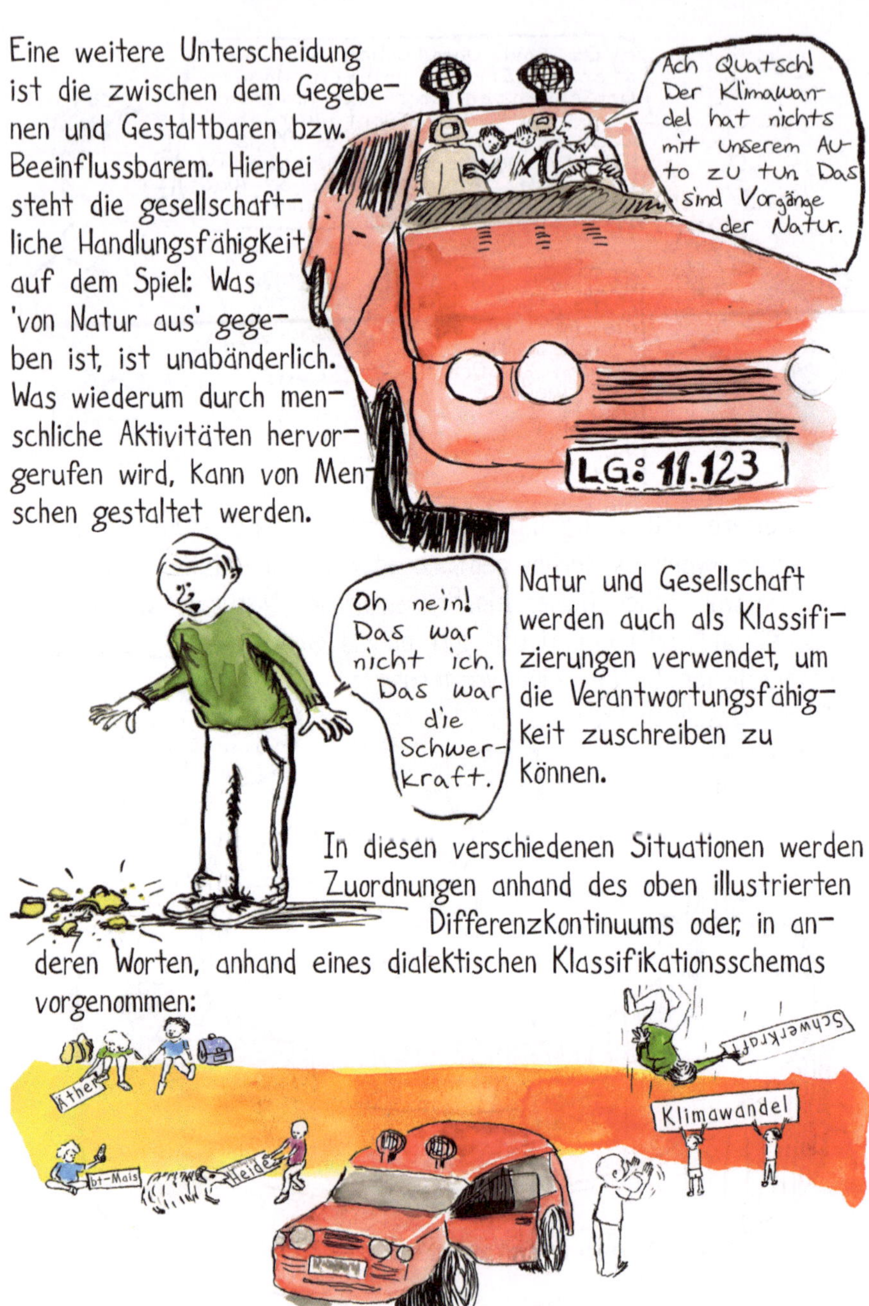

Natur und Gesellschaft
werden auch als Klassifi-
zierungen verwendet, um
die Verantwortungsfähig-
keit zuschreiben zu
können.

In diesen verschiedenen Situationen werden
Zuordnungen anhand des oben illustrierten
Differenzkontinuums oder, in an-
deren Worten, anhand eines dialektischen Klassifikationsschemas
vorgenommen:

Wie auch die Verknüpfung von natürlichen und gesellschaftlichen Elementen, d. h. der Farbflecken, ausgestaltet ist, wird die Farbe in der Mitte als Mischung zweier intakter Farben gedacht. Es soll möglich sein, immer sagen zu können, aus welchen Farben die Mischung entstanden ist (Becker/Jahn 2006: 177f.).[7] Damit bleibt aber die Dichotomie trotz der Aufmerksamkeit auf die Vermischung erhalten.

Bruno Latour versucht, in seiner Akteur-Netzwerk-Theorie (ANT) die Unterscheidbarkeit zwischen Natur und Gesellschaft ganz einzuebnen.[8] Für ihn gibt es keine intakten Farben:

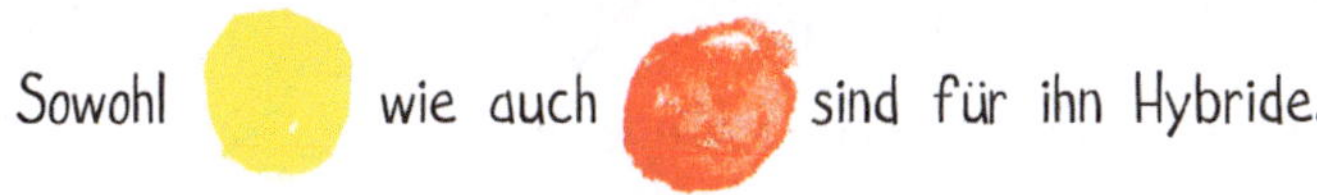

Sowohl wie auch sind für ihn Hybride.

Das heißt, dass bereits die Elemente/Ingredienzen von enthält und umgekehrt. Latour sieht nur Akteure, die irreduzibel auf das obige Vermischungsschema sind. Jeder Akteur kann als ein Pol verstanden werden:

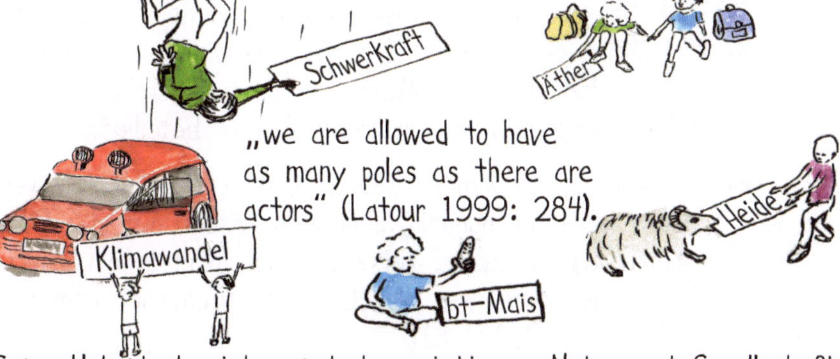

Seine Hybride bestehen jedoch anstatt aus Natur und Gesellschaft aus menschlichen und nicht-menschlichen Akteuren.[9] Diese grundsätzliche ontologische Hybridität von allem folgt aus seiner Handlungstheorie. Für Latour ist Handeln immer ein verteiltes Handeln: Während die folgende Zeichnung entsteht, wäre ich laut Latour nicht der einzige handelnde Akteur:

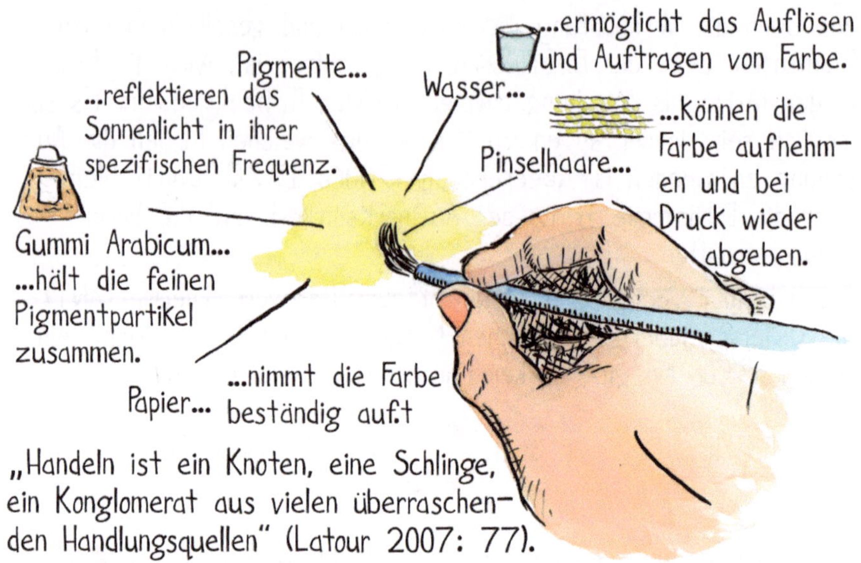

„Handeln ist ein Knoten, eine Schlinge, ein Konglomerat aus vielen überraschen-den Handlungsquellen" (Latour 2007: 77).

Dieses sternförmige Geflecht an Verbindungen könnte wahrschein-lich ins Unendliche fortgesetzt werden, denn die Latour'schen Netzwerke sind sowohl in Raum wie in Zeit ausgebreitet (Latour 2007: 329ff.). So sind beispielsweise Pigmente in der Farbe durch chemische Extraktion gewonnen worden, für die wiederum weitere Akteure, wie Menschen, Energie, Metalerze oder Mineralien nötig sind. An der Zeichnung sind also mehrere Akteure beteiligt:

„Das Wort 'Akteur' zu verwenden bedeutet, dass nie klar ist, wer und was handelt, wenn wir handeln, denn kein Akteur auf der Büh-ne handelt allein. Das Schauspiel versetzt uns sofort in ein dich-tes Imbroglio, wo die Frage, wer die Handlung durchführt, uner-gründlich wird" (Latour 2007: 81).

Wenn alles hybrid ist, wie kann Latour trotzdem zwischen

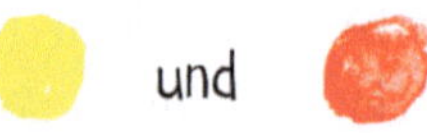 und

unterscheiden (Kneer 2008: 282)? Ist es nicht paradox?

Mir fällt eine Möglichkeit ein, wie ich es nicht als Paradox denken muss – eine Betrachtungsweise, in der Hybridität und Differenz gleichzeitig denkbar sind.

Das Paradox sehe ich hier deswegen, weil ich die intakten Farben
doch ganz klar unterscheiden kann: Rot ist rot und auf keinen
Fall gelb. Wie kann ich dann gleichzeitig denken, dass diese intakten Farben Hybride sind, d. h. die Elemente der jeweils anderen
Farbe enthalten: Wie soll das Rot das Gelb enthalten? Doch das
Paradox scheint mir eine Folge einer besonderen Aufmerksamkeit
zu sein. Dass ich die intakten Farben als unterschiedlich ansehe,
ergibt sich daraus, dass ich meine Aufmerksamkeit allein auf die...

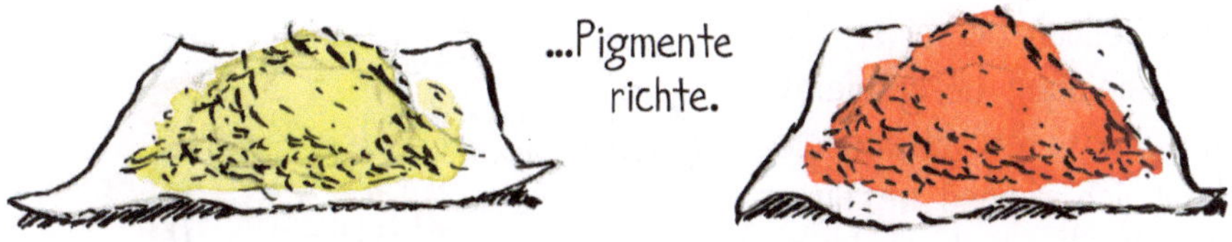

Die Farben bestehen jedoch nicht nur aus Pigmenten. Pigmente
sind das, was sie unterscheidet. Was sie verbindet sind:

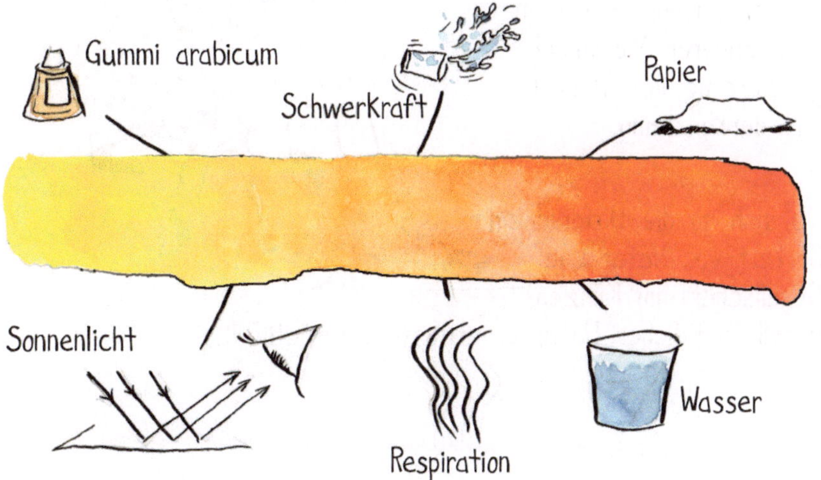

Die Unterscheidung der Farben ist also durch eine selektive Konzentration auf die Pigmente möglich. Übertragen auf die Handlungstheorie der ANT würde das bedeuten, dass für die Unterscheidung zwischen menschlichen und nicht-menschlichen Akteuren bestimmte Merkmale situationsspezifisch herangezogen und andere wiederum ignoriert werden. So kann ich den Menschen von anderen nicht-menschlichen Akteuren bspw. anhand der Körperanatomie unterscheiden. Dabei blende ich jedoch aus, dass auch Sauerstoff, Wasser oder Bakterien den menschlichen Körper ausmachen.

Das heißt, dass in dem Fluss des Tätigseins der Akteure ("flow of agency" Barad 2003: 817) immer ein Schnitt gemacht wird, um eine relevante Unterscheidung treffen zu können.[10]
Was jedoch bei einer Unterscheidung übrig bleibt, ist... das Verbindende. So kann ich anhand bestimmter Merkmale bzw. Wirkmächtigkeiten (agencies) Akteure voneinander unterscheiden, während ich anhand anderer Merkmale gleichzeitig ihre Hybridität denken kann.

Ob sich so die Unterscheidbarkeit von Natur und Gesellschaft im Konzept gesellschaftlicher Naturverhältnisse alternativ fassen lässt?

Anmerkungen

(1)   Eine solche generalistische Ausdrucksweise lässt selbstverständlich die
vielen Facetten und Differenzen theoretischer Ansätze, die als naturalistisch oder soziozentrisch bezeichnet werden können, außen vor. Es kann
höchstens von Naturalismen und Soziozentrismen im Plural gesprochen werden. Dabei sind in dieser Vielfalt der Ansätze nur einige aufgrund ihres
deterministischen bzw. reduktionistischen Charakters zu problematisieren
(vgl. Wolf 2008: 867ff.). Je nach Kontext wird der Naturalismus-Sozio-
zentrismus-Disput auch mit Begriffen Realismus und Konstruktivismus geführt, z. B. durchgehend bei Latour (2002, 2008). In diesem Essay verweisen Adjektive „naturalistisch" und „soziozentrisch" in Anlehnung an Kropp
(2002) auf Kernannahmen von diversen sozialwissenschaftlichen Erklärungsweisen, welche Natur bzw. Gesellschaft als eine Art Letztbegründung verwenden. Damit stilisieren und reduzieren die beiden Adjektive die Theorien,
die sie bezeichnen und sind somit mit Vorsicht zu genießen. Für eine dezi-
dierte Auseinandersetzung mit naturalistisch bzw. soziozentrisch orientierten Erklärungsweisen in den Sozialwissenschaften siehe Kropp (2002).

(2)   Die Literatur, die sich kritisch mit solchen Argumenten auseinandersetzt,
ist so umfangreich, dass ich hier lediglich auf einige ausgewählte Quellen
verweise: Merchant (1987); Butler (1991); Haraway (1995). Für den Überblick siehe Löw/Mathes (2005); Hofmeister/Katz/Mölders (2013). In
graphisch-essayistischer Form wurde dieses Thema knapp in Sulmowski
(2013) besprochen.

(3)   Aufgrund der Annahme der gleichzeitigen Unterscheidbarkeit und der ge-
genseitigen Bezogenheit bzw. der Vermischung von Natur und Gesellschaft
kann das Konzept gesellschaftlicher Naturverhältnisse als dialektisch bezeichnet werden. Natur und Gesellschaft tauchen in dem Konzept als zwei
unterscheidbare Elemente auf (wie beispielsweise These und Anti-These in
der Dialektik), deren Vermittlungszusammenhang bzw. Vermischung (d. h. in
der dialektischen Sprachtradition die Synthese) im Mittelpunkt steht (siehe
auch Kropp 2002: 170ff.)

(4)   Zu den Naturverständnissen im Naturschutz siehe Soper (1995: 149ff.);
Weber (2007); Mölders (2010).

(5)   An diesem Aspekt der Unterscheidung zwischen Natur und Gesellschaft
entzündet sich in den Sozialwissenschaften sowie in den öffentlichen Technologiekontroversen immer wieder der Realismus-Konstruktivismus-Streit. Ob

Phänomene, die Wissenschaftler_innen beschreiben, real oder (sozial) konstruiert sind, ist nicht nur ein wissenschaftstheoretisches Problem, sondern
insbesondere in gegenwärtigen Kontroversen um z. B. den Klimawandel oder
Agro-Gentechnik (siehe Teil III i.d.B.) von größter Bedeutung. Wissenschaftliches Wissen wird schließlich nicht nur in medialen und politischen Diskursen „an der Spitze der Hierarchie der Wissensformen" (Mellor 2003:
519) positioniert, sondern auch durch rechtliche Regelungen, z. B. der World
Trade Organisation (WTO), als solches anerkannt (Winickoff u. a. 2005). Für
eine differenzierte Auseinandersetzung mit der Realismus-Konstruktivis-
mus-Kontroverse siehe Mitterer (1993); Hacking (1999); Latour (2002);
Abriszewski (2008).

(6)   Als Äther wurde im 17. Jhd. ein Medium bezeichnet, in dem sich Licht-
wellen ausbreiten können. Phlogiston war im 17. und 18. Jhd. eine Bezeichnung für eine Substanz, die brennbaren Stoffen ihre Brenneigenschaft
verlieh und in der Verbrennung ihnen entwich (Ruffing 2011).

(7)   Dieses Beharren auf der Unterscheidbarkeit von Natur und Gesellschaft
rührt laut Kropp (2002) im Konzept gesellschaftlicher Naturverhältnisse daher, dass es hier "prinzipiell weniger um die Diskussion der Unterscheidung
von 'Natur' und 'Gesellschaft' als um die Bestimmung menschlicher Handlungsfähigkeit bzw. -freiheit gegenüber strukturellen Zwängen der Condito
humana [geht] [...]" (Kropp 2002: 171).

(8)   Diese Bestrebung wird in der sozialwissenschaftlichen Literatur vielfach
kritisiert. Zumeist ist die Kritik durch eine Sorge motiviert, dass mit der
Einebnung der Unterscheidbarkeit zwischen Natur und Gesellschaft eine
Differenzierung wegfällt, die für eine emanzipatorische Theorie und Praxis
eine wichtige Funktion erfüllt: „Die Enthierarchisierung der Natur-Gesell-
schaft-Polarität hat so ihren Preis: Aus dem Blick geraten die Ausbeutung
der Natur ebenso wie die Herrschaft von Menschen über Menschen, Tiere,
Artefakte oder der Ausschluss von Individuen aus soziotechnischen Netzwerken. Wo auf den Begriff Intentionalität und Machtförmigkeit von Handlungen verzichtet wird, kann nicht länger Anklage erhoben werden – denn
wer sollte dem Ozonloch den Prozess machen?" (Keller/Lau 2008: 326). Die
Unterscheidbarkeit von Natur und Gesellschaft ist also, wie im Konzept
gesellschaftlicher Naturverhältnisse (siehe Anmerkung 7), für die gesellschaftliche Handlungsfähigkeit von Bedeutung.

(9)   Vielleicht ist es aber eher treffender zu sagen, dass Latour die Dichotomie Natur-Gesellschaft durch eine ersetzt, die auf einer anderen Ab-

straktionsstufe zu verorten ist. Denn menschliche und nicht-menschliche Akteure scheinen auf den ersten Blick erfahrbare Phänomene bzw. anfassbare Materialitäten zu sein, anders als die Abstraktionen 'Gesellschaft' und 'Natur'.

(10) Karen Barad (2003) spricht von einem agentiellen Schnitt (agential cut). Sie stellt dem Begriff *Inter*-Aktionen – in denen eine Existenz von unabhängigen Entitäten, die miteinander *inter*agieren, unterstellt wird – den Begriff *Intra*-Aktionen gegenüber, der Relationen als primär und Relata (d.h. „Komponente einer Relation) als sekundär hinstellt: Es sind nicht die (voneinander unabhängigen) Entitäten, die, wenn sie zusammenkommen, eine Relation hervorbringen, sondern, umgekehrt, es ist die Relation, die Entitäten hervorbringt. Denn erst durch agentielle Schnitte im Fluss des Tätigseins (flow of agency) innerhalb der Intra-Aktionen nehmen Entitäten ihre Konturen an (Barad 2003: 815).

Vielen Dank an die Autoren der in diesem Beitrag verwendeten freien Schriftarten:

* hockey is lif (von Tom Murphy; http://fonts.tom7.com/)

* vshandprinted (von T.B. von Strong, tstrong2@gmail.com; http://facebook.com/ThomasvonStrong) – SIL Open Font License V1.1.

Literatur

Abriszewski, Krzysztof (2008): Notes towards Uniting Actor-Network Theory and Josef Mitterer's Non-dualizing Philosophy. In: Constructivist Foundations. 3 (3), 192–200. URL: http://www.univie.ac.at/constructivism/journal/3/3/192.abriszewski (26.06.2014).

Abriszewski, Krzysztof (2012): Poznanie, zbiorowosc, polityka. Analiza teorii aktora-sieci Bruno Latoura. Kraków.

Barad, Karen (2003): Posthumanist Performativity: Toward an Understanding of How Matter Comes to Matter. In: Signs. 28 (3), 801–831. URL: http://www.jstor.org/stable/3175918 (30.08.2012).

Biagioli, Mario (Hrsg.) (1999): The science studies reader. New York [u.a.].

Becker, Egon/ Jahn, Thomas (Hrsg.) (2006): Soziale Ökologie: Grundzüge einer Wissenschaft von den gesellschaftlichen Naturverhältnissen. Frankfurt am Main [u.a.].

Brand, Karl-Werner (Hrsg.) (1998): Soziologie und Natur. Theoretische Perspektiven. Opladen.

Butler, Judith (1991): Das Unbehagen der Geschlechter. Frankfurt am Main.

Gill, Bernhard (1998): Paradoxe Natur. Zur Vieldeutigkeit der Unterscheidung von Natur und Gesellschaft. In: Brand, Karl-Werner (Hrsg.) Soziologie und Natur. Theoretische Perspektiven. S. 223–247.

Hackett, Edward J./ Amsterdamska, Olga/ Lynch, Michael E./ Wajcman, Judy (Hrsg.) (2008): The handbook of science and technology studies. Cambridge, Mass. [u.a.].

Hacking, Ian (1999): Was heißt „Soziale Konstruktion"? Zur Konjunktur einer Kampfvokabel in den Wissenschaften. Frankfurt am Main.

Haraway, Donna J. (1995): Die Neuerfindung der Natur: Primaten, Cyborgs und Frauen. Frankfurt am Main [u.a.].

Hofmeister, Sabine/ Katz, Christine/ Mölders, Tanja (2013): Geschlechterverhältnisse und Nachhaltigkeit. Die Kategorie Geschlecht in den Nachhaltigkeitswissenschaften. Opladen.

Jahn, Thomas/ Wehling, Peter (1998): Gesellschaftliche Naturverhältnisse – Konturen eines theoretischen Konzepts. In: Brand, Karl-Werner (Hrsg.) Soziologie und Natur. Theoretische Perspektiven. Opladen, S. 75–93.

Keller, Reiner/ Lau, Christoph (2008): Bruno Latour und die Grenzen der Gesellschaft. In: Kneer, Georg/ Schroer, Markus/ Schüttpelz, Erhard (Hrsg.) Bruno Latours Kollektive. Kontroversen zur Entgrenzung des Sozialen. Frankfurt am Main, S. 306–338.

Kneer, Georg (2008): Hybridizität, zirkulierende Referenz, Amoderne? Eine Kritik an Bruno Latours Soziologie der Assoziationen. In: Kneer, Georg/ Schroer, Markus/ Schüttpelz, Erhard (Hrsg.) Bruno Latours Kollektive. Kontroversen zur Entgrenzung des Sozialen. Frankfurt am Main, S. 261–305.

Kneer, Georg; Schroer, Markus; Schüttpelz, Erhard (Hrsg.) (2008): Bruno Latours Kollektive. Kontroversen zur Entgrenzung des Sozialen. Frankfurt am Main.

Kropp, Cordula (2002): „Natur": soziologische Konzepte, politische Konsequenzen. Opladen.

Latour, Bruno (1999): One more turn after the social turn... In: Biagioli, Mario (Hrsg.) The science studies reader. New York [u.a.], S. 276–289.

Latour, Bruno (2001): Das Parlament der Dinge: für eine politische Ökologie. Frankfurt am Main.

Latour, Bruno (2002): Die Hoffnung der Pandora. Untersuchungen zur Wirklichkeit der Wissenschaft. Cambridge.

Latour, Bruno (2007): Eine neue Soziologie für eine neue Gesellschaft: Einführung in die Akteur-Netzwerk-Theorie. Frankfurt am Main.

Latour, Bruno (2008): A textbook case revisited: Knowledge as a mode of existence. In: Hackett, Edward J./ Amsterdamska, Olga/ Lynch, Michael E./ Wajcman, Judy (Hrsg.) The handbook of science and technology studies. Cambridge, Mass. [u.a.], S. 83–112.

Löw, Martina/ Mathes, Bettina (2005): Schlüsselwerke der Geschlechterforschung. Wiesbaden.

Mellor, Felicity (2003): Between Fact and Fiction: Demarcation Science form Non-Science in Popular Physics Books. In: Social Studies of Science, 33 , 509 –538. URL: http://sss.sagepub.com/cgi/content/abstract/ 33/4/509 (06.07.2010).

Merchant, Carolyn (1987): Der Tod der Natur. Ökologie, Frauen und neuzeitliche Naturwissenschaft. München.

Mitterer, Josef (1993): Das Jenseits der Philosophie. Wider das dualistische Erkenntnisprinzip. Wien.

Mölders, Tanja (2010): Gesellschaftliche Naturverhältnisse zwischen Krise und Vision. Eine Fallstudie im Biosphärenreservat Mittelelbe. München.

Ruffing, Reiner (2011): Kleines Lexikon wissenschaftlicher Irrtümer: Von Aderlass bis Zeitreise. Gütersloh.

Soper, Kate (1995): What is nature? Culture, politics and the non-human. Oxford [u.a.].

Sulmowski, Jedrzej (2013): … zum Beispiel wegen des Geschenkpapiers – ein grafisches Essay zu Undoing Gender. In: Soziologie Magazin. Deutschlandweites Magazin für Studierende und Soziologieinteressierte. 6 (1/2013), 6–11. URL: http://f.hypotheses.org/wp-content/blogs.dir/718/files/2013/04/ zum-Beispiel-wegen-des-Geschenkpapiers-Ein-grafisches-Essay-zu-Undoing-Gender-Jedrzej-Sulmowski.pdf (23.04.2013).

Weber, Ivana (2007): Die Natur des Naturschutzes. Wie Naturkonzepte und Geschlechtskodierungen das Schützenswerte bestimmen. München

Winickoff, David/ Jasanoff, Sheila/ Busch, Lawrence/ Grove-White, Robin/ Wynne, Brian (2005): Adjudicating the GM food wars: science, risk, and democracy in world trade law. In: Yale Journal of International Law. 30 , 81–123. URL: http://heinonlinebackup.com/ hol-cgi-bin/get_pdf.cgi?handle=hein.journals/yjil30§ion=7 (10.07.2014).

Wolf, Frieder Otto (2008): Wider die Kategorie der gesellschaftlichen Naturverhältnisse. In: Argument. 50 (6), S. 867–872.

TEIL II: Ländliche Entwicklung als Politiken der Naturgestaltung

1. Einführung in das Politikfeld Ländliche Entwicklung

Zwischen Wettbewerbsfähigkeit und Nachhaltigkeit

Tanja Mölders, Annemarie Burandt und Anna Szumelda

Die Entwicklung ländlicher Räume wird im politischen Mehrebenensystem durch verschiedene Politiken gestaltet. Aufgrund der historischen Bedeutung der landwirtschaftlichen Produktion ist von den verschiedenen in ländlichen Räumen wirkenden sektoralen Fachpolitiken (Siedlungsstrukturpolitik, Wirtschaftspolitik, Verkehrspolitik etc.) auch heute noch die Agrarpolitik für die ländliche Entwicklung von besonderer Bedeutung (vgl. z. B. Kirschke/ Weber 2005; Grabski-Kieron/ Krajewski 2007). Damit geht erstens eine politische Zuständigkeit einher, die Koordinations- und Abstimmungsbedarf mit anderen Politikfeldern erzeugt. Zweitens werden so Verbindungen zwischen ländlichen Räumen und Landwirtschaft hergestellt, die wiederum einen Beitrag zur Konstruktion von Ländlichkeit als Landwirtschaft leisten (vgl. hierzu kritisch z. B. Gray 2000; OECD 2006).

Auch wir haben in unseren Forschungen den Fokus auf die Analyse von Agrarpolitik gelegt. Damit sind wir einem forschungspragmatischen Vorgehen gefolgt und haben jenes Politikfeld untersucht, das die Entwicklung ländlicher Räume international und national weitgehend bestimmt. Im Zentrum unseres Forschungsinteresses stand dabei das Hinterfragen von Zuschreibungen und Kategorisierungen innerhalb der Agrarpolitik, um zu einer kritischen Reflexion der politischen Programmatik von ländlicher Entwicklung als nachhaltiger ländlicher Entwicklung beizutragen.

Zunächst gilt es anzuerkennen, dass nachhaltige Entwicklung ein explizites Ziel für die Entwicklung ländlicher Räume darstellt. Diese Orientierung ist das Ergebnis eines agrarpolitischen Paradigmenwechsels, der sich seit den frühen 1990er Jahren in der EU vollzogen hat: „Gefordert wurde eine Abkehr von sektoralen Politiken hin zu raumbezogenen, d. h. integrierten Politikansätzen, die den multifunktionalen Charakter ländlicher Räume anerkennen und fördern" (Mölders et al. 2012: 98 mit Verweis auf Mose/ Nischwitz 2009 und Mose 2010). Diese Um- und Neuorientierung zeigt sich in den entsprechenden agrarpolitischen Dokumenten wie der „Erklärung von Cork" (Europäische Kommission

1996) oder der „Agenda 2000" (Europäischer Rat 1999) und in der Einführung einer zweiten Säule der Gemeinsamen Agrarpolitik (GAP) der EU, die – in Abgrenzung zur ersten Säule (gemeinsame Marktordnungen der EU) – die Politik für die Entwicklung ländlicher Räume umfasst. Inhaltlich-konzeptionell wird das auf eine nachhaltige, integrierte und diversifizierte ländliche Entwicklung ausgerichtete europäische Landwirtschaftsmodell mit dem Multifunktionalitätsparadigma beschrieben. Dieses beruht auf der Annahme, dass die Leistung von Landwirtschaft sich nicht in der Produktion von Agrargütern (*Commodities*) erschöpft, sondern dass darüber hinaus wichtige sozial-ökologische Funktionen erfüllt werden. Die Bereitstellung solcher *Non-Commodities* wie der Erhaltung der Kulturlandschaft, ländlicher Lebensformen oder der Agrobiodiversität werden im Rahmen staatlicher Förderungen honoriert, so etwa durch Agrarumweltmaßnahmen oder Programme partizipativer ländlicher Entwicklung (vgl. OECD 2001).

Die Förderperiode 2007 bis 2013, die zeitlich nahezu deckungsgleich mit der Arbeit der Forschungsnachwuchsgruppe „PoNa – Politiken der Naturgestaltung" war, brachte für die Politik für ländliche Räume abermals Neuerungen mit sich. Wesentlich war die Einrichtung des Europäischen Landwirtschaftsfonds für die Entwicklung des ländlichen Raums (ELER). In der dazugehörigen ELER-Verordnung (ELER-VO; Verordnung (EG) Nr. 1698/2005) wurden alle Maßnahmen der zweiten Säule in einem einzigen Programmplanungs- und Finanzierungsinstrument zusammengeführt und die Politik für ländliche Räume wurde formal getrennt von der Regionalpolitik der EU konzipiert und umgesetzt (vgl. Mölders et al. 2012: 98f.).[6] Für uns stellte sich die Frage, ob sich mit diesem neuen *Policy*-Instrument auch neue Antworten auf alte Fragen, d. h. die Krisen ländlicher Räume, verbinden. Eine Dokumentenanalyse der ELER-VO und der zugehörigen Strategischen Leitlinien (Europäischer Rat 2006) sowie ihrer nationalen Umsetzungen in Deutschland und Polen ergeben ein ambivalentes Bild (vgl. Burandt et al. im Erscheinen):

Die durch die ELER-VO festgeschriebene Politik für die ländlichen Räume orientiert sich an „Wettbewerbsfähigkeit" und „nachhaltige[r] Entwicklung" als

---

[6] Auch in der Förderperiode 2014-2016 bildet die ELER-VO die rechtliche Grundlage für die zweite Säule der GAP. Dabei werden sechs, als Prioritäten bezeichnete, Ziele verfolgt: 1. Förderung von Wissenstransfer und Innovation in der Land- und Forstwirtschaft und den ländlichen Gebieten, 2. Förderung der Wettbewerbsfähigkeit aller Arten von Landwirtschaft und des Generationswechsels in den landwirtschaftlichen Betrieben, 3. Förderung der Organisation der Nahrungsmittelkette und des Risikomanagements in der Landwirtschaft, 4. Wiederherstellung, Erhaltung und Verbesserung von Ökosystemen, die von der Länd- und Forstwirtschaft abhängig sind, 5. Förderung der Ressourceneffizienz und Unterstützung des Agrar-, Ernährungs- und Forstsektors beim Übergang zu einer kohlenstoffarmen und klimaresistenten Wirtschaft, 6. Förderung der sozialen Eingliederung, der Bekämpfung der Armut und der Wirtschaftlichen Entwicklung in den ländlichen Gebieten.

den politischen Prioritäten der Gemeinschaft (Verordnung (EG) Nr. 1698/2005: (1)). Entsprechend heißt es im ersten Erwägungsgrund der Verordnung:

> „Diese Politik sollte auch den im Vertrag [von Lissabon; T. M, A. B., A. S.] festgehaltenen allgemeinen Zielen der Politik zur Stärkung des wirtschaftlichen und sozialen Zusammenhalts Rechnung tragen sowie zu ihrer Verwirklichung beitragen, und darüber hinaus sollten weitere politische Prioritäten einbezogen werden, die der Europäische Rat in seinen Schlussfolgerungen der Tagungen in Lissabon und Göteborg zur Wettbewerbsfähigkeit und zur nachhaltigen Entwicklung formuliert hat" (ebd.).

Damit stellt die Göteborg-Strategie den Bezugspunkt für die inhaltlichen und normativen Orientierungen des in der ELER-VO angelegten Nachhaltigkeitsverständnisses dar. In dieser auch als Europäische Nachhaltigkeitsstrategie bekannten Strategie aus dem Jahr 2001 wird eine nachhaltige Entwicklung für Europa gefordert (Europäischer Rat 2001). Die hierin formulierten Umweltziele gelten neben den sozialen und ökonomischen Zielen der Lissabon-Strategie (Priorität Wettbewerbsfähigkeit) als dritte Säule der Nachhaltigkeit. Damit wird nachhaltige Entwicklung in der Rezeption erstens auf Umweltziele reduziert und zweitens vorrangig in den Dienst einer zu steigernden Wettbewerbsfähigkeit gestellt (vgl. Gottschlich 2013a: 105).

Dieses Nachhaltigkeitsverständnis prägt auch die Politiken zur Entwicklung ländlicher Räume. In der ELER-VO werden Bezüge zur nachhaltigen Entwicklung vor allem über nachhaltige land- und forstwirtschaftliche Bewirtschaftung hergestellt, sodass nachhaltige Entwicklung vor allem als nachhaltiges Wirtschaften verstanden wird. Ein solches Wirtschaften verpflichtet sich nach dem in der ELER-VO festgehaltenen Verständnis vor allem Umwelt- und Naturschutzzielen, wodurch nachhaltige Entwicklung zur vermittelnden Instanz zwischen Wettbewerbsorientierung und dem Erhalt von Natur(kapital) wird. Entsprechendes gilt auch auf der nationalen Ebene. So wird im Nationalen Strategieplan zur Entwicklung ländlicher Räume für Deutschland (BMELV 2009a) die nachhaltige Bewirtschaftung landwirtschaftlicher Flächen zur Verbesserung der landwirtschaftlichen Umwelt und des Tierschutzes hervorgehoben. Hierfür werden hauptsächlich Agrarumweltmaßnahmen eingesetzt, die ökologische Leistungen auf landwirtschaftlichen Flächen honorieren und möglicherweise entstandene Einkommensverluste ausgleichen. Auch eine nachhaltige Bewirtschaftung bewaldeter Flächen zur Erhaltung der Stabilität und Multifunktionalität von Wäldern wird gefördert. Im nationalen Strategieplan zur Entwicklung ländlicher Räume Polens (MRiRW 2009) wird hervorgehoben, dass eine moderne Konzeption von Landwirtschaft Nachhaltigkeit als Grundlage und Voraussetzung für das Erreichen der übrigen, das Wirtschaftswachstum betreffenden Ziele berücksichtigt. Die Umsetzung von Leader-Initiativen und die Einrichtung von Nationalen

Netzen für den ländlichen Raum werden als Beitrag zur Umsetzung der Göteborg- und Lissabon-Strategie und zu einer nachhaltigen Entwicklung ländlicher Räume beschrieben (vgl. Burandt et al. im Erscheinen).

Die damit in die Politiken für die Entwicklung ländlicher Räume eingeschriebene Annahme einer widerspruchslosen Integration von Wettbewerbssteigerung und nachhaltiger, d. h. insbesondere ökologische Qualitäten erhaltender Entwicklung steht der Annahme der im Nachhaltigkeitsverständnis des Projekts PoNa formulierten Zielkonflikte und Widersprüche entgegen (siehe Kapitel I.2). Tatsächlich verdeutlicht die Perspektive dieses kritisch-emanzipatorischen Nachhaltigkeitsverständnisses die Grenzen von Integration und Synergien auch in den untersuchten Dokumenten, wenn die Programmatik einer ökologischen Modernisierung hinterfragt wird: Bei genauerem Hinsehen zeigt sich, dass das Spannungsfeld zwischen naturerhaltenden Wirtschaftsweisen einerseits und wettbewerbsfähigen Wirtschaftsweisen andererseits weder auf der strategischen noch auf der Maßnahmenebene aufgelöst wird. Indem etwa Gebiete mit „naturbedingter Benachteiligung" (Verordnung (EG) Nr. 1698/2005: (33)) als Gebiete für nachhaltige ländliche Entwicklung identifiziert werden, wird deutlich, dass nachhaltige Entwicklung vor allem dort stattfinden kann und soll, wo eine wettbewerbsfähige Landwirtschaft (vermeintlich) nicht möglich ist. Indem Maßnahmen eines naturerhaltenden Wirtschaftens gesondert honoriert werden, wird davon ausgegangen, dass ein solches Wirtschaften unter den Bedingungen der derzeit herrschenden Ökonomie nicht möglich ist – die entstehenden Zusatzkosten und Einkommensverluste müssen ausgeglichen werden (vgl. Burandt et al. im Erscheinen).

Die theoretischen und empirischen Untersuchungen im Teilprojekt Ländliche Entwicklung setzen an eben solchen Stellen an, wo die politische Programmatik einer nachhaltigen ländlichen Entwicklung brüchig zu werden scheint: Wie können diejenigen, die durch ihr Leben und Wirtschaften Beiträge zu einer multifunktionalen Landwirtschaft leisten, existenzsichernd wirtschaften, wenn dieses Wirtschaften – dem Anspruch des Nachhaltigkeitsverständnisses der Forschungsnachwuchsgruppe PoNa folgend – Teil einer (re)produktiven Ökonomie sein soll? Welche Natur wird durch welche Bewirtschaftungen hervorgebracht? Und welchen Beitrag leistet das Denken und Handeln der unterschiedlichen Akteure zu einer nachhaltigen ländlichen Entwicklung?

Diese und weitere Fragen werden in den folgenden Kapiteln diskutiert. Dabei geht es stets darum, die beschriebenen Politiken der Naturgestaltung als Ausdruck einer Politik von oben in ein Verhältnis zu setzen zu den Lebenswirklichkeiten von Menschen, die in ländlichen Räumen leben und wirtschaften. Wir fragen danach, ob es trotz der dargestellten politischen Rahmenbedingungen auch Beispiele dafür gibt, nachhaltige ländliche Entwicklung kritischemanzipatorisch zu gestalten. Dazu beschreibt Annemarie Burandt in ihrem Beitrag, wie in der Arche-Region Flusslandschaft Elbe Agrobiodiversität erhalten wird (siehe Kapitel II.2). Anna Szumelda fragt nach der Landwirtschaft und den Lebenswirklichkeiten in ‚kleinen' landwirtschaftlichen Betrieben in Ost- und Südostpolen (siehe Kapitel II.3). Und Tanja Mölders betrachtet Natur- und Geschlechterverhältnisse in ländlichen Räumen (siehe Kapitel II.4). In einem Fazit werden Gemeinsamkeiten und Unterschiede der drei Untersuchungen herausgearbeitet und als Politiken der Naturgestaltung interpretiert (siehe Kapitel II.5).

2. Von Liebhaberei und wirtschaftlichem Nutzen

Wie in der Flusslandschaft Elbe Agrobiodiversität erhalten wird

Annemarie Burandt

2.1. Einleitung

Agrobiodiversität ist von vielfältigem ökologischem, ökonomischem und sozio-kulturellem Wert. Sie ist eine grundlegende Voraussetzung für heutige und zu-künftige Nutzungen (wie beispielsweise Ernährungssicherung) und ihr Verlust ist irreversibel. Der Umgang mit Agrobiodiversität und ihre Erhaltung ist geprägt durch ein besonderes Verhältnis von Schutz und Nutzung, denn die bestehende Agrobiodiversität konnte sich durch landwirtschaftliche Arbeit, somit durch Nutzung, erst entwickeln und ist wesentlich durch sie gestaltet worden. Ohne weitere Nutzung dieser Biodiversität durch den Menschen kann sie nur schwer erhalten werden – Nutzung von Agrobiodiversität in der Landwirtschaft ist damit eine wesentliche Bedingung für ihren Schutz (vgl. Ulmer et al. 2002: 140; Petschow et al. 2004: Kapitel 3, 1ff.).

Den Rückgang von Agrobiodiversität als sozial-ökologisches Krisenphä-nomen zu verstehen und den Umgang mit ihr als Ausdruck gesellschaftlicher Naturverhältnisse in Politik und Praxis aufzuarbeiten, ist Ziel der im Rahmen des Forschungsprojekts „PoNa – Politiken der Naturgestaltung entstandenen" Quali-fizierungsarbeit mit dem Titel „Gestaltung gesellschaftlicher Naturverhältnisse in der ländlichen Entwicklung am Beispiel der nachhaltigen Nutzung von Agrobio-diversität". Hierfür wurde anhand von politischen Dokumenten zur ländlichen Entwicklung (siehe Kapitel II.4) in drei Fallstudien der Umgang mit Agrobio-diversität analysiert (siehe Abschnitt 2.3.2).

In diesem Beitrag werden Ergebnisse der Fallstudie Arche Region Fluss-landschaft Elbe[1] vorgestellt und es wird der Frage nachgegangen, inwiefern heute landwirtschaftliche Praktiken existieren, die Möglichkeiten der Integration von Schutz und Nutzung von Agrobiodiversität und damit deren nachhaltige Nutzung im Sinne eines erhaltenden Gestaltens (vgl. Biesecker/ Elsner 2004) eröffnen. Mit dem Konzept des erhaltenden Gestaltens wird an den theoretischen

---

[1] Zur Definition der Arche Region siehe Abschnitt 2.3.1.

Entwurf eines ökonomischen Prinzips angeschlossen, das die Pflege und den Erhalt von Natur als Teil der wertschöpfenden Ökonomie begreift und nicht als Naturschutz aus Wirtschaftsprozessen ausgelagert (vgl. Biesecker/ Elsner 2004; Biesecker/ Hofmeister 2006).

2.2. Schutz und Nutzung von Agrobiodiversität als Ausdruck gesellschaftlicher Naturverhältnisse

Neben der theoretischen Aufarbeitung und Weiterentwicklung des Konzepts der gesellschaftlichen Naturverhältnisse wurde im Rahmen des Projekts PoNa ein besonderes Augenmerk darauf gelegt, dieses Konzept empirisch zu spezifizieren (vgl. Jahn/ Wehling 1998: 93; Becker/ Jahn 2003: 100; Friedrich et al. 2010: 5). Im Zuge dessen wurde der Umgang mit Agrobiodiversität – ihr Schutz und ihre Nutzung – als eine „empirische Besonderheit" (Becker/ Jahn 2003: 100) gesellschaftlicher Naturverhältnisse untersucht.

2.2.1. Agrobiodiversität als gesellschaftliche Naturverhältnisse

Im Arbeitsprogramm Agricultural Biodiversity des Übereinkommens über die Biologische Vielfalt (vgl. CBD 1992) wird Agrobiodiversität als weit gefasster Begriff benutzt, der alle Komponenten der Biodiversität, die für Ernährung und Landwirtschaft relevant sind, sowie alle Komponenten, die für Agrarökosysteme von Bedeutung sind, mit einschließt. Hierzu gehört die Vielfalt der Tiere, Pflanzen und Mikroorganismen auf genetischer, Arten- und Ökosystemebene, die zur Aufrechterhaltung von Schlüsselfunktionen von Agrarökosystemen sowie ihrer Strukturen und Prozesse relevant ist. Hier werden vier Dimensionen identifiziert: (1) genetische Ressourcen; (2) Komponenten der biologischen Vielfalt, die ökologische Dienstleistungen gewährleisten; (3) abiotische Faktoren, die entscheidende Auswirkungen auf diese Aspekte der landwirtschaftlichen Biodiversität haben und (4) – die für dieses Kapitel relevanteste Dimension: die sozioökonomischen und kulturellen Einflüsse, die verdeutlichen, dass die landwirtschaftliche Vielfalt weitgehend durch menschliches Handeln und Managementpraktiken gestaltet wurde und wird (vgl. COP 5 Decision V/5; Cromwell 1999: 11; Brookfield 2001: 40). Der Fokus liegt dabei in der folgenden Fallstudie (siehe Abschnitt 2.3) auf der sogenannten geplanten Agrobiodiversität – speziell auf Nutztierrassen – und nicht auf der assoziierten Agrobiodiversität (Vandermeer et al. 1995: 142; vgl. auch Jackson et al. 2007).

> „The first component [the ‚planned biodiversity', A.B.] is the biodiversity associated with the crops and livestock purposefully included in the agroecosystem by the

farmer. [...] While planned biodiversity is perhaps the most visually obvious component, and has received the greatest attention, ‚associated biodiversity' is at least as important. This component includes all the soil flora and fauna, the herbivorous, carnvorous, and fungus-feeding insects, the birds and mammals, the associated plants (some of which are weeds), and more" (Vandermeer et al. 1995: 142).

Aus sozial-ökologischer Perspektive steht Agrobiodiversität in einem Vermittlungsverhältnis zwischen Natur und Gesellschaft (vgl. Kropp 2002: 176). So ist Agrobiodiversität einerseits in Form von Pflanzen, Tieren und Mikroorganismen etc. der Natur, andererseits durch Landwirtschaft und Ernährung der gesellschaftlichen bzw. kulturellen Dimension zuzuordnen. Durch die Vermittlung beider Dimensionen wird Agrobiodiversität gestaltet: Pflanzen werden durch Zucht und Anbau zu Kulturpflanzen, Tiere werden durch Zucht und Haltung zu Nutztieren. Agrobiodiversität wird daher auch als sozial-ökologisches Phänomen gesehen und es wird auf die doppelte Identität von Agrobiodiversität als Natur und gleichzeitig als Kultur hingewiesen (vgl. Barth et al. 2005: 8; Padmanabhan et al. 2013: 11f.).

2.2.2. Agrobiodiversität in der Krise

Dieses Vermittlungsverhältnis zwischen Natur und Gesellschaft ist bei Agrobiodiversität maßgeblich durch ihren Schutz und ihre Nutzung geprägt bzw. – um es in sozial-ökologische Worte zu fassen – historisch konstituiert. Die Praktiken zum Schutz und zur Nutzung von Agrobiodiversität wiederum werden beeinflusst von einem starken Wandel in der Landwirtschaft.

In der vorindustriellen Landwirtschaft brachte landwirtschaftliche Arbeit Agrobiodiversität zunächst hervor. Deren Nutzung war dabei derart gestaltet, dass sich eine umfangreiche Agrobiodiversität entwickeln konnte (vgl. Wood/ Lenné 1999; Brookfield 2001; Hammer 2003: 133; Petschow 2004: Kapitel 3, 1ff.). Mit der Industrialisierung der Landwirtschaft veränderte sich die Qualität von landwirtschaftlichen Praktiken. Technisierung und neue politische Rahmenbedingungen bedingten einen fundamentalen Nutzungswandel, der insgesamt zu einem Rückgang von Agrobiodiversität führte – ein Prozess, der bis heute andauert (vgl. SRU 1985: 62; Engels/ Wood 1999: 358ff.). In diesem Prozess ist eine Trennung von Schutz und Nutzung der Agrobiodiversität auf der Ebene landwirtschaftlicher Praktiken wie auf der politischen Ebene zu beobachten. Die Entwicklung der landwirtschaftlichen Betriebe von integrierten Produktionsstätten zu Elementen eines komplexen Produktionsnetzwerks und die damit einhergehende Spezialisierung der Betriebe führt im Bereich der Agrobiodiversitätsnutzung dazu, dass Züchtungen von Kulturpflanzensorten und Nutztierrassen auf Höchstleistung hin bei entsprechendem Betriebsziel vorangetrieben wird, was in der Konsequenz die Sorten- und Rassenvielfalt stark einschränkt. Gerade im Nutztierbereich hat die Zucht und Haltung nach Hochleistungskriterien zudem kritische Auswirkungen auf die Tiergesundheit, wie Altersrückgang, vermehrte krankheitsbedingte Abgänge und schlechtere Fruchtbarkeit belegen (vgl. z. B. Hörning 2008). Gleichzeitig finden vonseiten des Naturschutzes umfangreiche Bemühungen statt, den Verlust von Agrobiodiversität zu stoppen (vgl. Begemann/ Himmighofen 2008: 61), die jedoch bisher nur begrenzte Erfolge vorweisen können.

Diese Problematik wahrnehmend wird in der EU seit 20 Jahren eine multifunktionale Landwirtschaft gefordert (vgl. Helming/ Wiggering 2003; Custance et al. 2014; Siebert 2010). Konzeptionell kommt hier zur landwirtschaftlichen Arbeit als Nutzung die landwirtschaftliche Arbeit als Schutz von Agrobiodiversität hinzu. Seitdem wird allgemein anerkannt, dass

> „die Landwirtschaft, abgesehen von ihrer primären Aufgabe der Versorgung mit Nahrungsmitteln und Fasern, ebenso die Landschaft gestalten kann, Nutzen für die Umwelt wie z. B. Bodenschutz, die nachhaltige Bewirtschaftung erneuerbarer natürlicher Ressourcen und den Schutz der biologischen Vielfalt leistet sowie zur sozioökonomischen Lebensfähigkeit vieler ländlicher Regionen beiträgt" (OECD 2001: 5).

Auf den ersten Blick scheint hier eine Integration des Schutzes und der Nutzung von Agrobiodiversität in der Landwirtschaft stattzufinden. Diese Integration auf der programmatischen Ebene ist jedoch widersprüchlich, denn bei genauerer Betrachtung zeigt sich, dass auch das Konzept der Multifunktionalität der Trennung von Schutz und Nutzung verhaftet verbleibt. Denn auch hier wird hauptsächlich daran festgehalten, die bisherigen krisenverursachenden, stark auf einzelne Hochleistungssorten und -rassen ausgerichteten Nutzungsformen weiterhin zu fördern. Mit einzelnen Schutzmaßnahmen zur Erhaltung und Förderung der Agrobiodiversität wird dann der Versuch unternommen, diese Entwicklungen auszugleichen, anstatt landwirtschaftliche Praktiken zu entwickeln, welche die Nutzung von Agrobiodiversität so gestalten, dass ausgleichende Schutzbemühungen obsolet werden. Auch in der multifunktionellen Landwirtschaft werden Schutz und Nutzung somit eher nebeneinandergestellt als integriert (vgl. Burandt/ Mölders im Erscheinen). In der europäischen Agrarpolitik spiegelt sich dies in einer Zwei-Säulen-Politik wider, die Maßnahmen zum Erhalt der Agrobiodiversität hauptsächlich in Agrarumweltprogramme der zweiten Säule aufnimmt und diese so von dem Fokus der Warenproduktion der ersten Säule – und damit letztendlich von einer wettbewerbsfähigen produktiven Nutzung – trennt. Somit erfolgt zwar eine Aufnahme von Schutzmaßnahmen zur Erhaltung der Agrobiodiversität in landwirtschaftliche Politiken, aber nur eine allenfalls schrittweise Integration von Schutzgedanken in die Warenproduktion unterstützende Maßnahmen (ebd.). Dies spiegelt sich in landwirtschaftlichen Nutzungspraktiken wider und wirkt sich hindernd auf eine Veränderung im Hinblick auf bisherige krisenverursachende Nutzungen aus.

Aus den wechselseitigen Beziehungen folgt, dass die Nutzung von Agrobiodiversität obligatorisch für ihren Schutz ist. Agrobiodiversität kann nicht geschützt werden, wenn ihr Schutz als Gegenentwurf zur wirtschaftlichen Nutzung gesetzt wird. Eine solche Sichtweise und die daraus resultierenden landwirtschaftlichen Praktiken führen unweigerlich zu einem Verlust von Agrobiodiversität (vgl. Kotschi 2007: 99).

Agrobiodiversität wird jedoch aus mehreren Gründen als schützenswert betrachtet. In der Biodiversitätskonvention wie auch in dem „Gesetz über Naturschutz und Landschaftspflege" – dem Bundesnaturschutzgesetz (BNatschG) – wird Agrobiodiversität als einem Teilaspekt der Biodiversität zum einen ein Eigenwert zugesprochen (biozentrische Sicht, vgl. CBD 1992: Preamble; BNatSchG: § 1 (1)). Zum anderen wird sie „als Grundlage für Leben und Gesundheit des Menschen auch in Verantwortung für die künftigen Generationen" (BNatSchG: § 1 (1)) mit ihren „ecological, genetic, social, economic, scientific, educational, cultural, recreational and aesthetic values" (CBD 1992: Preamble) angesprochen (anthropozentrische Sicht). So hat der Verlust von Agrobiodiversität neben der Verarmung des Kulturguts Agrobiodiversität wie einer von der Gesellschaft gewollten biodiversitätsreichen, vielfältigen Kultur- und Naturlandschaft auch weitreichende wirtschaftliche Folgen, da Agrobiodiversität und insbesondere ihr Genpool die Grundlage für die Produktion in Land- und Forstwirtschaft, Fischerei und Ernährungswirtschaft bildet und somit als Fundament der Welternährung anzusehen ist. Darüber hinaus bietet sie die Basis dafür, auf veränderte Umwelt- und insbesondere klimatische Bedingungen reagieren zu können oder neuen Nutzungsansprüchen wie der Energiegewinnung durch neue Pflanzensorten gerecht werden zu können (vgl. BMELV 2010).

Mit dem Rückgang von Agrobiodiversität sind somit die bestehenden Voraussetzungen für die Produktion und Lebensweise der heutigen Gesellschaft gefährdet (vgl. Jahn/ Wehling 1998: 82). Diese Entwicklungen werden aus sozial-ökologischer Perspektive als krisenhaft bewertet.

2.2.3. Agrobiodiversität erhaltend gestalten

Neben einer Krisendiagnose eröffnet das Konzept der gesellschaftlichen Naturverhältnisse durch seine normative Orientierung an einer nachhaltigen Entwicklung auch eine visionäre Perspektive (siehe Kapitel I.2). Zur weiteren Bestimmung dieser normativen Orientierung wird hier das Konzept des erhaltenden

Gestaltens herangezogen, welches die integrative Perspektive des kritisch-emanzipatorischen Nachhaltigkeitsverständnisses des Projekts PoNa stärkt (vgl. Friedrich et al. 2010). Das Konzept zielt darauf ab, gesellschaftliche Naturverhältnisse so zu gestalten, dass die Produktivität von Natur und Gesellschaft jetzt und zukünftig erhalten wird (vgl. Biesecker/ Elsner 2004). Pflege und Erhalt von Natur werden dabei als Teil der wertschöpfenden Ökonomie begriffen und nicht als Schutz aus Wirtschaftsprozessen ausgelagert. Es geht mithin darum, so zu wirtschaften, dass Natur entsteht, die wir wollen – wollen sowohl in Bezug auf ihre physisch-materiellen Eigenschaften (Belastungen, Fruchtbarkeit, genetische Ressourcen etc.) als auch in Bezug auf ihre ästhetischen und ethischen Eigenschaften (Landschaftsbild, Vielfalt in der Landwirtschaft, Tierwohlstand, Gesundheit von Pflanzen, Tieren und Menschen etc.) (vgl. Böhme 1992; Biesecker/ Hofmeister 2006).

Der Umgang mit Agrobiodiversität und die durch die Trennung von Schutz und Nutzung hervorgerufenen Krisen, in der sich die landwirtschaftliche biologische Vielfalt heute befindet, wirft die Frage nach alternativen landwirtschaftlichen Praktiken auf, die so gestaltet sind, dass sie Möglichkeiten der Integration von Schutz und Nutzung und damit einer neuen Qualität hin zu einer nachhaltigen Nutzung im Sinne eines erhaltenden Gestaltens von Agrobiodiversität eröffnen. Einen ersten Anhaltspunkt für eine mit dem Konzept des erhaltenden Gestaltens vereinbare Form der Landwirtschaft bietet bspw. das Leitbild des Rates für nachhaltige Entwicklung zur nachhaltigen Landbewirtschaftung.

„Das Leitbild einer nachhaltigen Landbewirtschaftung geht von unternehmerisch getragenen Landwirtschaftsbetrieben, häufig in Generationenfolge, aus, die Produkte in hoher Qualität erzeugen, die Umwelt bewahren, pflegen und entwickeln, zur sozioökonomischen Lebensfähigkeit vieler Regionen beitragen und Betriebsabläufe ethisch verantwortbar gestalten" (RNE 2011: 5).

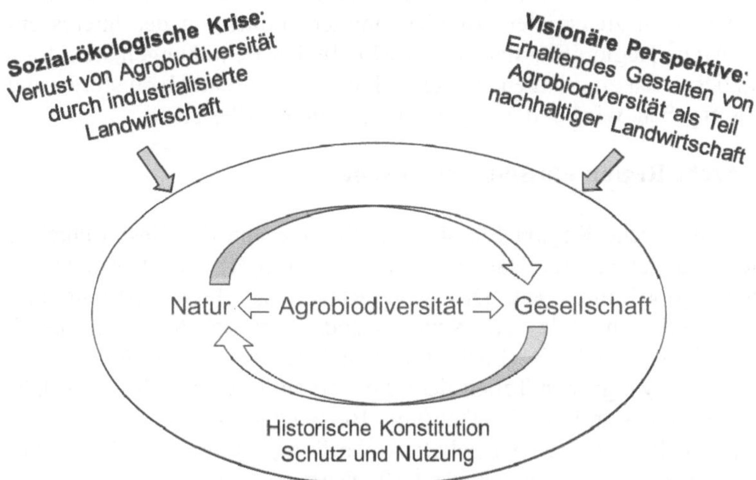

Abbildung 1:   Schutz und Nutzung von Agrobiodiversität als Ausdruck
gesellschaftlicher Naturverhältnisse (eigene Darstellung,
angelehnt an Kruse 2010: 75)

Für die weitere Konkretisierung wird in den folgenden Abschnitten der Blick auf
landwirtschaftliche Praktiken gerichtet. Hierfür wurden gezielt Akteure aus der
landwirtschaftlichen Praxis befragt, die sich um die Erhaltung von traditionellen
Nutztierrassen bemühen, und es wurde analysiert, ob von ihnen Praktiken umgesetzt werden, die als erhaltendes Gestalten bewertet werden können. Als Fallbei-
spiel wurde die Arche Region Flusslandschaft Elbe gewählt.

2.3. Erhaltung von traditionellen Nutztieren in der Arche-Region Flusslandschaft Elbe

Wie in den vorangegangenen Abschnitten dargestellt, haben die heute dominie-
renden landwirtschaftlichen Praktiken in den vergangenen Jahrzehnten national
und international zu einem Rückgang von Agrobiodiversität geführt. Diese krisenhafte Entwicklung wurde mittlerweile erkannt, sodass es zahlreiche Bemühungen gibt, dieser Tendenz entgegenzuwirken und das Aussterben traditioneller
Kulturpflanzensorten und Nutztierrassen zu stoppen (vgl. z. B. COP 3 Decision
III/11). Vielfältige Projekte werden seitdem umgesetzt, um die Erhaltung von

Agrobiodiversität zu sichern. Doch mit der Erhaltungsarbeit zugleich einen wirtschaftlichen Nutzen zu erzielen, ist nicht immer einfach. In der Interessengemeinschaft Arche Region Flusslandschaft Elbe finden Bemühungen statt, traditionelle Nutztierrassen zu erhalten. Welche Möglichkeiten und Herausforderungen sich hieraus ergeben, wird in der folgenden Fallstudie aufbereitet.

2.3.1. Die Arche Region Flusslandschaft Elbe

2011 wurde die Arche Region Flusslandschaft Elbe von der Gesellschaft zum Erhalt alter und gefährdeter Haustierrassen e. V. (GEH)[2] als deutschlandweit erste Arche-Region[3] anerkannt. Die Arche-Region hat ihren Ursprung in der niedersächsischen Gemeinde Amt Neuhaus und dehnt sich über den ebenfalls niedersächsischen Landkreis Lüchow-Dannenberg bis nach Mecklenburg-Vorpommern aus. Zu großen Teilen liegt die Region im Gebiet des Biosphärenreservats (BR) Flusslandschaft Elbe (vgl. Biosphärenreservat Flusslandschaft Elbe 2014). Die Interessengemeinschaft Arche Region Flusslandschaft Elbe ist ein Zusammenschluss von mehr als 110 Tierhalter_innen sowie Unterstützer_innen, die zusammen in 200 Haltungen mehr als die Hälfte der 91 Nutztierrassen der Roten Liste der gefährdeten Nutztierrassen der GEH halten (GEH 2014d). Ziel des Netzwerks ist es, die Vielfalt landwirtschaftlicher Nutztierrassen zu erhalten. Dabei ist die Arche-Region „kein Streichelzoo, sondern eine Region für Nutztiere. Nach dem Motto: Essen, um sie zu erhalten" (ARFE 2014).

2.3.2. Fragestellung und Ziel sowie methodische Umsetzung der Fallstudie

Welche intrinsischen Motivationen und wirtschaftlichen, politischen und soziokulturellen Rahmenbedingungen die Akteure bei der Erhaltung traditioneller Nutztierrassen beeinflussen, welche Konflikte sich ergeben und wie sie mit diesen umgehen, stand im Fokus der durchgeführten Fallstudie.

---

[2] Siehe ww.g-e-h.de.

[3] Die Arche-Region ist Teil des Arche-Projekts der GEH, welches das Ziel hat, gefährdete Nutztierrassen, die auf ihrer Roten Liste geführt werden, „in der landwirtschaftlichen Produktion zu halten, ihr Leistungspotenzial und ihre besonderen Eigenschaften gezielt zu nutzen und so deren langfristige Erhaltung zu gewährleisten" (GEH 2014b). Als Arche-Region wird eine Gemeinde oder landschaftliche Einheit bezeichnet, in der sich mindestens vier Betriebe zusammenschließen, um eine breite Öffentlichkeit mit der Situation gefährdeter Nutztierrassen vertraut zu machen und den Gedanken der landwirtschaftlichen Vielfalt anschaulich zu demonstrieren (ebd.).

Hierbei wurde ein qualitativer Methodenmix umgesetzt. Zur Datenerhebung[4] wurden in 2011 sieben problemzentrierte Interviews (vgl. Witzel 1982; Witzel/ Reiter 2012) mit Akteuren aus der Interessengemeinschaft und zahlreiche Gespräche geführt. Die Interviews wurden anschließend transkribiert, die Gespräche inhaltlich protokolliert. In drei Veranstaltungen wurden teilnehmende Beobachtungen durchgeführt und ebenfalls protokolliert. Interne Dokumente der Interessengemeinschaft wie Konzeptpapiere, Förderanträge und Protokolle, aber auch Pressemitteilungen und weiteres öffentlichkeitswirksames Material (wie die Internetseiten der Höfe, Seiten der GEH und des BRs) komplementierten das Datenmaterial. Das Material wurde angelehnt an die Auswertungspraxis der Grounded Theory Methodology analysiert und grundsätzlich eine offene Herangehensweise an das Datenmaterial praktiziert. Das im Projekt- und Promotionszusammenhang erarbeitete theoretische Vorverständnis floss in *Sensitizing Concepts* ein. Diese dienten der Strukturierung der Wahrnehmung und wurden als Analyseheuristik an das Material herangetragen (vgl. Strauss/ Corbin 1996: 25ff.; Kelle/ Kluge 2010: 28ff.), sodass das Vorgehen als ein Zusammenspiel von induktivem und deduktivem Verfahren zu bewerten ist (vgl. Strauss/ Corbin 1996: 89; Kelle/ Kluge 2010: 21ff.).

2.3.3. Umgang mit Agrobiodiversität in der Arche-Region

Ausgangspunkt: Erhaltung gefährdeter Nutztierrassen

> „[W]as hier gefährdet ist an alten Rassen, das holen wir schon zusammen"(AR1: 168). [5]

> „[D]ie investieren ja auch, die Leute, weil sie auch interessiert sind, die Tiere zu erhalten, nich nur zu halten, sondern auch zu erhalten" (AR1: 79).

Das verbindende Motiv der Akteure in der Arche-Region ist die Erhaltung gefährdeter Nutztierrassen. Es gehe ihnen darum, „dass es etwas mehr ist, als dass

---

[4] Die Datenerhebung wurde im Rahmen des Projekts Wirtschaften in Netzen – Stärkung regionaler Absatzmärkte für Kleine und Mittlere Unternehmen (KMU) als Beitrag zur nachhaltigen Entwicklung der Region umgesetzt.

[5] Die Abkürzung AR1: 168 steht für die Quellenangabe des Zitats. Dabei steht AR als Abkürzung für Arche-Region Flusslandschaft Elbe und kennzeichnet damit die entsprechende Fallstudie. Die Interviewtranskripte, Protokolle der teilnehmenden Beobachtungen und weitere interne, nicht veröffentlichte Dokumente wurden außerdem durchnummeriert. Die Zahl hinter dem Doppelpunkt bezeichnet die Abschnittsangabe des Interviewtranskripts, Protokolls oder internen Dokuments in MAXQDA, einer Software für die qualitative Datenanalyse. In diesem Fall ist das Zitat im Interviewabschnitt 168 nachlesbar.

ich nur hier hinterm Haus ein paar Hühner halte" (AR1: 226; vgl. auch AR2: 238), dass sie ernstgenommen werden (vgl. AR1: 228; Hamburger Abendblatt 2011a) und zu der Arche-Bewegung dazugehören (vgl. AR4: 73). Orientierung für die Erhaltungsarbeit der Akteure biete hierbei die Rote Liste der GEH (GEH 2014d):

> „[D]eshalb gehen wir auch so ein bisschen nach der roten Liste, was in der roten Liste da vorne als besonders extrem gefährdet ist. [...] Zum Beispiel das Vorwerkshuhn, so viele Leute [...] [halten es] inzwischen wieder aufgrund der Werbung, dass es praktisch in der roten Liste nach hinten gerutscht ist. Und das ist unser Wunsch. [...] Der Erfolg ist nicht jetzt ein seltenes Huhn zu haben, sondern der Erfolg ist, wenn es durch die vermehrte Haltung und Zucht wieder nach hinten rutscht und nicht so stark gefährdet ist" (AR1: 170-172).

Allerdings sei nicht allein der Gefährdungsgrad ausschlaggebend bei der Entscheidung für oder gegen eine bestimmte Nutztierrasse. Vor allem legten die Akteure Wert auf die regionale Herkunft der Nutztiere. Dabei wird Region in diesem Kontext auf das norddeutsche Tiefland bezogen, sodass das Sachsenhuhn (vgl. AR1: 168) ebenso wie das Niederungsrind (vgl. AR2: 86) oder das aus der Region südlich von Hamburg kommende Ramelsloher Huhn (vgl. AR1: 97) eingeschlossen sind. Denn die alten Rassen seien nicht nur meist stabil und pflegeleicht (vgl. AR1: 172), sondern durch ihre Herkunft auch an die jeweils vorherrschenden naturräumlichen Gegebenheiten „angepasst, die sind widerstandsfähig, die sind robust" (AR2: 86). Die Akteure kennen die Tierarten meist noch von früher (vgl. AR1: 180) und schätzen sie (vgl. AR4: 219). Auch die ästhetischen und Gemütseigenschaften der Tiere sind ein oft genannter Grund für die Wahl einer bestimmten Rasse. So sei der „Meißner Widder ein sehr hübsches Kaninchen" (AR1: 79), habe die Thüringer Waldziege „son schönes Gesicht" (AR3: 191) oder gefallen die Heidschnucken „einfach rein optisch" (AR4: 85). Die Skudden seien „leicht zu handhaben und sehr genügsam", die „Diepholzer Weidegänse [...] sind gewohnt, morgens den Stall zu verlassen, ihre eigenen Wege zu gehn und abends pünktlich um sechs wieder daheim zu sein" (AR2: 74), die Schnucken gefallen von der Wesensart (vgl. AR4: 223) und Gelbvieh ist „umgänglich" (n-tv 2011).

Artgerechte Nutztierhaltung

> „[I]ch möchte einfach Tiere haben, die artgerecht gehalten werden, die ein schönes Leben haben" (AR4: 133).

In ihrem Umgang mit den Tieren ist den Halter_innen eine artgerechte Haltung wichtig. Dies entspricht auch den GEH-Kriterien zur Ernennung einer Arche-Region. Als Grundvoraussetzung wird eine „artgerechte Haltung der unterschiedlichen Tierarten entsprechend ihrer Bedürfnisse hinsichtlich Platzangebot, Auslauf, Ruheplätzen, Aufzucht und artspezifische Fütterung" (GEH 2014c) gefordert. Weitere Kriterien sind beispielsweise der gute Gesundheitszustand der Tiere und geringe Tierbesatzdichten (1,4 GV/ha[6]) (vgl. ebd.). In vielen Anmerkungen, die die Halter_innen in Bezug auf die Haltung der Tiere machen, spiegeln sich diese Kriterien wider (vgl. z. B. AR3: 96; AR4: 25ff.): Bei dem eingesetzten Futtermittel werde beispielsweise meist auf eigenes Futter zurückgegriffen bzw. zugekauftes Futter gut überprüft (vgl. AR2: 54; AR8: 44). Besonders für die Schlachtung wird betont, dass diese für die Tiere möglichst stressfrei ablaufen solle (vgl. AR1: 36). Dabei wird von den meisten Landwirt_innen bedauert, dass es kaum noch möglich sei, Hausschlachtungen durchzuführen (vgl. AR1: 71; AR8: 19). Es wird daher nach stressfreien Alternativen für die Tiere gesucht. Diese reichen vom Erschießen der Tiere auf der Weide (vgl. AR3: 51ff.) über den Verkauf von Schweinen im Ferkelalter bis hin zu Absprachen mit der Schlachterei:

> „Das [Ferkel lebend zu verkaufen; A. B.] ham wir ja jetzt erst begonnen und äh un nachgefragt grad bei der GEH wie das gehn kann. Und das ist das, was möglich is. Und wenn jemand dann zum Beispiel hier sein Schwein kauft, der kann es hier auch auf dem Hof schlachten mit dem Schlachtermeister, mit dem Doktor, der das dann abnimmt. Das is ja möglich. Aber wir könnens nicht vermarkten, ne. Weil … Hausschlachtung ja nicht erlaubt ist, um vermarkten zu können" (AR8: 49).

> „Und auch die Schlachterei soll möglichst stressfrei verlaufen. Da haben wir […] jetzt eine ganz gute Variante gefunden. Also wir können eben die Schafe dann auf den Hänger packen praktisch, packen die abends ein, fahren die rüber, lassen sie bei ihm [dem Schlachter; A. B.] auf dem Hof übernachten, und er holt sie sich morgens raus. Dann haben sie also nicht vor dem Schlachten direkt diesen Stress dann vom Aufladen und transportiert werden. Das haben wir letztes Jahr zum ersten Mal gemacht, das fand ich also sehr, sehr gut" (AR4: 133).

Politische Auflagen erschweren nach Meinung der Akteure eine artgerechte Haltung erheblich. Im Bereich der Veterinärbestimmungen wird insbesondere auf die Aufstallung des Geflügels[7] hingewiesen, die letztendlich nicht selten

---

[6] GV/ha = Großvieheinheit je Hektar
[7] Mit Aufstallung ist die Haltung von Geflügel in geschlossenen Ställen gemeint (vgl. Geflügelpest-Verordnung: § 13). Diese Haltungsform soll vor allem dem Ziel dienen, die Ausbreitung der Geflügelpest zu begrenzen, wird von vielen Geflügelhalter_innen jedoch als nicht artgerecht eingestuft.

dazu führe, dass die Landwirt_innen vor Ort die Haltung von Geflügel einstellten (vgl. AR1: 271; AR12: 127). Hinzu kämen Unterschiede bei den Veterinärbestimmungen zwischen den Bundesländern, nach denen in Niedersachsen für fünf Monate im Jahr eine Aufstallungspflicht bestehe, in Mecklenburg-Vorpommern hingegen nicht, was für die Leute vor Ort nicht nachvollziehbar sei:

> „Und hab ich gesagt zu der Frau: Wo ist denn hier die Landesgrenze? Ja, sagt sie, da vorne beim Apfelbaum. Ich sage: Passen Sie auf, dass die Hühner nicht weiter laufen als der Apfelbaum ist, weil sie in Niedersachsen nicht laufen dürfen. Hier dürfen sie laufen. Und das ist überhaupt keinem Menschen zu vermitteln, dass diese politische Grenze, die hier so durchläuft, mitten durch eine Niederung, ja? Hier. Dass auf der einen Seite die Hühner eingesperrt sein müssen, auf der anderen Seite nicht. Die Leute, die lachen sich tot. Die sagen alle: Amtsschimmelquatsch" (AR1: 269; vgl. hierzu auch LZ 2011).[8]

Erhaltung traditioneller Nutztierrassen zwischen Hobby und Existenzsicherung

> „[I]ch möchte schon, dass diese Nutztierrassen nicht nur reine Liebhaberei sind, sondern ich möchte damit schon auch ein bisschen Geld verdienen" (AR2: 48).

Die Haltung der Nutztiere erfolgt aus unterschiedlichen Motiven. Neben dem Wunsch, gefährdete Nutztierrassen zu erhalten, engagieren sich die Halter_innen aus verschiedenen weiteren Gründen. Grundsätzlich wird betont, dass die Haltung Spaß (vgl. AR2: 118; AR3: 176) und viel Freude (vgl. AR2: 80) bereite und die Akteure mit „Herz und Seele" (AR2: 116) dabei seien. Doch wo die einen Tiere eher als Hobby aus „Spaß an der Freud" (AR2: 27), „Jux und Tollerei" (AR1: 178) oder „Liebhaberei" (AR2: 27) halten, verbinden andere mit der Haltung einen individuellen Nutzen wie die Beweidung der Wiesen um die Hofstätte (vgl. AR1: 213) und Selbstversorgung (vgl. z. B. AR3: 97) oder einen kommerziellen Nutzen wie beispielsweise die Vermarktung der Produkte, Tourismus und Zucht (vgl. z. B. AR1: 59, 172; AR2: 48).

Die Nutztiere werden demnach auch als Produkt bzw. Produktionsfaktor wahrgenommen. Es sei nicht nur wichtig, dass die Tiere keinen Stress bei der Schlachtung hätten, sondern auch, dass keine Stresshormone im Fleisch seien (vgl. AR1: 36). Ebenso seien Meißner Widder nicht nur sehr hübsch, sondern gleichzeitig auch ein gutes Zuchtmaterial (vgl. AR1: 79). Schnucken seien vom

---

[8] Im Mai 2013 wurde die allgemeine Aufstallungspflicht bundesweit aufgehoben. Die Freilandhaltung gilt seitdem wieder als Regelhaltung. Die Behörden können jedoch weiterhin aufgrund einer Risikobewertung regionale Aufstallungen anordnen (vgl. Geflügelpest-Verordnung: § 13; NDR1 2013).

Geschmack her anders, aber auch vom Wesen her (vgl. AR4: 223) und Tiere würden aussortiert, wenn sie den züchterischen Ansprüchen nicht genügten (vgl. AR3: 181).

Solche Überlegungen beeinflussen die Halter_innen auch in der Frage, in welchem Umfang mit den Nutztieren Einkommen erwirtschaftet und so Existenz gesichert werden soll. In der Arche-Region können Hobbyhalter_innen, Nebenerwerbs- und Haupterwerbslandwirt_innen unterschieden werden. Die Hobbyhalter_innen bzw. Hobbyzüchter_innen sind beruflich nicht in der Landwirtschaft tätig (vgl. AR1: 42, 97; AR7: 47ff.; AR9: 2ff.) und halten eher Kleintiere, meist Hühner oder Kaninchen für den Eigenverzehr, Schafe zum Verzehr und zur Beweidung des Hausgartens und Haushunde (vgl. AR1: 213; AR3: 27, 90, 107; AR7: 49; AR9: 2ff.). Oft haben die Hobbyhalter_innen bereits früher Tiere gehalten und haben sich dann von den Initiatoren der Arche-Region für eine gefährdete Nutztierrasse begeistern lassen (vgl. AR1: 97; AR3: 197). Unter den Halter_innen in der Arche-Region sind sie am häufigsten anzutreffen, machen „wunderbar mit" (AR1: 97), haben aber kein wirtschaftliches Interesse an den Nutztieren (vgl. AR1: 42). Zur zweiten Gruppe gehören die Landwirt_innen, die ihren landwirtschaftlichen Betrieb im Nebenerwerb führen und selbst (oder ihr_ihre Partner_in) einer anderen Erwerbsarbeit nachgehen. Diese Landwirt_innen sind somit nicht von der Existenzsicherung durch die Landwirtschaft abhängig, wollen sich jedoch mit ihrer Arbeit einen Zuerwerb sichern oder ein weiteres Standbein aufbauen (vgl. AR2: 71, 118; AR4: 35; AR13: 19). Meist fehlt es diesen Landwirt_innen auch an der nötigen Grundausstattung wie Land und Maschinen, um ihren Betrieb auszubauen oder dies ist auch gar nicht gewünscht (vgl. AR2: 118). Drittens nutzen Landwirt_innen im Haupterwerb die gefährdeten Nutztierrassen zu kommerziellen Zwecken und möchten so wirtschaften, dass sich die Erhaltung der Tiere mindestens trägt und sie davon leben können, sie also ihre Existenz durch die Haltung der Tiere sichern können (vgl. AR2: 48; AR9: 34, 100).

Die Erhaltung von gefährdeten Nutztierrassen auch wirtschaftlich tragfähig zu gestalten, ist Ziel der Arche-Region. Die alten Rassen und ihre Produkte sollen deshalb auch vermarktet werden, „denn die Arche-Region ist kein Streichelzoo, sondern eine Region für Nutztiere. Nach dem Motto: Essen, um sie zu erhalten" (ARFE 2014) bzw. „Schützen durch Nutzen" (Hamburger Abendblatt 2011b; vgl. auch AR6: 12; AR14). Zwar diene das Netzwerk „zunächst mal der Erhaltung biologischer Vielfalt im Kulturartenbereich", doch sei dies „natürlich dann besonders tragfähig und nachhaltig [...], wenn man Vermarktung integriert" (AR7: 26). So beschreibt einer der Landwirte, wie sich seiner Meinung nach die Motivation für den Erhalt gefährdeter Nutztierrassen durch wirtschaftliche Interessen verändert:

„Wobei ich natürlich schon denke, dass die Vermarktung ein wesentlicher Schritt in die Richtung wäre. Wenn ich ein Hobbyzüchter bin, dann, ja meine Güte, dann is schnell halt irgendwie mal, ich hab dann n Stamm oder zwei und dann, ähm, was weiß ich, dann aus was für Gründen hab ich kein Interesse mehr, dann geb ich die ab und dann wars das. Ja, also wenn ich … aber damit Geld verdiene, ne, da ist eine ganz andere, ähm, ganz andere Motivation dahinter und ne ganz andere Perspektive. Ich denke viel längerfristiger, nachhaltiger, wie auch immer. Ja, und das is, ähm, find ich auch für die Haltung von Nutztierrassen natürlich n wesentlicher Aspekt, deshalb ham sie sich überhaupt gebildet erst. Ja, weil sie halt eben nen wirtschaftlichen Nutzen haben sollten. Ne? Und wenn sie dann keinen mehr haben, dann is halt die Frage, ob es … ja, was macht es dann noch überhaupt für nen Sinn, dass sie da sind so. Und mehr oder weniger, ne … Liebhaberei. Ja, gut" (AR2: 163; vgl. auch AR9: 34).

Dabei sollen bei der Vermarktung der Tiere sowohl ihre Produkte wie Milch, Eier und Fleisch genutzt als auch die gefährdeten Rassen als Attraktionen in den Fremdenverkehr eingebunden werden. So wünscht sich ein Akteur, „dass Familien mit Kindern das Radwegenetz durch diese wunderschöne Landschaft mit Alleen alter Obstsorten nutzen, um von Arche-Betrieb zu Arche-Betrieb zu radeln" (n-tv 2011).

Kritik an agrarindustrieller Produktion

„Cloppenburg, Vechta, ich kenne das sehr gut, diese ganzen Schweinereien da. Im wahrsten Sinne des Wortes" (AR1: 271)

„Wenn die Störche immer weniger werden und andererseits dann die Trecker immer größer … ähm … das is nicht der richtige Weg" (AR2: 84).

Von den Akteuren in der Arche-Region werden die Entwicklungen hin zu einer agrarindustriellen Produktion in der Landwirtschaft in den letzten Jahrzehnten als problematisch wahrgenommen (vgl. z. B. AR1: 271; AR2: 84; AR3: 200). Als eine krisenhafte Entwicklung wird dabei die Konzentration der Züchtung (durch Einkreuzung und Verdrängung) auf wenige spezialisierte Hochleistungsrassen gesehen (vgl. n-tv 2011; Hamburger Abendblatt 2011a; ARFE 2013). Durch Einkreuzung und Verdrängung würden Rassen mit Höchstleistungen gezüchtet, mit denen regional angepasste Nutztierrassen nicht mithalten könnten. Dadurch seien viele der weltweit 7.800 Rassen, die aufgrund von vielfältigen Nutzungsformen sowie unter unterschiedlichsten regionalen und naturräumlichen Bedingungen gezüchtet wurden, heute vom Aussterben bedroht (vgl. AR14:

40f.). So würde in der Milchviehwirtschaft weltweit fast ausschließlich das besonders milchleistungsstarke Holstein-Friesian-Rind gehalten:

> „[I]ch glaube, hundertachtundzwanzig der Länder der Erde haben nur die Holstein-Friesian, so heißt sie, die aus der schwarz-bunten deutschen Rasse entstanden ist, Milchvieh. Und wenn wir nach Saudi-Arabien gehen, oder nach Libyen gehen, die haben ja solche Haltungen in der Wüste heute, durch das Wasser, was sie hochholen und berieseln. Die haben alle diese schwarz-bunte Holstein-Friesian-Kuh. Andere Kühe haben die gar nicht, mehr gibt es gar nicht, die kennen gar keine anderen Kühe mehr. Und wir hatten ... äh, in Bayern hat es, weiß nich, zwanzig, dreißig, äh, über zwanzig, äh, Rinderrassen gegeben, regional. Die sind alle weg; alle, fast alle weg. Und deshalb sind hier auch so viel Kühe, sind auch so viel Kühe in der roten Liste. Und die werden nicht mehr gebraucht" (AR1: 180).

Auch in der Hühnerzüchtung gäbe es eine starke Konzentration. Der Hühnerwagen, der durch die Arche-Region fahre, habe beispielsweise entweder nur weiße Hühner des Leghorntyps oder braune Hybridhühner (vgl. AR1: 215). Die Hochleistungsrassen werden von den Akteuren in der Region als ‚normal‘ wahrgenommen, traditionelle Rassen hingegen als nicht der Norm entsprechend. Deutlich wird dies auch an Beschreibungen, welche Schwierigkeiten sich aus agrarpolitischen Auflagen bei der Haltung und Schlachtung von alten Rassen ergeben. Heckrinder beispielsweise werden in der Arche-Region extensiv auf der Weide gehalten. Bei dieser Haltungsform sei die Kennzeichnung der Tiere per Ohrmarke (laut Viehverkehrsordnung) obligatorisch, ebenso Seuchentests wie BVD-Untersuchungen (Bovine Virus Diarrhoe) mit Blutabnahme und Gewebeproben, die bis zu drei Tage nach der Geburt durchgeführt werden müssen. Diese Maßnahmen seien mit viel Zeitaufwand verbunden und durch die ‚Wildheit‘ der Tiere auch nicht ungefährlich (vgl. AR1: 61ff.; AR3: 56ff.). Doch ein Heckrind „ist ein Rind, muss genauso behandelt werden wie jedes andere, was im Stall steht. Im Stall wär das kein Problem" (AR3: 86). Ein weiteres Beispiel bezieht sich auf das Wollschwein, das so viel Wolle hat, dass die Rasur „mit dieser [...] mechanischen Zubereitung in einer Schlachterei nicht funktioniert. Dann ist dieser Rasierapparat kaputt oder verstopft und weiter, der ja normalerweise auch beim anderen Schwein die Borsten wegnimmt" (AR1: 261).

Die Haltung spezialisierter Hochleistungsrassen wird von den Akteuren oft mit einer von ihnen als bedenklich eingestuften Fleisch-Massenproduktion in Beziehung gesetzt:

> „Ich mochte das auch noch nie so und mir geht das eigentlich gegen den Strich, ne. Die ganze industriemäßige Produktion, ne. Das Tier ist bloß noch ne Nummer, hat gar keine Bedeutung mehr, ne. Und das ist ne Nummer da und wenn ich den seh, der mit dreitausend, viertausend Kühe da, ne, der vierundzwanzig Stunden, rund um die

Uhr melkt da, ne. Also das hat mit Landwirtschaft nix mehr zu tun, das ist Industrie. Industriemäßige Produktion und das war ja zu DDR-Zeiten auch schon, diese ganzen Großanlagen da, da hat man auch geschimpft, hat man auch – auch im Westen hat man geschimpft über diesen verrückten Kram, industriemäßige Produktion und alles da, ne. Aber es haben immer mehr Massenproduktion, Schnitzel soll fünfzig Pfennig kosten und ein Liter Milch soll gar nichts kosten, ne. Das ist eben, ja, da wird Massenproduktion gemacht, ne. Aber das is, wird sich auch noch mal rächen, denke ich mir manchmal" (AR3: 199ff.).

Außerdem wirke sich die Massenproduktion auch fatal auf die Umwelt und die dörflichen Strukturen aus. Hervorgehoben werden der vermehrte Bau von Biogasanlagen und die damit verbundene Ausweitung des Maisanbaus und „der Brutalismus" (AR3: 196), mit dem Gärreste als Dünger auf den Acker gefahren werden, der Anbau von gentechnisch verändertem Saatgut (siehe Teil III), der Einsatz großer Mengen an Pflanzenschutzmitteln, Pestiziden, Fungiziden auf dem Feld oder von Antibiotika in der Tierhaltung (vgl. z. B. AR2: 80ff.; AR3: 196ff.).

Auf der Suche nach Alternativen zur Agrarindustrie

„[Ü]ber wenig Masse und große Qualität eben ja sehr direkt zu vermarkten" (AR2: 60).

Ausgehend von der geschilderten Kritik an der agrarindustriellen Produktion suchen die Halter_innen, die auch einen wirtschaftlichen Nutzen mit ihrer Arbeit erzielen möchten, nach Alternativen in der Landwirtschaft. Es sei

„dringend notwendig [...], die Struktur in der Landwirtschaft wieder zu verändern, hin zu kleineren, kleineren Betrieben, ne die für ihre Produkte dann halt wirklich aber auch anständig bezahlt werden. Ja? Ähm, das is auch so ne Geschichte: Niemand hat wirklich Interesse daran, für Lebensmittel viel Geld zu bezahlen. Ne? Aber wenn n Landwirt davon leben will, dann muss er dafür einfach n gerechtes Geld, n gerechten Lohn bekommen oder nen gerechten Erlös" (AR2: 80).

Die Haltung von alten Rassen anstelle von Hochleistungsrassen passe „in ein alternatives Konzept viel besser rein" (AR2: 84) und könne dabei trotzdem wirtschaftlich sein. Es wird die Frage aufgeworfen, warum eine Kuh eigentlich 10.000 Liter Milch geben muss, um wirtschaftlich zu sein: „Ich kann auch fünftausend Liter über vernünftiges Kopffutter machen [...]. [E]s gibt ja auch Biomilchbetriebe, ne. Die kommen ja auch zurecht" (AR3: 233). Zwar bringe beispielsweise die Schwarzbunte Kuh im Vergleich zur Holstein-Friesian-Kuh eine Milchleistung von ‚nur' 4.000 statt 12.000 Litern, wenn jedoch die Lebensleistung[9] zugrunde gelegt werde, produziere eine Schwarzbunte Kuh mehr Milch als eine hochgezüchtete holsteinische Friesin (vgl. AR2: 76). Die Haltung alter Rassen könne auch durch die Produktion und Vermarktung von regionalen Produkten und Spezialitäten wirtschaftliche Vorteile bringen (vgl. AR14: 40f.). Gesetzt wird somit auf Qualität und Exklusivität statt auf Masse (vgl. AR15: 15). Qualität bedeutet hiernach, dass das Fleisch geschmacklich anders und besser ist, die Tiere artgerecht gehalten werden, extensive Haltungen umgesetzt werden, die Schlachtung für die Tiere stressfrei verläuft und die Wertschöpfungskette transparent und nachvollziehbar ist (vgl. AR2: 60ff., 118; AR3: 96, 128; AR4: 223). Viele der Interviewten sind der Meinung, dass zu einer solchen hohen Lebensmittelqualität auch eine ökologische Produktion gehört (vgl. AR2: 116; AR4: 133).

Innovative Strategien zur Erhaltung traditioneller Rassen

> „Und ich gucke kritisch raus, was für Möglichkeiten es gibt. Und ich bin kein Fantast, ich will erfolgreich sein. Deshalb mach ich das, ich bin kein Träumer" (AR9: 96).

> „[D]ie Produkte müssen eben besonders sein. Und ich glaube auch, der Absatzweg, also der Vertriebsweg muss besonders sein. Ja und das ist die einzige Chance, dass sich da was ändert" (AR2: 86).

Die thematisierten Argumente für die Erhaltung von traditionellen Nutztierrassen und die Suche nach Alternativen zur vorherrschenden agrarindustriellen Produktion führen zu zahlreichen (meist individuell ausdifferenzierten) wirtschaftlichen Strategien aufseiten der Halter_innen von zu wirtschaftlichen Zwecken genutzten Tieren in der Arche-Region.

In den Betrieben der Arche-Region wird auf Vielfältigkeit gesetzt. So werden auf den Höfen unterschiedliche Nutztierrassen zu unterschiedlichen Zwecken gehalten. In fast allen landwirtschaftlichen Betrieben der Arche-Region werden drei und mehr Tierarten gehalten, wobei innerhalb einer Art meist auf eine Rasse fokussiert wird. Mindestens eine Rasse in dem Betrieb ist durch die GEH als gefährdet eingestuft (vgl. ARFE 2013; GEH 2014a). Diese Vielfalt spiegelt sich auch im sortenreichen Anbau von Kulturpflanzen auf den landwirtschaftlichen Flächen der Arche-Region wider, beispielsweise auf den Streuobstwiesen (vgl. AR2: 211; AR3: 293; AR7: 175; AR14).

---

[9] Lebensleistung ist die kumulative Milchleistung (oft wird auch die Fett- und Eiweißleistung einbezogen) einer Kuh von der ersten Kalbung bis zu ihrem Abgang (vgl. Wrangler/ Harms 2010: 5).

Die Tiere werden darüber hinaus für diverse wirtschaftliche Strategien genutzt wie z. B. zur Herstellung und Vermarktung verschiedener Produkte (wie Fleisch, Wurst, Eiern, Wolle, Honig etc.), zur Beweidung von Flächen, für touristische Angebote und zur Zucht. Über die Schaffung von verschiedenen Standbeinen wird so versucht, eine tragfähige Gesamtstrategie für das eigene Wirtschaften aufzubauen (vgl. AR2: 120). Im Bereich der Vermarktung wird von den Akteuren bisher am häufigsten der Weg der Direktvermarktung gewählt. Meist werden die Produkte ab Hof oder im Straßenverkauf angeboten (vgl. z. B. AR1: 66ff., 275ff.; AR4: 87ff., 269ff.; AR7: 89) oder es erfolgt der Verkauf im Bekanntenkreis (vgl. AR2: 60; AR3: 28ff.; AR4: 39; AR9: 18). Da es mittlerweile schwierig geworden sei, Fleischprodukte ab Hof zu verkaufen, so einige Interviewte, werde nun auch immer öfter angeboten, das Tier lebend auf dem Hof zu kaufen und es selbst oder mit einem Schlachter vor Ort zu schlachten (vgl. AR4: 60, 79; AR8: 46ff.). Darüber hinaus werden Produkte an Restaurants, Cafés, Hotels und Pensionen in der Nähe vermarktet (vgl. z. B. AR3: 28ff., 83; AR7: 117; AR9: 52ff.). Einige Landwirt_innen haben auch eigene gastronomische Angebote auf dem Hof aufgebaut und vermarkten ihre Produkte selbst (vgl. AR3: 28; ARFE 2013). Vereinzelt findet auch ein Verkauf an Edeka statt (vgl. AR3: 41ff., 83; AR7: 117), gibt es Verkaufsstände auf Wochenmärkten (vgl. AR7: 90) oder Weihnachtsmärkten (vgl. AR4: 286) und es finden Produktverkäufe im Bio- oder Buchladen (vgl. AR2: 126; AR3: 97) statt. Gerne werden die Nutztiere auch in touristische Aktivitäten eingebunden wie beispielsweise ganzjährig in Besucher_innenführungen, Reitangebote und Kutschfahrten, Ferien auf dem Bauernhof und vielfältige Veranstaltungen wie Oster- und Weihnachtsmärkte, Schafschuren, GEO-Tage und Schnuckenmärkte (vgl. AR1: 283; Hoffmann 2010; ARFE 2013). Als weiteres Standbein, das sich mit der Arbeit zur Erhaltung von Agrobiodiversität und den Kriterien der GEH (vgl. GEH 2014c) gut verbinden lasse, wird die Zucht und der Verkauf von Tieren genannt (vgl. AR1: 178; AR4: 83; AR9: 18ff.). Nach Meinung der Akteure wirkt sich die Anerkennung als Arche-Region durch die GEH und in vielen Fällen auch die Führung des Betriebs nach ökologischen Standards positiv auf die Vermarktung aus (vgl. z. B. AR4: 59f., 75; AR6: 15ff.; AR9: 66ff.).

Zusammenarbeit in der Arche-Region

> „Wir werden sehr gut unterstützt von der Gemeinde, vom Landkreis und so weiter. Die freuen sich, dass hier noch mal wieder Aktivitäten auf dem Lande sind" (AR1: 46).

Neben den individuellen wirtschaftlichen Strategien, welche die Halter_innen verfolgen, werden weitere gemeinschaftliche Aktivitäten der Interessengemeinschaft geplant und umgesetzt. Jedes Jahr im Juni wird ein Archetag mit einem Markt in der Arche-Region organisiert (vgl. ARFE 2013; AR7: 117). Auch das Archezentrum Amt Neuhaus bietet den an der Arche-Region Beteiligten die Möglichkeit, sich dort vorzustellen und Produkte zu vermarkten (Archezentrum Amt Neuhaus 2013). Weitere gemeinschaftliche Vermarktungswege werden darüber hinaus zusammen ausgelotet und diskutiert (vgl. AR12).

Es erfolgt dabei nicht nur eine Zusammenarbeit zwischen den Halter_innen der Nutztiere. In der Interessengemeinschaft kooperieren die Halter_innen mit vielen weiteren Akteuren der Region, wie z. B. einer Stiftung, der Gemeinde, dem Landkreis, der BR-Verwaltung, Nichtregierungsorganisationen (NGOs) und weiteren Trägern (vgl. AR7: 80f.). So heißt es, eine Stiftungsperson sei besonders engagiert beteiligt in der Arche-Region und unterstütze die Halter_innen sehr dabei, überhaupt gefährdete Tiere zu bekommen, und bei touristischen Ideen (vgl. AR3: 111; ebd.). Die Gemeinde trete zudem unterstützend auf, indem sie beispielsweise zunächst die Mitgliedskosten für die GEH im ersten Jahr übernehme (vgl. AR12: 4; AR1: 27ff.) oder wenn es um Gelder aus Programmen des Landes gehe. Da die Interessengemeinschaft keine Rechtsform habe und Privatpersonen kein Geld erhalten könnten, trete die Gemeinde ein und verwalte das Geld, beispielsweise aus dem Natur-erleben-Programm des Landes Niedersachsen (vgl. Hamburger Abendblatt 2011b). Weiterhin würden Gemeinde und BR bei Antragsstellungen für Fördergelder beraten und unterstützt (vgl. AR7: 62). Besonders in das Archezentrum Amt Neuhaus, das die Interessengemeinschaft als Infostelle in der Öffentlichkeits- und Bildungsarbeit unterstützt, werde viel Zeit und Geld vonseiten der Gemeinde, des Landkreises, der BR-Verwaltung und weiterer Träger gesteckt (vgl. AR5: 21ff.; AR7: 62, 80ff.; AR14: 137ff.):

„[U]nd ich hab deutlich gemacht, dass wir natürlich als öffentliche Einrichtung hier diese Initiative aufgreifen werden und versuchen, so intensiv wie möglich zu stützen, wobei uns eben so ein Verein, so ne Interessengemeinschaft, da als Nucleus mh sehr wichtig is, weil so ne Landesbehörde eben da auch nich die Flexibilität hat, die man braucht, aber sie kann nach Kräften diese Dinge unterstützen, und durch Engagement von Mitarbeiterinnen dann ohnehin auch noch" (AR7: 84).

Andersherum unterstützen die landwirtschaftlichen Betriebe der Arche-Region jedoch auch die Arbeiten im Biosphärenreservat, indem sie beispielsweise mit ihren kleinen Rinder- oder Schafherden Kleinflächen extensiv bewirtschaften (vgl. AR7: 80).

2.4. Fazit

Der Umgang mit Agrobiodiversität – ihr Schutz und ihre Nutzung – prägt aus sozial-ökologischer Perspektive das Vermittlungsverhältnis zwischen Natur und Gesellschaft maßgeblich (vgl. Kropp 2002: 176). Wie dieses Vermittlungsverhältnis im konkreten Fall der Arche Region Flusslandschaft Elbe durch die Erhaltung gefährdeter Nutztierrassen gestaltet wird, konnte im vorherigen Abschnitt empirisch spezifiziert werden.

Wenn die Akteure der Arche-Region sich für die Erhaltung einer Nutztierrasse entscheiden, beziehen sie sich zunächst auf die Rote Liste der GEH. Die Halter_innen, die mit der Haltung der Tiere auch wirtschaftliche Interessen verfolgen, nehmen die Tiere als Produktionsfaktor wahr, verfolgen jedoch keine Profitmaximierung, sondern haben die Existenzsicherung zum Ziel. Bei der Entscheidung für eine bestimmte Rasse sind daher andere Motive, hauptsächlich deren ästhetische und Gemütseigenschaften, handlungsleitend. Das Tier als Lebewesen steht dabei im Vordergrund.

Im Umgang mit den Tieren spiegeln sich diese beiden Sichtweisen – der Blick auf die Nutztiere sowohl als Lebewesen als auch als Produkt bzw. Produktionsfaktor – wider. Grundsätzlich ist es das Ziel der Interessengemeinschaft Arche-Region, neben der Erhaltungsarbeit mit den Schutz der Tiere auch einen wirtschaftlichen Nutzen zu erzielen.[10] Durch die Aussagen der Akteure wird deutlich, dass die Erhaltungsarbeit grundlegende Motivation für ihr Engagement ist. Der (Natur)Schutzgedanke ist damit Ausgangspunkt für ihr Handeln. Gleichzeitig ist ihnen wichtig, dass sie bei der Nutzung der Tiere – und damit in ihrem Umgang mit den Tieren – bestimmte Qualitäten wie eine artgerechte Haltung berücksichtigen und damit ihren eigenen ethischen Ansprüchen gerecht werden. Es geht damit nicht nur um den (Natur)Schutz der gefährdeten Nutztierrassen, sondern auch um den (Tier)Schutz eines konkreten Tiers (Natur-, Biodiversitäts- und Tierschutz). Oft nehmen die Akteure hierfür einen erhöhten Arbeitsaufwand in Kauf, indem sie beispielsweise Tiere im Freiland halten und damit Schwierigkeiten in der Kennzeichnung und bei Seuchentests hinnehmen oder Schlachtungen so gestalten, dass sie für die Tiere stressfreier verlaufen, dafür aber Tierärzt_innen und Schlachter_innen vor Ort organisiert werden müssen. Kompromisse, wie z. B. das Geflügel zu Vogelflugzeiten in Ställen zu halten, werden nur bedingt eingegangen. Diese zum Zeitpunkt der Durchführung der Interviews bestehende politische Auflage (vgl. Geflügelpest-Verordnung.) führte nicht sel-

---

[10] Im Folgenden werden daher die Hobbyhalter_innen, die die Tiere ausschließlich für den Eigenbedarf (Subsistenz) nutzen, ausgeklammert und es wird nur auf Halter_innen, die ihren landwirtschaftlichen Betrieb im Neben- oder Haupterwerb führen, fokussiert.

ten dazu, dass die Geflügelhaltung aufgegeben wurde, da sie als ethisch nicht vertretbar eingestuft wurde.

Der Wunsch nach einem artgerechten Umgang mit gefährdeten Nutztieren führt dazu, dass sich die Halter_innen in der Arche-Region im Allgemeinen gegen eine agrarindustrielle Produktion aussprechen, die sie kritisch betrachten und als krisenhaft bewerten. Die spezifizierte Leistungszucht der Tierrassen führt ihrer Meinung nach zum Aussterben von regional angepassten Nutztierrassen, und die damit oft einhergehende Massenproduktion wird als nicht artgerecht – als „Schweinerei" – eingestuft, die sich darüber hinaus auch negativ auf die Umwelt und ländlichen Räume auswirkt. In dieser Auseinandersetzung mit vorherrschenden landwirtschaftlichen Strukturen benennen die Akteure ein Spannungsverhältnis zwischen scheinbar wirtschaftlichen Erfordernissen und ethischen Ansprüchen. So äußern einige Halter_innen auch ein Verständnis dafür, dass Landwirt_innen wirtschaftliche Strategien verfolgen, die unter Umständen eine Massenproduktion erfordern.

Sie selbst verstehen sich jedoch als Unternehmer_innen, die ihre ideellen Ansprüche in ihre betriebswirtschaftlichen Überlegungen einbringen und deshalb für ihre Existenzsicherung alternative Konzepte zur Agrarindustrie umsetzen. Dabei geht es ihnen nicht darum, die Nutztierrassen möglichst gewinnbringend einzusetzen, sondern darum, mit einer artgerechten Haltung einen angemessenen Erlös zu erwirtschaften, mit dem sie ihre Existenz sichern können. Diese Existenzsicherung wird mit viel Ideenreichtum realisiert. Allen gemein ist dabei eine strategische Ausrichtung auf Vielfältigkeit bezüglich gehaltener Rassen und kultivierter Sorten und eine Diversifizierung im Bereich der Wirtschaftsformen und Vermarktungszweige, die es ihnen ermöglicht, ihren Betrieb auf mehreren Standbeinen aufzubauen, um so eine tragfähige Gesamtstrategie für ihren landwirtschaftlichen Betrieb zu erhalten.

Darüber hinaus wird im Rahmen der Interessengemeinschaft die Erhaltung gefährdeter Nutztierrassen in der Arche-Region auch noch von vielen weiteren Akteuren unterstützt. Während (agrar)politische Auflagen von nationaler und Bundeslandebene eher als hemmend wahrgenommen werden und eine Förderung über Agrarprogramme und Subventionen kaum erfolgt, findet eine direkte und auf den je konkreten Fall zugeschnittene politische Unterstützung auf kommunaler und regionaler Ebene statt. Dies führt zu neuen Kooperationen nicht nur zwischen den Halter_innen der Nutztierrassen, sondern auch zwischen Stiftungen, Gemeinden, Landkreis, BR-Verwaltung, NGOs und vielen weiteren Akteuren in der Region.

In diesem Zusammenhang muss jedoch auf begünstigende Faktoren hingewiesen werden, die eine Entstehung der Interessengemeinschaft Arche-Region ermöglichten. So hatte die Gemeinde Amt Neuhaus als ehemaliges Grenzgebiet mit ihren eher kleinbäuerlichen Strukturen und vielen Nebenerwerbsland-wirt_innen gute Voraussetzungen für die Etablierung einer Arche-Region. Zudem liegt die Region weitestgehend im UNESCO-Biosphärenreservat Flusslandschaft Elbe und ist damit Modellregion für eine nachhaltige Entwicklung (vgl. BRFE 2014). Vor allen Dingen sind jedoch motivierte (Schlüssel)Akteure und starke Partner_innen in der Region vorhanden (vgl. Burandt et al. im Erscheinen), die das Projekt Arche-Region vorantreiben (vgl. im Gegensatz hierzu Kapitel II.3).

Doch sind die beschriebenen landwirtschaftlichen Praktiken, die die Halter_innen der Arche-Region umsetzen, schlussendlich als nachhaltig zu bewerten? Zeigen sie Möglichkeiten einer nachhaltigen Nutzung von Agrobiodiversität gemäß dem Nachhaltigkeitsverständnis des Projekts PoNa (vgl. Friedrich et al. 2010) und damit der Integration von Schutz und Nutzung im Sinne eines erhaltenden Gestaltens auf? Im direkten Umgang der Arche-Region-Akteure mit den Tieren, ihrem Verständnis von artgerechter Tierhaltung und ihren wirtschaftlichen Strategien, die sowohl auf Existenzsicherung als auch auf die Erhaltung von traditionellen Nutztierrassen ausgerichtet sind, zeigt sich eine Integration von Erhaltung und Haltung, von Schutz und Nutzung, die durchaus als erhaltendes Gestalten bewertet werden kann. Indem die Pflege und die Erhaltung nicht nur der Nutztiere, sondern auch der ländlichen Räume, in denen Tiere, Pflanzen und Menschen leben, als Teil der wertschöpfenden Ökonomie begriffen werden, wird das Konzept der Nutzung mit neuen Qualitäten verbunden, welche eine artgerechte Erhaltungsarbeit mit einschließt, sodass es

> „in zwanzig Jahren auch [...] ne reinrassige Thüringer Waldziege gibt oder reinrassiges Pferd gibt oder reinrassiges Bentheimer Schwein gibt, ne. Dass Generationen nach uns auch auf diesen Genpool zurückgreifen können, ja. [...]. Die Kinder, meine Enkelkinder oder was weiß ich, die kennen das [sonst; A. B.] nachher gar nich mehr" (AR3: 142).

3. Landwirtschaft und Lebenswirklichkeiten in kleinen landwirtschaftlichen Betrieben in Ost- und Südostpolen

Beispiele aus den Landkreisen Lubartów und Krosno

Anna Szumelda

3.1. Einleitung

Kleine landwirtschaftliche Betriebe[1] sind in Polen weit verbreitet. Nach den Daten des 2010 durchgeführten Agrarzensus stellten im selben Jahr in Polen Betriebe mit einer Flächengröße von bis zu 5 Hektar mit knapp 1,58 Millionen einen Anteil von etwa 70 Prozent an allen landwirtschaftlichen Betrieben (eigene Berechnung nach GUS 2012a: 194f.). In ihnen arbeiteten über 2,6 Millionen Familienarbeitskräfte (knapp 60 Prozent aller in der Landwirtschaft tätigen Familienarbeitskräfte) sowie über 17.000 dauerhaft Angestellte (eigene Berechnung nach GUS 2012b: 56f.) (siehe auch Tab. 1). Demnach sind kleine landwirtschaftliche Betriebe bis heute von hoher agrar- und beschäftigungsstruktureller Bedeutung. Wie die gesamte Landwirtschaft (und andere Wirtschaftszweige) unterliegen auch sie wirtschaftlichen und politischen Einflüssen, die sich mit der Einführung der Marktwirtschaft in Polen Ende 1989 sowie dem Beitritt Polens zur EU am 1. Mai 2004 massiv verändert haben (vgl. ABl. EU 2003 Nr. L 236; Jaworski et al. 2000; Pysz 2009). In diesem Beitrag gehe ich der Frage nach, welchen Einfluss dieser Wandel der wirtschaftlichen und politischen Rahmenbedingungen auf das Betreiben von kleinen landwirtschaftlichen Betrieben im Osten und Südosten Polens, auf die Lebenswirklichkeiten der Betreiber_innen und somit auf die in ihren Betrieben zutage tretenden gesellschaftlichen Naturverhältnisse hat. Darauf aufbauend frage ich danach, ob die in kleinen landwirtschaftlichen

---

[1] Im vorliegenden Beitrag bezieht sich ‚klein' immer auf die physische Größe der durch einen Betrieb bewirtschafteten landwirtschaftlichen Nutzfläche, die auch das Kriterium für die Auswahl der Gesprächspartner_innen für die diesem Beitrag zugrunde liegende empirische Arbeit war (siehe Abschnitt 3.2.1). Zu weiteren Definitionsmöglichkeiten von kleinen landwirtschaftlichen Betrieben siehe Kasten 1.

Betrieben vorgefundenen Wirtschaftsweisen und Lebenswirklichkeiten einen Beitrag zur nachhaltigen Entwicklung ländlicher Räume leisten können. Der Beitrag basiert auf Ergebnissen meiner im Rahmen des Projekts „PoNa – Politiken der Naturgestaltung" durchgeführten Qualifizierungsarbeit mit dem Titel „Der Beitrag kleiner landwirtschaftlicher Betriebe zur nachhaltigen Entwicklung ländlicher Räume. Eine Untersuchung in ausgewählten Regionen Polens".

‚Kleine' landwirtschaftliche Betriebe

Im vorliegenden Beitrag bezieht sich das Attribut ‚klein' auf die physische Größe der in einem Betrieb bewirtschafteten landwirtschaftlichen Nutzfläche. Dies ist allerdings nur eine von zahlreichen Möglichkeiten, ‚kleine' landwirtschaftliche Betriebe zu definieren. In der Publikation „Semisubsistenzlandwirtschaft in Europa: Konzepte und Kernfragen" (ENRD 2010), die als Hintergrundpapier für das Seminar Semisubsistenzlandwirtschaft in der EU: aktuelle Situation und Zukunftsaussichten erstellt wurde, heißt es: „In Europa besteht ein breiter Konsens, dass Semisubsistenzbetriebe oder kleine landwirtschaftliche Betriebe solche Betriebe sind, die mit einer landwirtschaftlichen Fläche von 5 Hektar oder weniger arbeiten" (ebd.: 10). Neben der Größe der Betriebsflächen kann sich das Attribut ‚klein' jedoch auch auf andere physische Größen beziehen, wie auf die Anzahl an Tieren in einem Betrieb oder die im Betrieb eingesetzte Arbeitszeit. Ebenso kann es sich auf die ökonomische Größe eines Betriebes beziehen, ausgedrückt in European Size Units (ESU), oder auf den Grad seiner Marktbeteiligung, ausgedrückt im Anteil der vermarkteten Produktion eines Betriebs. Ohne weitere Erläuterung bleibt ‚klein' also eine sehr unspezifische Bestimmung – allein die Formulierung im oben zitierten Satz zeigt die inhaltliche Nähe und die dadurch entstehende Unschärfe der Begriffe „Semisubsistenzbetrieb" und „kleiner Betrieb".

Kasten 1: Definition ‚kleiner' landwirtschaftlicher Betriebe (vgl. auch Szmelda 2013)

In all den unterschiedlichen Erscheinungsformen von Landwirtschaft zeigen sich gesellschaftliche Naturverhältnisse: Kaum eine andere menschliche Tätigkeit ist so unmittelbar mit der Nutzung und Gestaltung von Natur verbunden, und gleichzeitig tritt mit dieser Nutzung und Gestaltung die Gesellschaft in eine Beziehung zu Natur. Gesellschaftliche Naturverhältnisse materialisieren sich in individuellen landwirtschaftlichen Praktiken von Landwirt_innen, die jeweils in einen gesellschaftlichen, d. h. immer auch politischen und ökonomischen, Kontext eingebettet sind und immer auch eine symbolische Komponente beinhalten (vgl. Becker et al. 2006: 193). Entsprechend ist Landwirtschaft per se als ein Ausdruck gesellschaftlicher Naturverhältnisse zu verstehen. Da Landwirtschaft der Befriedigung eines Grundbedürfnisses dient – des Grundbedürfnisses nach Nahrung –, werden die sich in der Landwirtschaft ausdrückenden gesellschaftlichen Naturverhältnisse in der Sozialen Ökologie sogar als „basale gesellschaftliche Naturverhältnisse" (Hummel/ Becker 2006: 198) bezeichnet. Bedürfnisse, in der Sozialen Ökologie verstanden als „ein Gefühl des Mangels, welches untrennbar mit dem Streben nach Behebung dieses Mangels verbunden ist" (Becker/ Jahn 2006d: 487), nehmen in den theoretischen Grundlagen der Sozialen Ökologie und in ihrem Zugang zu Forschungsfeldern eine zentrale Stelle ein, da ohne die Befriedigung von Bedürfnissen „menschliches Leben nicht möglich und der gesellschaftliche Lebensprozess intergenerativ nicht fortsetzbar" ist (Hummel/ Becker 2006: 198). Zugleich begründen „die menschlichen Aktivitäten, mit denen diese Bedürfnisse befriedigt werden, [die] Verhältnisse zu anderen Menschen, zum kulturellen Umfeld sowie zur natürlichen Mitwelt" (ebd.). Landwirtschaft ist eine solche menschliche Aktivität, in der sich die Verhältnisse zu anderen Menschen und zur kulturellen und natürlichen Mitwelt formen und manifestieren.

Die konkrete Gestaltung von Landwirtschaft wird auf allen Ebenen des politischen Mehrebenensystems – von der global-internationalen bis zur lokalen – maßgeblich von politischen Regelungen beeinflusst (siehe Kapitel II.1). Dadurch sind die sich in der Landwirtschaft im Allgemeinen und in der Landwirtschaft und in den Lebenswirklichkeiten in kleinen landwirtschaftlichen Betrieben in Polen im Besonderen ausdrückenden gesellschaftlichen Naturverhältnisse auch als ein Beispiel für Politiken der Naturgestaltung zu verstehen. Die politische Beeinflussung der konkreten Gestaltung von Landwirtschaft zeigt sich z. B. in den Bemühungen der polnischen Agrarpolitik, die kleinteilige Agrarstruktur Polens hin zu größeren Einheiten zu verändern. Wie bereits beschrieben ist Polens Landwirtschaft kleinteilig strukturiert und kleine landwirtschaftliche Betriebe (im Folgenden: kleine Betriebe) sind bis heute von hoher agrar- und beschäftigungsstruktureller Bedeutung. Die eingangs genannten Zahlen relativieren sich jedoch, wenn statt *aller* landwirtschaftlichen Betriebe nur die *tatsächlich aktiven* Betriebe betrachtet werden. So stellen unter den aktiven Betrieben solche mit einer Flächengröße von bis zu 5 Hektar einen Anteil von nur noch gut 63 Prozent (im Vergleich zu den oben genannten 70 Prozent). Unter den aktiven Betrieben wiederum sind nur diejenigen mit einer Flächengröße von mehr als einem Hektar berechtigt, Direktzahlungen und ggf. andere Fördermittel der Gemeinsamen Agrarpolitik (GAP) der EU in Anspruch zu nehmen (vgl. Verordnung (EG) Nr. 1121/2009: Art. 124 (2)). Somit reduziert sich der Anteil weiter auf nun nur noch 53 Prozent (siehe auch Tab. 1). Doch trotz dieser Relativierungen innerhalb der landwirtschaftlichen Gesamtstruktur Polens kann die agrarstrukturelle Bedeutung von kleinen Betrieben regional sehr hoch sein. Darauf verweisen die großen

Unterschiede zwischen den Wojewodschaften[2] sowohl in der durchschnittlichen Betriebsgröße als auch im Anteil von kleinen Betrieben an der Gesamtzahl aller Betriebe: 2010 betrug in der südlich gelegenen Wojewodschaft Małopolskie die durchschnittliche Betriebsgröße 3,83 Hektar und der Anteil der Betriebe mit einer Flächengröße von 1 bis 5 Hektar unter den Betrieben mit mehr als einem Hektar 84 Prozent, während in der nordwestlich gelegenen Wojewodschaft Zachodniopomorskie die durchschnittliche Betriebsgröße 30,30 Hektar betrug und der entsprechende Anteil von kleinen Betrieben knapp 41 Prozent (ARiMR 2013; eigene Berechnung nach GUS 2012a: 440f.).[3] Eine so insbesondere im Süden und Osten Polens vorzufindende kleinteilige Agrarstruktur ist in den Augen der polnischen Agrarpolitik jedoch ein unerwünschtes Phänomen. Im polnischen „Nationalen Strategieplan für die Entwicklung ländlicher Räume 2007-2013"[4], der u. a. eine Charakterisierung der ländlichen Räume Polens vornimmt und die für sie vorgesehene Entwicklungsstrategie beschreibt, wird Polens Agrarstruktur als unzulänglich beschrieben:

> „[Im Mittel für die Jahre 2002 bis 2004; A. S.] betrug die Arbeitsproduktivität in der polnischen Landwirtschaft nur 14 % des Wertes, der in der EU-25 erreicht worden ist. Die so geringe Arbeitsproduktivität ist eine Folge der starken Zersplitterung der Landwirtschaft, der ungünstigen Agrarstruktur, der geringen Wirtschaftskraft der landwirtschaftlichen Betriebe, des Überhangs an Arbeitskraft in der Landwirtschaft, des geringen Ausbildungsniveaus der Landwirte und schließlich der unzureichenden Ausstattung der landwirtschaftlichen Betriebe mit modernen Maschinen und Geräten" (MRiRW 2009: 7).

---

[2] Wojewodschaften stellen eine Ebene der administrativen Einteilung Polens dar. Die administrative Einteilung Polens gliedert sich in die Ebenen Wojewodschaft (poln. *województwo*, etwa den Bundesländern in Deutschland entsprechend), Landkreis (poln. *powiat*) und Gemeinde (poln. gmina).

[3] Mit etwas mehr als 30 Prozent hatte 2010 die nordöstlich gelegene Wojewodschaft Podlaskie den geringsten Anteil an Betrieben mit einer Flächengröße von 1 bis 5 Hektar (eigene Berechnung nach GUS 2012a: 440f.). Insgesamt lässt sich Polens Agrarstruktur mittels einer etwa diagonal von Nordost nach Südwest verlaufenden Linie beschreiben mit eher großen Betrieben im Norden und Westen des Landes sowie eher kleinen Betrieben im Süden und Osten. Diese deutlichen agrarstrukturellen Unterschiede gehen zu einem großen Teil auf bis in die Mitte des 18. Jahrhunderts zurückreichende historische Ereignisse zurück sowie auf Polens politisch-gesellschaftliche Entwicklung nach dem Ende des Zweiten Weltkriegs, deren Folgen sich bis heute in Polens Agrarstruktur wiederspiegeln (vgl. Ziemer 1987; Buchhofer 1998; Swain 1999; Jaworski et al. 2000; Davies 2005; Müller 2009: 30; Pieniadz et al. 2010; Szumelda 2013).

[4] Die Erstellung eines Nationalen Strategieplans für die Entwicklung ländlicher Räume ist Voraussetzung dafür, die in der Verordnung des Europäischen Landwirtschaftsfonds für die Entwicklung des ländlichen Raums (ELER-VO) vorgesehenen Maßnahmen für die Entwicklung ländlicher Räume national umsetzen und dafür finanzielle Fördermittel erhalten zu können (Verordnung (EG) Nr. 1698/2005).

Entsprechend wird der Schaffung von außerlandwirtschaftlichen Erwerbsmöglichkeiten eine hohe Priorität beigemessen, um die Abwanderung aus der Landwirtschaft zu fördern und damit den agrarstrukturellen Wandel zu beschleunigen – ohne jedoch eine Abwanderung aus ländlichen Räumen zu befördern:

> „[Mit der Abwanderung aus der Landwirtschaft; A. S.] werden Voraussetzungen für Veränderungen innerhalb des landwirtschaftlichen Sektors geschaffen, insbesondere für die Reduktion der verdeckten Arbeitslosigkeit, die Steigerung der Betriebsareale, die Modernisierung der Betriebe, die Verbesserung ihrer Wettbewerbsfähigkeit und der Marktorientierung ihrer Produktion. [...] Die Landwirtschaft wird immer weniger Arbeitskräfte binden, dabei sieht die strategische Vision für ländliche Räume den Erhalt ihrer Vitalität vor. [...] Vor diesem Hintergrund ist die allseitige Förderung der Entstehung von außerlandwirtschaftlichen Erwerbsmöglichkeiten in ländlichen Räumen sowie der Erwerbstätigkeit in lokalen städtischen Zentren wesentlich" (ebd.: 44).

Die agrarpolitischen Bemühungen um die Vergrößerung der Einheiten in der polnischen Agrarstruktur zeigen sich u. a. in der Abschaffung von spezifischen Fördermaßnahmen für kleine Betriebe. So stand die Fördermaßnahme für Semi-Subsistenzbetriebe[5] nur im Förderzeitraum 2004 bis 2006 zur Verfügung. Sie sollte dazu dienen, in den förderfähigen Betrieben einen Betriebsverbesserungsplan umzusetzen (vgl. MRiRW o. J.). Für den Förderzeitraum 2007 bis 2013 wurde sie in das Spektrum der Fördermaßnahmen für ländliche Räume nicht wieder aufgenommen (vgl. MRiRW 2010).

Jedoch stellt sich vor dem Hintergrund des kritisch-emanzipatorischen Nachhaltigkeitsverständnisses der Forschungsnachwuchsgruppe PoNa (Friedrich et al. 2010) die Frage, ob ein politisches Wirken für eine Reduzierung der Beschäftigung in der Landwirtschaft und eine Veränderung der Agrarstrukturen hin zu größeren Einheiten den verschiedenen Krisenphänomenen, die für die Landwirtschaft und für ländliche Räume beschrieben werden, entgegenwirken kann.

---

[5] Semi-Subsistenzbetriebe stellen im Verständnis der ELER-VO eine spezifische Form von kleinen Betrieben dar. Die „Unterstützung von Semi-Subsistenzbetrieben im Umstrukturierungsprozess" (ebd.: Art. 20d (i), Art. 34) ist eine in der ELER-VO enthaltene Fördermaßnahme für ländliche Räume, wobei die einzelnen EU-Mitgliedstaaten selbst darüber entscheiden können, ob sie diese Maßnahme im Rahmen ihrer jeweiligen Strategiepläne für die Entwicklung ländlicher Räume übernehmen und ob sie Semi-Subsistenzbetriebe „anhand der Mindest- und/ oder Höchstgröße des Betriebs, des Anteils der vermarkteten Erzeugung und/ oder des Betriebseinkommens des förderfähigen Betriebs" (Verordnung (EG) Nr. 141/2004: Anhang III, 1.I) definieren. In Polen stand die Maßnahme mit dem Titel Unterstützung von Semi-Subsistenzbetrieben im Umstrukturierungsprozess im Planungszeitraum 2004 bis 2006 zur Verfügung. Dabei wurden Semi-Subsistenzbetriebe anhand des Betriebseinkommens definiert und Betriebe als im Rahmen dieser Maßnahme förderfähig qualifiziert, wenn sie die ökonomische Größe von zwei bis vier ESU nicht überschritten (vgl. MRiRW o. J.: 112; siehe auch Kasten 1).

Dabei umfassen die für die Landwirtschaft und für ländliche Räume beschriebenen Krisenphänomene die quantitative Übernutzung und qualitative Beeinträchtigung natürlicher Ressourcen, den Rückgang und Verlust von Biodiversität, ethisch ambivalente und gesundheitlich bedenkliche Produktionsmethoden von Lebensmitteln, die Ernährungssituation der Weltbevölkerung sowie problematische demografische Entwicklungen in ländlichen Räumen wie Abwanderung, Überalterung oder Ungleichgewichte zwischen den Geschlechtern (vgl. dazu EEA 2007: 291ff.; Gerber 2009; IAASTD 2009; Niggli/ Fließbach 2009; Schmidtner/ Dabbert 2009; SRU 2009; ZL/ SEWEZ 2009; Busse 2010; Gottwald/ Boergen 2011; Wilkin/ Nurzyńska 2012). Gleichzeitig berufen Politiken für ländliche Räume sich auf Nachhaltigkeit (vgl. z. B. Verordnung (EG) Nr. 1698/2005; MRiRW 2009). Doch trotz aller programmatischen Absichtserklärungen und Appelle an nachhaltige Entwicklung bleiben die oben beschriebenen Krisenphänomene in der Landwirtschaft und in ländlichen Räumen weiterhin aktuell (vgl. Mölders et al. 2012). Zudem wird durch die immer gleich lautende Begrifflichkeit nachhaltige Entwicklung die dahinter stehende Vielzahl unterschiedlicher Vorstellungen von Nachhaltigkeit verdeckt.

Das kritisch-emanzipatorische Nachhaltigkeitsverständnis des Projekts PoNa bietet eine Lesart von nachhaltiger Entwicklung an, die sowohl für eine kritische Analyse verschiedener Entwicklungsstrategien und -visionen für Landwirtschaft und ländliche Räume anwendbar ist als auch einen inhaltlichen und normativen Orientierungsrahmen für die Entwicklung von Visionen für deren nachhaltige Entwicklung bietet (vgl. Friedrich et al. 2010). Im Rahmen meiner dem vorliegenden Beitrag zugrunde liegenden Qualifizierungsarbeit greife ich das Ökonomieverständnis dieser kritisch-emanzipatorischen Konzeption von Nachhaltigkeit (vgl. ebd.: 22f.) auf und vertiefe die darin enthaltenen wachstumskritischen Positionen. Wachstumskritische Positionen kritisieren die Konzentration vieler politischer Bemühungen darauf, ein im Wachstum des Bruttoinlandsprodukts ausgedrücktes wirtschaftliches Wachstum zu erreichen. Sie weisen auf materielle Grundlagen jeglichen wirtschaftlichen Handelns hin, auf die Endlichkeit von für das Wirtschaftstreiben benötigten Ressourcen, auf die Unmöglichkeit einer vollständigen Entkoppelung von Ressource und Produkt und damit auf die begrenzte Wirksamkeit von Entkoppelungsstrategien, wie sie in vielen Überlegungen zu *Green Growth* oder *Green Economy* aufgezeigt werden, auf *Rebound*-Effekte, auf psychosoziale und individuelle Auswirkungen eines ständigen Strebens nach Mehr sowie nicht zuletzt auf nicht eingelöste Versprechen zu Effekten des Wirtschaftswachstums wie einer Steigerung des allgemeinen Wohlstands oder der Verteilungsgerechtigkeit von materiellen Gütern. Ähnliche wachstumskritische Positionen werden im Bereich der Landwirtschaft geäußert. Die Kritik bezieht sich dabei u. a. auf die Beeinträchtigung des materiellen Zustands von Natur durch intensive, industrielle Produktionsmethoden zu Zwecken der (einseitig betrachteten und dadurch nur vermeintlichen) Produktions- und Effizienzsteigerung und auf die Abhängigkeit industrieller Landwirtschaft von externen, auf endlichen Ressourcen basierenden Betriebsmitteln wie Kunstdüngern oder Pflanzenschutzmitteln. Kritisiert werden auch die Konzentration von Kapital in der Landwirtschaft beispielsweise durch den Aufkauf oder die Aneignung von Land oder die Schaffung von ökonomischen Abhängigkeiten von Saatgut produzierenden und patentierenden Firmen und die damit oftmals einhergehende Zerstörung der wirtschaftlichen Lebensgrundlagen (insbesondere in nicht europäischen Ländern) von Menschen, die von der Landwirtschaft leben. Diese vielstimmige Kritik aufgreifend fordern Wachstumskritiker_innen ein Überdenken der Konzentration politischer Bemühungen für eine ständige Steigerung des Wirtschaftswachstums und formulieren Visionen für Wirtschaftsweisen und gesellschaftliche Modelle, die sich an einem ‚Genug' und so mitunter an kleinen Strukturen sowie an materiell (Ressourcenverfügbarkeit) wie psychisch-emotional (z. B. Grenzen der Wahrnehmungs- und Verarbeitungsfähigkeit von Informationen, gesellschaftliche Erschöpfungserscheinungen etwa durch Beschleunigungsprozesse) gegebenen Grenzen des Wachstums orientieren statt an einem ständigen Mehr – auch für den Bereich der Landwirtschaft.

Im folgenden Abschnitt wird anhand von empirischen Beispielen analysiert, wie sich die zu Beginn beschriebenen veränderten wirtschaftlichen und politischen Rahmenbedingungen auf das Wirtschaften in kleinen Betrieben in ausgewählten ländlichen Räumen Polens auswirken, auf die Lebenswirklichkeiten ihrer Betreiber_innen und damit auf die gesellschaftlichen Naturverhältnisse in diesen Betrieben. Die Landwirtschaft und Lebenswirklichkeiten in kleinen Betrieben in Polen stellen hierbei die „empirische Besonderheit" (Becker/ Jahn 2003: 100) eines sozial-ökologischen Forschungsprozesses dar, in dem „Beziehungen einzelner Menschen in konkreten Situationen oder die bestimmter gesellschaftlicher Teilbereiche zu ihrer jeweiligen natürlichen und gesellschaftlichen Umwelt" (ebd.) untersucht werden.

Tabelle 1: Polens Landwirtschaft in Zahlen, Daten des Agrarzensus 2010

Polens Landwirtschaft in Zahlen			
	Polen	**Wojewodschaft Lubelskie** (Landkreis Lubartów)	**Wojewodschaft Podkarpackie** (Landkreis Krosno)
Betriebsgrößenstruktur[6]			
Anzahl aller Betriebe	2.277.613	257.250 (13.458)	261.436 (18.444)
Anteil Betriebe 0-5 ha in %	69,2	66,1 (65,6)	90,1 (95,8)
Anteil aktiver Betriebe 0-5 ha an aktiven Betrieben in %	63,3	62,8 (61,2)	88,6 (95,2)
Anzahl Betriebe > 1 ha	1.562.605	189.874 (10.483)	145.172 (8.122)
Anteil Betriebe 1-5 ha an Betrieben > 1 ha in %	55,2	54,0 (55,8)	82,1 (90,4)
Anteil aktiver Betriebe 1-5 ha an aktiven Betrieben > 1 ha in %	53,25	53,2 (54,4)	81,5 (90,0)
Beschäftigungsstruktur[7]			
Anteil Beschäftigung in der Landwirtschaft in %[8]	13,1	28,6	22,4
Anzahl Familienarbeitskräfte in der Landwirtschaft	4.449.899	564.753	561.766

---

[6] Die Angaben beziehen sich auf landwirtschaftliche Betriebe des öffentlichen und des privaten Sektors (eigene Berechnung nach GUS 2012a: 440f. und GUS 2010a).

[7] Die Angaben beziehen sich – bis auf in der Zeile „Anteil Beschäftigung in der Landwirtschaft" – auf Familienarbeitskräfte in aktiven Einzelbetrieben des privaten Sektors (vgl. GUS 2010b).

[8] Vgl. GUS 2010c.

Anzahl Familienarbeitskräfte in der Landwirtschaft in AWU[9]	2.052.552	255.648	194.879
Anzahl Familienarbeitskräfte in Betrieben 0-5 ha	2.614.180	321.302	484.893
Anzahl Familienarbeitskräfte in Betrieben 0-5 ha in AWU	909.270	113.754	154.191
Anteil Familienarbeitskräfte in Betrieben 0-5 ha in %	58,8	56,9	86,3
Anteil AWU von Familienarbeitskräften in Betrieben 0-5 ha in %	45,9	45,7	79,9
Anzahl Familienarbeitskräfte in Betrieben > 1 ha	3.669.449	474.307	379.802
Anzahl Familienarbeitskräfte in Betrieben > 1 ha in AWU	1.777.663	225.166	148.366
Anzahl Familienarbeitskräfte in Betrieben 1-5 ha	1.833.730	230.856	302.929
Anzahl Familienarbeitskräfte in Betrieben 1-5 ha in AWU	704.985	90.163	109.615
Anteil Familienarbeitskräfte in Betrieben 1-5 ha in %	50,0	48,7	79,8
Anteil AWU von Familienarbeitskräften in Betrieben 1-5 ha in %	39,7	40,0	73,9
Ökonomische Struktur			
Anteil der Landwirtschaft, Forstwirtschaft und Fischerei am BIP in %[10]	3,3	Daten nicht verfügbar	Daten nicht verfügbar

---

[9] AWU ist die Abkürzung für *Annual Work Unit*. Eine AWU wird durch Umrechnung aller in der Landwirtschaft getätigten Arbeitsstunden auf in Vollzeit in der Landwirtschaft beschäftigte Personen berechnet. In Polen wurden im Jahr 2010 2.120 in der Landwirtschaft getätigte Arbeitsstunden pro Jahr als Äquivalent für eine Vollzeitstelle (AWU) festgelegt (vgl. GUS 2011a: 47).
[10] Vgl. GUS 2011b: 682.

3.2. Landwirtschaft und Lebenswirklichkeiten in kleinen Betrieben – Beispiele aus den Landkreisen Lubartów und Krosno

3.2.1. Forschungsdesign und Datengrundlage

Im Folgenden werden die Ergebnisse der empirischen Arbeit vorgestellt, die ich im Rahmen meines Promotionsvorhabens durchgeführt habe. Im April und im Mai 2012 habe ich in den Landkreisen Lubartów (Wojewodschaft Lubelskie) und Krosno (Wojewodschaft Podkarpackie) in jeweils zwei benachbarten Dörfern leitfadengestützte offene Interviews mit Betreiber_innen von kleinen Betrieben geführt. Die Auswahl der Wojewodschaften erfolgte aufgrund des dortigen hohen Beschäftigungsanteils in der Landwirtschaft (29 Prozent bzw. 22 Prozent in 2010)[11] (vgl. GUS 2010c), die Auswahl der Landkreise aufgrund ihrer kleinteiligen Agrarstruktur (Anteil der Betriebe mit 1 bis 5 Hektar: 56 Prozent bzw. 90 Prozent in 2010)[12] (eigene Berechnung nach GUS 2010a).

Insgesamt wurden 14 Interviews geführt. 12 der 14 Gesprächspartner_innen waren aktiv in der Landwirtschaft tätig und bewirtschafteten Flächen überwiegend in einer Größenordnung von 5 bis 10 Hektar. Eine Gesprächspartnerin hatte ihren Betrieb bereits von aktiver Landwirtschaft auf Agrotourismus umgestellt, eine andere bewirtschaftete ihre landwirtschaftlichen Flächen lediglich unter Agrarumweltmaßnahmen, ohne dabei landwirtschaftliche Produkte für den Eigenbedarf oder für den Markt zu erzeugen und hatte ihre Hauptbeschäftigung als Dorfvorsteherin. Einige der aktiven Landwirt_innen gingen neben der Landwirtschaft auch anderen beruflichen Tätigkeiten nach oder engagierten sich kommunal- und lokalpolitisch als Gemeinderät_innen oder Dorfvorsteher. Zusätzlich zu diesen Interviews wurden Gespräche mit Vertreter_innen der lokalen landwirtschaftlichen Beratungsstelle in Lubartów sowie mit einem unternehmerisch sehr aktiven Bewohner im Landkreis Krosno geführt.

13 der 14 geführten Interviews wurden aufgezeichnet und anschließend transkribiert; von dem nicht aufgezeichneten Interview und den ergänzenden Gesprächen wurden Gedächtnisprotokolle angefertigt. Das Textmaterial wurde texthermeneutisch in Anlehnung an die Methodik der Grounded Theory und unter Anwendung von Inhalts-, Metaphern-, *Agency*- und *Positioning*-

---

[11] Den geringsten Beschäftigungsanteil in der Landwirtschaft hatte 2010 mit drei Prozent die Wojewodschaft Śląskie, den höchsten mit 29 Prozent die Wojewodschaft Lubelskie (vgl. GUS 2010c).

[12] Der Anteil der Betriebe mit 1 bis 5 Hektar lag 2010 in der Wojewodschaft Lubelskie bei durchschnittlich 54 Prozent mit einer Spanne zwischen den einzelnen Landkreisen von 33 Prozent bis 79 Prozent (wobei die Landkreise mit dem höchsten Anteil an kleinen Betrieben Kreisstädte waren und deshalb bei der Auswahl der Untersuchungsgebiete nicht berücksichtigt wurden), in der Wojewodschaft Podkarpackie lag er bei durchschnittlich 82 Prozent mit einer Spanne zwischen den Landkreisen von 55 Prozent bis 92 Prozent (eigene Berechnung nach GUS 2010a).

Analysemethoden analysiert (vgl. Strauss/ Corbin 1996; Bohnsack 2000; Lucius-Hoene/ Deppermann 2002; Mayring 2002; Lakoff/ Johnson 2003; Helfferich/ Kruse 2007; Mey/ Mruck 2009; Kruse et al. 2011).

3.2.2. Auswirkungen der Einführung der Marktwirtschaft und der Umsetzung der GAP auf kleine Betriebe

Mit der Einführung von marktwirtschaftlichen Prinzipien Ende 1989 (vgl. Jaworski et al. 2000; Pysz 2009) und der Regelungen der GAP im Zuge von Polens EU-Beitritt am 1. Mai 2004 (vgl. ABl. EU 2003 Nr. L 236) hat sich das institutionelle Umfeld für die Landwirtschaft Polens stark verändert. Durch die Einführung von Direktzahlungen, Cross-Compliance-Regelungen, Betriebs- und Produktionsauflagen sowie von Fördermaßnahmen für die Landwirtschaft und die Entwicklung ländlicher Räume (vgl. Verordnung (EG) Nr. 1698/2005; Verordnung (EG) Nr. 1121/2009) hat sich auch der Arbeits- und Lebensalltag von Landwirt_innen erheblich gewandelt. Im Folgenden wird dargestellt, welchen Einfluss die Veränderungen des institutionellen Umfelds auf kleine Betriebe haben und wie sie von deren Betreiber_innen bewertet werden.

Strukturelle Schwächung von kleinen Betrieben

Aus vielen der durch die Einführung der Marktwirtschaft und die Umsetzung der GAP neu geschaffenen Bedingungen ergibt sich eine strukturelle Benachteiligung von kleinen Betrieben. So können z. B. die Betreiber_innen kleiner Betriebe Fördermaßnahmen oftmals aus finanziellen Gründen nicht in Anspruch nehmen:

> „Bei diesen zusätzlichen Fördermitteln gibt es viele Verschärfungen. Da müssen wir uns nichts vormachen, viele Landwirte werden sie nicht erfüllen. Besonders in diesen kleinen Betrieben werden sie die Voraussetzungen nicht erfüllen, sie schaffen das einfach nicht, allein schon aus finanziellen Gründen. Denn manchmal werden auch eigene Finanzmittel gefordert. Also, ich denke, ich sehe, dass diese zusätzlichen Fördermittel für die größeren Betriebe sind" (WLPLLE).[13]

---

[13] Die Interviews wurden auf Polnisch geführt und transkribiert. Die für das vorliegende Kapitel ausgewählten Zitate wurden von mir ins Deutsche übersetzt, wobei darauf geachtet wurde, die individuelle Wortwahl und den individuellen Satzbau weitestgehend zu berücksichtigen. Phonetische Einschübe und Dehnungen von Lauten wurden aus den Transkripten jedoch nicht übernommen. In einigen Fällen wurde die Satzstruktur für eine bessere Verständlichkeit leicht geändert. Die Abkürzungen am Ende der Interviewpassagen (z. B. WLPLLE) geben Auskunft über die Herkunft der Interviewparter_innen, bleiben hier aber aus Datenschutzgründen verschlüsselt.

Aber nicht nur die geringe ökonomische, auch die geringe physische Größe von kleinen Betrieben kann eine strukturelle Benachteiligung mit sich bringen, wenn z. B. das Betriebsareal für die Umsetzung bestimmter Fördermaßnahmen nicht geeignet ist. So beträgt zwar beispielsweise im Falle von Agrarumweltmaßnahmen die erforderliche Mindestgröße des Betriebs nur 1 Hektar (vgl. MRiRW 2010: 258ff.), somit sind die entsprechenden Fördermittel allen befragten Landwirt_innen formal zugänglich, jedoch müsste bei einem kleinen Betriebsareal unverhältnismäßig viel Fläche aus der Produktion genommen oder könnte nur noch extensiv bewirtschaftet werden, sodass für die landwirtschaftliche Produktion nicht mehr genug Fläche übrig bleiben würde, wie ein Landwirt berichtete.

Insbesondere die Erfüllung von Auflagen zu Betriebsführung, Produktionsverfahren und Produktionsstandards im Bereich der Milchviehhaltung überfordert die finanziellen Möglichkeiten der Betreiber_innen von kleinen Betrieben oftmals. Die erforderlichen finanziellen Investitionen sind so hoch, dass sie sich bei kleinen Herdengrößen nicht oder erst nach einer sehr langen Zeit amortisieren würden. Einige Landwirt_innen haben die Erfüllung der Auflagen deshalb unterlassen, wodurch sie zumindest einen Betriebszweig aufgeben, wenn nicht gar die gesamte Ausrichtung ihres Betriebs umstellen mussten:

> „Ich habe nur drei Kühe, für mich, für den Eigenbedarf. Manchmal verkauft man auch ein Kälbchen, für den Export, das nehmen sie. Und nur davon leben wir. Milch verkaufen wir nicht. Von drei Kühen lohnt sich das nicht, wissen Sie? Das ist zu wenig. Ich müsste den Stall neu machen, ihn fliesen, das würde über 10.000 kosten, mehr noch. Wenn ich das von der Milch von drei Kühen abbezahlen sollte, dann müsste ich 10, 15 Jahre lang die Schulden, den Kredit abbezahlen" (WPPKRI).

Aber nicht nur die Einführung von Auflagen für Milchproduzent_innen, sondern auch der Rückbau einer lokalen Vertriebsinfrastruktur wie von lokalen Milchannahmestellen und Molkereien kann den Marktzugang insbesondere für Kleinproduzent_innen erschweren:

> „[Früher; A. S.] hat der Staat solche Milchsammelstellen und Molkereien gebaut. Sie haben ein Grundstück gekauft, gebaut, das haben sie alles für die Landwirte gemacht. Für die Kleinen, und für die Großen. Denn da waren welche, die haben 200 Liter Milch täglich abgegeben oder 150 Liter. Aber da waren auch alte Mütterchen und Väterchen, die 10 Liter abgegeben haben, weil sie eine Kuh hatten. [...] Und so hatten sie auch ein Einkommen. Und jetzt sind all diese Sammelstellen weg, wissen Sie. Ganze Gebäude haben sie für ein paar Zloty verkauft oder abgerissen" (WLPLAK).

Größenskaleneffekte werden auch bei der Produktion und beim Verkauf von landwirtschaftlichen Produkten wirksam. Die Einträglichkeit von Landwirtschaft wird wegen der geringen Marktpreise zwar generell als gering eingeschätzt:

> „Was Preise betrifft, die lassen definitiv viel zu wünschen übrig. Alle Produktionsmittel werden teurer, aber in den Preisen spiegelt sich das eher nicht wider" (WLPLLE).

Jedoch gilt das nach Aussagen einiger Landwirt_innen besonders für kleine Betriebe:

> „In großen Chargen geht es. Aber in kleinen Chargen gibt es zurzeit keine Produktion, von der jemand leben könnte. Man muss sich entweder für große Mengen entscheiden oder die Produktion einstellen und Arbeit suchen" (WLPLZA).

Die Rentabilität von kleinen Betrieben wird zusätzlich geschmälert, wenn die Betreiber_innen dieser Betriebe keine eigenen Geräte haben und auf die kostspielige Inanspruchnahme von Dienstleistungen oder Leihgeräten angewiesen sind:

> „Wenn man für Maschinen bezahlen muss, für einen Mähdrescher oder für was auch immer, dann bleibt kaum etwas übrig, trotz der Direktzahlungen und so weiter. Wenn dann jemand drei, vier Hektar hat, das lohnt sich nicht, in keiner Weise" (WLPLLE).

Zudem macht es die Unvorhersehbarkeit von Preisen auf den landwirtschaftlichen Märkten den Landwirt_innen schwer, ihre Produktion so auszurichten, dass sie sich lohnt:

> „In einem Jahr lohnt sich dies, im nächsten jenes, im dritten noch was anderes – man kann sich auf überhaupt nichts einstellen. Man kann schwer voraussehen, was sich in einem bestimmten Jahr lohnen wird, was sich irgendwie verkaufen lassen wird, denn manchmal kann es auch so sein, dass man überhaupt nichts verkaufen kann" (WLPLLE).

Doch während viele der befragten Landwirt_innen die geringe Einträglichkeit von Landwirtschaft insgesamt und besonders für kleine Betriebe beklagen, relativieren andere Landwirt_innen diese Sichtweise. Sie sprechen von einer mangelnden Eigeninitiative anderer Landwirt_innen und berichten, mit ihren Betrieben durchaus gute Einkommen erzielen zu können:

„Es ist so, als ob die Menschen nicht sehen, nicht an ihre Möglichkeiten glauben würden, so könnte ich es auch beschreiben. [...] Bei uns gibt es seit zehn Jahren ökologische Betriebe, die eine Erzeugergemeinschaft gegründet haben. Das ist keine Gruppe, die geschlossen ist und sagt, wir wollen niemanden mehr. [...] Und wissen Sie, zu diesen Personen, die das damals gegründet haben, sind zwei dazugekommen, und das ist alles. Und da zählt es nicht, dass die Personen, die in der Ökologie, die auf ökologischen Landbau umgestiegen sind, Betriebe haben, die sich lohnen, die ihnen ein Einkommen bringen, nein. Die Leute neiden es ihnen einfach, aber sie tun nichts, dass ihr Betrieb vielleicht auch so eine Entwicklungschance hätte. Das ist mehr so eine Haltung und Abneigung, ich weiß nicht, unsere Natur, ich kann das nicht beschreiben" (WLPLAA).

Dennoch sehen einige Landwirt_innen in den gegenwärtigen politischen und ökonomischen Strukturen eine unverhältnismäßige Bevorzugung von großen Betrieben und die Existenz ihrer eigenen kleinen Betriebe bedroht:

„Sie sollen das so machen, dass sie den großen Betrieben etwas wegnehmen von den Direktzahlungen, sodass sie weniger haben, die mit 500, 1.000 Hektar. Und sie sollen das den kleineren Betrieben geben, so wie unserem kleinen Betrieb. Obwohl man uns Angst einjagt. Sogar die Dorfvorsteherin hat mal auf einer Versammlung gesagt, uns Angst eingejagt, dass die kleinen Betriebe alle verschwinden werden. Dann bleibt nur noch Herr M. übrig, denn er hat 130 Hektar" (WPPKOA).

Wirkung von Direktzahlungen

Die Einführung der Direktzahlungen als ein Aspekt der Umsetzung der GAP in Polen wird von den befragten Landwirt_innen überwiegend positiv bewertet. Viele begrüßen die Regelmäßigkeit der Zahlungen und die Sicherheit dieser Einkommensquelle, die das Haushaltseinkommen stütze und die geringen Marktpreise für landwirtschaftliche Produkte zumindest teilweise auffange:

„[Die Direktzahlungen; A. S.] sind in gewisser Weise auch eine Hilfe. Wenn man schon etwas verkauft, nun ja, der Preis ist wie er ist. Das lohnt sich nicht immer. Aber wenn man diese Direktzahlungen bekommt und das eine mit dem anderen zusammennimmt, dann bleibt ein wenig was über. Früher konnte das unterschiedlich sein" (WPPKET).

Die Direktzahlungen seien auch eine Einkommensquelle, die Investitionen in die Betriebe erlaube:

„Es ist sicherlich besser jetzt, das muss ich sagen. Ganz bestimmt ist es besser, mit den Direktzahlungen. Man kann in den Betrieb investieren, ihn ein wenig erweitern, sodass man davon leben kann" (WPPKOA).

Sie seien sogar so attraktiv, dass Landwirt_innen, die ihre Flächen bereits haben brach fallen lassen, wieder angefangen hätten, diese Flächen mit möglichst geringem Aufwand zu bewirtschaften, um so die Auflagen für Direktzahlungen erfüllen:

> „Seit wir in der EU sind, kann man vielleicht auch sagen, dass es hier jetzt mehr Umweltschutz gibt als früher. Die Felder sind besser bewirtschaftet, die bäuerlichen, die kleinen. Die früheren LPG-Felder nicht, das sind große Areale, die sind zum Teil schon zugewuchert. Aber die bäuerlichen kleinen schon eher. Die waren früher auch mit Büschen zugewachsen, aber jetzt als wir in die EU gekommen sind, haben die Leute das entkusselt, weil sie dafür Direktzahlungen bekommen, da haben sie sich verleiten lassen" (WPPKET).

Die Einführung der Direktzahlungen bringt jedoch auch Folgen mit sich, die vonseiten der Landwirt_innen unerwünscht sind. Die Direktzahlungen, verbunden mit anderen flächengebundenen Zahlungen wie z. B. Agrarumweltmaßnahmen oder Zahlungen für in „von Natur benachteiligten Gebieten" (Verordnung (EG) Nr. 1698/2005) liegende Flächen, haben landwirtschaftliche Flächen zu einem attraktiven Investitionsgut für außerlandwirtschaftliche Investor_innen werden lassen. So sind Investoren aus Warschau oder aus Krakau zu einem Synonym für Menschen geworden, die landwirtschaftliche Flächen aufkaufen, deren Kaufpreis in die Höhe treiben und landwirtschaftliche Flächen so für Landwirt_innen, die ihre Betriebe vergrößern möchten, unerschwinglich machen:

> „Bestimmt lohnen sich die großen Betriebe mehr. Aber hier hat man keine Chance, den Betrieb zu vergrößern, man kann nirgendwo was pachten und auch nirgendwo was kaufen [...]. Wenn es mal [ein Stück Land bei der Agentur; A. S.] gab, sind wir nach S. zur Auktion gefahren. Dann kam so ein Typ aus Warschau und hat den Preis so durch die Decke schießen lassen, dass wir es nicht fassen konnten. Der Hektar sollte 14.000 kosten, und er hat um die 30.000 gezahlt. So viel können wir nicht bezahlen. Aber für ihn wird sich das rentieren, denn er hat Direktzahlungen beantragt und er wird jedes Jahr Direktzahlungen bekommen und schließlich wird er dieses Land umsonst haben. [...] Später haben wir schon aufgehört, zu diesen Auktionen zu fahren, das hatte keinen Sinn. Da kommen halt Leute aus der Stadt, die haben Geld und zahlen. [...] Sie heuern hier jemanden an, lassen mähen und nehmen die Zahlung. Man sollte solchen Leuten kein Geld geben, nur denen, die produzieren. Wenn jemand produziert, soll er Geld bekommen, produziert er nicht, soll das Land brach liegen. Nur deshalb kaufen die Leute alles auf, weil jeder die Zahlungen bekommt" (WPPKOA).

Auch die politisch erwünschte Entwicklungsrichtung für die Agrarstruktur Polens – nämlich der zahlenmäßige Rückgang von landwirtschaftlichen Betrieben insgesamt und besonders von kleinen Betrieben, die Vergrößerung der durchschnittlichen Betriebsgröße sowie der Rückgang der Beschäftigung in der Landwirtschaft (siehe Abschnitt 3.1) – wird durch die Direktzahlungen zumindest formal konterkariert. Denn die Direktzahlungen machen Eigentum an Land zu einer sicheren Einkommensquelle, was dazu führt, dass Landwirt_innen dieses Eigentum nicht aufgeben. Sie bewirtschaften es entweder selbst mit minimalem Aufwand (und Ertrag) oder überlassen es anderen Landwirt_innen zur Nutzung über informell abgeschlossene Pachtverträge:

> „Wer kein eigenes Gerät hat, der hat sein Land entweder verpachtet – denn hier im Dorf gibt es im Grunde drei solche Landwirte. Einer hat glaube ich um die 150 Hektar, so viel hat er gepachtet. T. G. hat glaube ich um die 70 Hektar, und G. P. hat vielleicht um die 50 Hektar. Und der Rest, so wie ich's sage, die zwei, drei Hektar, die sie haben, bewirtschaften sie ganz gemächlich irgendwie, gerade so, dass es nicht brach liegt. Aber nur solange es diese Direktzahlungen gibt – wenn es die nicht mehr gibt, wird das keiner mehr bewirtschaften, garantiert nicht" (WLPLKS).

Veränderung des Berufsbilds Landwirt_in

Eine weitere Folge der Umsetzung der GAP in Polen ist eine zunehmende Bürokratisierung der Arbeit in der Landwirtschaft, die die Einführung verschiedener Finanzinstrumente, Fördermaßnahmen, Produktionsauflagen und der entsprechenden Kontrollen mit sich gebracht hat. Bei einigen Landwirt_innen stößt diese Zunahme an Bürokratie auf Kritik. Sie kritisieren z. B., dass Verwaltung nicht das sei, was sie gelernt hätten und nicht dem Beruf des_der Landwirt_in entspräche:

> „Wenn ein Landwirt einen Betrieb hatte, war es bisher so, dass es seine Aufgabe war zu produzieren, zu säen, zu pflügen. Das ist das, was er gelernt hat. Bei dem hingegen, was heute passiert, muss der Landwirt nicht nur Landwirt sein. Er muss auch Buchhalter sein, er muss auch Ökonom sein, Sekretär, alles, im Grunde alles. [...] Heute muss ein Landwirt einen Bleistift haben, ein Buch und schreiben, schreiben, und rechnen und so weiter. [...] So ein einfacher Mensch schafft das nicht. Das ist unmöglich, denn er hat das nicht gelernt. Er hat gelernt, zu arbeiten und nicht am Schreibtisch zu sitzen" (WLPLZA).

Die Bürokratisierung wird teilweise als übermäßig aufwendig bewertet und manche GAP-Regelungen und deren nationale Umsetzung als nicht nachvollziehbar, schikanös oder mit der landwirtschaftlichen Praxis nicht vereinbar empfunden:

> „Meiner Meinung nach ist das alles auf den Kopf gestellt. [...] Seit dem EU-Beitritt gibt es Auflagen, Auflagen, Auflagen. Ich verstehe ja, wenn jemand Geld gibt, for-

dert er auch was. Aber er soll das in einem vernünftigen Rahmen fordern"
(WLPLZA).

Teilweise verhindert der Verwaltungs- und Kontrollaufwand sogar die Inanspruchnahme von Fördermitteln, wie ein Landwirt in Bezug auf die Erfahrungen anderer mit der Umstellung auf ökologischen Landbau und seine eigenen Pläne dazu erklärt:

> „Hier bei uns im Dorf gab es zwei ökologische Betriebe. Ständig Kontrollen, ständig kam jemand, das nervt. Fünf Jahre hat der eine ausgehalten, fünf Jahre der andere, denn man unterschreibt die Verträge immer für fünf Jahre, und dann sagten sie, ich hab´ jetzt die Nase voll davon. Sie kommen und mäkeln an allem rum. Ich habe auch überlegt, ob ich diese Ökologie machen soll, aber sie haben mir davon abgeraten, sagten mir: ‚Wozu brauchst du das?'" (WLPLZA).

Jedoch wird die Einschätzung, dass übermäßiger Verwaltungs- und Kontrollaufwand die Umstellung auf ökologischen Landbau verhindere, von einer Landwirtin, die selbst ökologischen Landbau betreibt, nicht geteilt:

> „Das hängt auch vom Landwirt selbst ab und davon, wie sehr er tatsächlich ökologischer Landwirt sein will. Denn entweder bin ich ökologischer Landwirt und erfülle bestimmte Grundsätze, setze keine chemischen Mittel ein, setze keine nicht zugelassenen Präparate ein. Wer [in ökologischen Landbau; A. S.] einsteigt, ist sich dessen bewusst, was er macht" (WLPLAA).

Landwirtschaft aus Lust, zum Gelderwerb und aus Mangel an Alternativen

Die befragten Landwirt_innen haben für ihre Betriebe unterschiedliche ökonomische Modelle gewählt. Einige von ihnen sehen in der Landwirtschaft eine Zukunft. Sie haben Landwirtschaft zu ihrem Hauptberuf bestimmt, investieren in ihre Betriebe, erweitern sie z. T. und erwirtschaften über Betriebsspezialisierungen wie durch die Umstellung auf ökologischen Landbau, die Konzentration auf Gemüseanbau oder Milchviehhaltung einen wesentlichen Teil des Haushaltseinkommens. Andere gehen hauptsächlich einer außerlandwirtschaftlichen Erwerbsarbeit nach. Die Landwirtschaft in diesen Betrieben läuft nebenbei und beschränkt sich auf wenig zeitaufwendige Betriebszweige wie Getreideackerbau oder Grünlandbewirtschaftung, die mit der außerlandwirtschaftlichen Erwerbsarbeit vergleichsweise gut vereinbar sind. Eine weitere Gruppe wiederum betreibt zwar recht zeit- und arbeitsintensive Formen von Landwirtschaft, ist dabei aber nicht oder nur wenig expansions- und marktorientiert. Die landwirtschaftliche Produktion für den Markt besteht in diesen Betrieben aus Viehzucht. Bei dieser Gruppe handelt es sich um Landwirt_innen, die die im Rahmen der GAP an die

Milchproduktion gestellten sanitären und infrastrukturellen Anforderungen auf ihren Betrieben nicht realisiert haben und deshalb Milch nicht mehr vermarkten dürfen. Teilweise findet dort auch landwirtschaftliche Produktion für die Selbstversorgung statt. Einkommen aus der Landwirtschaft und aus außerlandwirtschaftlicher Erwerbsarbeit sind in diesen Betrieben gleichermaßen bedeutsam für das Haushaltseinkommen.

Bei diesen drei Gruppen von Landwirt_innen gibt es entsprechend unterschiedliche ökonomische Motivation, Landwirtschaft zu betreiben. Die an Spezialisierung, Professionalisierung und Expansion orientierten Landwirt_innen agieren überwiegend aus der Überzeugung und positiven Erfahrung heraus, trotz wenig Fläche mit ihren Betrieben ein zufriedenstellendes Einkommen erwirtschaften zu können. Sie haben ihre Betriebe ökonomisch erfolgreich ausgestaltet und können mit ihnen einen wesentlichen Teil ihres Lebensunterhalts erwirtschaften. Die Gruppe der Nebenerwerbslandwirt_innen dagegen zieht zwar u. a. durch Direktzahlungen und andere flächenbezogene Zahlungen einen gewissen mit vergleichsweise geringem Aufwand erzielten ökonomischen Nutzen aus der Landwirtschaft. Sie sieht darin jedoch nicht ihre Haupteinkommensquelle und ist auch nicht auf Einkommen aus der Landwirtschaft angewiesen. Die dritte Gruppe von Landwirt_innen wiederum betreibt Landwirtschaft vor allem aus einem Mangel an Alternativen auf dem außerlandwirtschaftlichen Arbeitsmarkt und dadurch aus einer wirtschaftlichen Notwendigkeit heraus, jedoch ohne dabei ökonomisch besonders erfolgreich zu sein.

Wie die Landwirt_innen ihre Arbeit in der Landwirtschaft bewerten, lässt sich diesen drei ökonomischen Betriebsmodellen jedoch kaum zuordnen. Lediglich für die Gruppe der markt- und expansionsorientierten Landwirt_innen lässt sich fast einheitlich sagen, dass sie gerne, z. T. sogar leidenschaftlich gerne in der Landwirtschaft arbeiten und die organisatorische und finanzielle Autonomie dieser Arbeit schätzen:

> „Das Leben in der Landwirtschaft hat, zumindest für mich, nur Vorteile. Denn hier bin ich der Direktor, der Chef, meine Zeit kann ich frei einteilen, niemand sitzt mir im Nacken. Ich entscheide, was, wann und wie und so weiter. Hier bin ich der Direktor. Das ist das eine. Das andere ist, dass man es mögen muss, nicht wahr. Man muss das mögen. Ich mag das, ich mag es, aufs Feld zu fahren, ein bisschen mit dem Pflug herumzufahren, zu arbeiten und die Arbeit zu spüren. Das treibt mich an. [...] Das ist eine sehr interessante Arbeit, sehr angenehm, sehr zufriedenstellend. Und wenn man auch noch Tiere hat, das ist was" (WLPLZA).

> „Meine Frau und ich arbeiten hier im Betrieb [...] und wir arbeiten jeden Tag von morgens bis abends. Die meisten Leute sagen, dass wir wahnsinnig sind, nicht? Aber ich habe den Komfort, dass ich mir eben keine Sorgen darum machen muss,

wovon ich morgen leben soll. Ich bin hier, wie man so sagt, Arbeiter, Leiter und Direktor, nicht? Alles in einem. Und ich finde, dass mein Leben so einigermaßen ruhig ist, dass ich mir dieses materielle Gut von Tag zu Tag sichere. Ich muss keine Angst haben, dass mich jemand entlässt, was bei uns in Polen jetzt notorisch ist. Die Leute werden heute eingestellt, einen Monat später werden sie entlassen. Sie sind 45, 46, 47 Jahre alt und zittern jeden Tag, ob sie nicht diesmal an der Reihe sind. Weil jemand kommt, der jünger ist, attraktiver. [...] Dieses Problem habe ich nicht" (WLPLOK).

Teilweise treffen auch die Landwirt_innen, die Landwirtschaft nur im Nebenerwerb oder aus einem Mangel an Alternativen betreiben, eine so positive Bewertung. Gerne in der Landwirtschaft zu arbeiten, ist bei einigen von ihnen sogar ausschlaggebend, um weiterhin in diesem Bereich tätig sein zu wollen, da der ökonomische Nutzen eher gering ist:

„Ich mochte es sehr, mit Pferden zu arbeiten. [...] Alles, alles mit den Pferden zu machen. Und wissen Sie, ich mag Pferde und ich glaube, ich werde sie bis zu meinem Tode mögen. Und wenn ich zuzahlen muss, es sei denn, ich hätte nichts, wovon ich zuzahlen kann, aber selbst wenn ich zuzahlen muss, werde ich sie halten, denn ich mag das. Ich mag das, leidenschaftlich. Wir halten sie, und wir werden sie weiter halten, weil wir das mögen. Wenn es sich schon gar nicht lohnen wird, werden wir die Herde verkleinern, aber halten werden wir welche" (WLPLAK).

Jedoch finden sich bei den Landwirt_innen aus diesen beiden Gruppen auch Aussagen, in denen das Betreiben von Landwirtschaft als eine Notwendigkeit wegen des Mangels an Erwerbsalternativen oder als das kleinere Übel gegenüber außerlandwirtschaftlicher Erwerbsarbeit beschrieben wird. Teilweise wird auch eine deutliche Ablehnungshaltung gegenüber der Arbeit in der Landwirtschaft geäußert:

„Vielleicht mag ich's nicht so sehr, aber man hat sich schon daran, das ist mehr aus Gewohnheit als aus Liebe, kann man sagen. Mehr aus Gewohnheit. Vielleicht auch weil man hier bei uns, wenn man zur Arbeit fahren wollte, in einen Betrieb, erstens kommt man da nicht hin, denn mit dem Auto oder so, das lohnt sich nicht, denn wenn man die Fahrtkosten und den Verdienst gegenrechnet, kommt man fast bei null raus, das lohnt sich nicht. Und es gibt auch keine Arbeit hier in der Nähe. Mein Vater ist in Rente gegangen und dann habe ich den Betrieb genommen. Und mache hier irgendwie weiter" (WPPKET).

Zukunftsperspektiven von kleinen Betrieben

Für die Zukunft wird von den befragten Landwirt_innen eher ein Rückgang der Beschäftigung in der Landwirtschaft insgesamt und insbesondere der Existenz von kleinen Betrieben prognostiziert. Die geringe Einträglichkeit von Landwirtschaft, ihr unsicheres wirtschaftlich-politisches Umfeld und der erforderliche hohe Arbeitszeiteinsatz trügen dazu bei, dass junge Menschen aus der Landwirtschaft abwanderten:

> „So wie ich das hier in meinem Dorf sehe, hier in der Gegend, wandert das Gros der jungen Leute aus der Landwirtschaft ab und sucht Arbeit außerhalb der Landwirtschaft, im Baugewerbe oder woanders. Und Landwirtschaft lassen sie sein. Da müssen wir uns nichts vormachen, einen großen Einfluss darauf hat, dass sich das einfach für niemanden lohnt. [...] Sicherlich gibt es diese Fördermittel für Junglandwirte von der EU, wie ich höre. Aber ich denke, dass das trotz allem nicht ausreicht. Denn bei unserer Wirtschaft, bei unserer Agrarpolitik kann man wirklich ordentlich reinfallen, wie alle sehr gut wissen. Es gibt viele rechtliche Kompliziertheiten, und auch viele Veränderungen, die ungünstig sind für die Landwirtschaft" (WLPLLE).

Vor diesem Hintergrund sind viele Landwirt_innen zurückhaltend, was Forderungen an ihre Kinder betrifft, die Landwirtschaft in den familieneigenen Betrieben fortzuführen. Auch wenn die Befragten selbst weiterhin in der Landwirtschaft arbeiten möchten, geben sie an, die Entscheidung über die Zukunft des Betriebs ihren Kindern überlassen zu wollen. Teilweise warnen sie ihre Kinder sogar ausdrücklich davor, in der Landwirtschaft zu bleiben:

> „Ich habe zu meinen Söhnen und meiner Tochter schon früher gesagt, ihr könnt auf dem Land wohnen, aber arbeitet in der Stadt. Denn von diesem Betrieb gibt es kein Einkommen. Und ich überrede keins meiner Kinder, dass es auf dem Land bleiben soll, dass es den Betrieb weitermachen soll, wenn wir mal nicht mehr sind. Das ist zu schade, das Feld nur so umzuwälzen. Sie können hier wohnen, und wir, wenn wir schon damit angefangen haben, werden wir auch weitermachen, solange es die Gesundheit erlaubt" (WLPLAK).

Neben dieser kritischen Bewertung der wirtschaftlich-politischen Rahmenbedingungen, der finanziellen Situation und der Arbeitsbedingungen in der Landwirtschaft im Allgemeinen und insbesondere in kleinen Betrieben, die die Landwirtschaft zurzeit vor allem für junge Menschen wenig attraktiv erscheinen lassen, sehen einige Landwirt_innen im Rückgang der Rentabilität von kleinen Betrieben auch eine sinnlose Zerstörung von Arbeitsplätzen:

> „Das ist vor allem auch eine Frage der Regierung. Denn wenn man über große Betriebe spricht, dann fragen wir hier, von unserer Seite aus auf die ganze Politik schauend, was kommt dafür? Was gibt es zum Tausch? Sie zerstören die Betriebe. Das sind unsere Arbeitsplätze. Ich habe Arbeit. Aber wenn sich das nicht lohnt, wenn wir diese Arbeitsplätze zerstören, was tue ich dann? Die Regierung wird mir keine Arbeit anbieten. Es gibt viel Arbeitslosigkeit. Soll ich mich auch noch in die

Reihe der Arbeitslosen stellen? Was gibt es zum Tausch? Dafür fehlt die Politik. Die Politik sollte das so gestalten, dass die Betriebe, die es gibt, unterstützt werden sollten. Denn erstens sind das Betriebe, die nicht in weiß nicht was für einem Umfang produzieren müssen. Man muss nur Bedingungen dafür schaffen. Man muss entsprechende Bedingungen schaffen, um das alles in Gang zu bringen. Aber wenn man die Bedingungen nicht schafft, und die, die etwas produzieren, keine Möglichkeiten haben, es zu verkaufen – das geht am Ziel vorbei. Man muss so eine Politik machen, gestalten, damit sich das lohnt, und sie unterstützen" (WLPLZA).

Sie stellen die soziale Sicherungsfunktion der kleinen, zurzeit wenig einträglichen und z. T. nur noch marginal bewirtschafteten landwirtschaftlichen Betriebe heraus, die schon in naher Zukunft zum Tragen kommen könnte, da der regionale Arbeitsmarkt schlecht sei und immer schlechter werde:

„Mal sehen, was kommt. Heutzutage, denke ich, sind die Zeiten so unstet und unsicher, dass es schwierig ist zu sagen, was und wie. […] Es gibt große Schwierigkeiten, wie man sieht, nicht wahr? Die Krise, also wie es wird? Aber ich denke trotz allem, dass die Menschen auf dem Land besser zurechtkommen werden als in der Stadt. Denn natürlich: Krise ist Krise, aber etwas essen muss man und ich denke, dass die Menschen von der Landwirtschaft werden leben können. Mehr oder weniger gut. Vielleicht werden sie ärmer sein, vielleicht werden sie nicht so reich sein, aber irgendwie werden sie zurechtkommen. Aber das ist auch eine gesellschaftlicherzieherische Frage, denn einen großen Einfluss darauf haben auch unsere früheren schwierigen Zeiten, die uns erzogen haben. Wir kommen unter allen Umständen zurecht" (WLPLLE).

Neben ihrer Funktion für die Sicherung von Arbeitsplätzen in ländlichen Räumen stellen einige Landwirt_innen zudem die ökologische und kulturelle Bedeutung von Landwirtschaft heraus. Im Zusammenhang damit weisen sie auf die ökologisch nachteiligen Folgen von intensiver, industrieller Landwirtschaft hin und kritisieren den Verlust der Identität von ländlichen Räumen:

„Es gibt schöne Gegenden bei uns und bestimmt wäre, wäre Polen ohne diese, ohne diese Dörfer anders. Ärmer. Ärmer. Deshalb, weil wir diese Geschichte haben, dass wir, dass wir, dass Landwirtschaft in Polen unsere Haupteinkommensquelle darstellte und deshalb gibt es so, so, so viele Dörfer, nicht wahr, und es wäre schade, wenn, wenn das alles einfach verloren gehen würde. Das ist so, als ob in Polen die Störche aussterben würden. Niemand braucht sie so wirklich, aber dieser Storch, er kündigt den Frühling an. Denn wenn ein Storch kommt, schaut jeder nach oben: ‚Hast du den Storch gesehen?' – ‚Ich habe einen gesehen, du, gestern habe ich einen gesehen, nicht?'" (WLPLOK).

3.3. Fazit

Welchen Einfluss hat der Wandel der wirtschaftlichen und politischen Bedingungen, den die Einführung der Marktwirtschaft Ende 1989 und Polens EU-Beitritt am 1. Mai 2004 mit sich gebracht haben, auf das Betreiben von kleinen Betrieben im Osten und Südosten Polens, auf die Lebenswirklichkeiten ihrer Betreiber_innen und somit auf die gesellschaftlichen Naturverhältnisse, die sich in diesen Betrieben zeigen? Und können die in kleinen Betrieben vorgefundenen Wirtschaftsweisen und Lebenswirklichkeiten einen Beitrag zur nachhaltigen Entwicklung ländlicher Räume leisten? Diese Fragen wurden zu Beginn dieses Beitrags gestellt (siehe Abschnitt 3.1).

Die Analyse der in den Landkreisen Lubartów und Krosno geführten Interviews zeigt, dass die Ausrichtung von Polens Landwirtschaft auf marktwirtschaftliche Mechanismen und in die Strukturen der GAP einen wesentlichen Einfluss auf die Marktbeteiligungsmöglichkeiten von Betreiber_innen kleiner Betriebe, auf die Veränderung des Berufsbilds des_der Landwirt_in sowie auf das Verhältnis der befragten Landwirt_innen zu ihrer Arbeit hat. Anders als zu Zeiten der sozialistischen Planwirtschaft zeichnet sich die heutige institutionelle Umgebung für die Landwirtschaft durch eine starke Wettbewerbsorientierung, schwankende oder geringe Marktpreise, strukturelle Vorteile für große landwirtschaftliche Betriebe sowie eine zunehmende Reglementierung, Bürokratisierung und Professionalisierung aus. Auf diese veränderte Umgebung reagieren die befragten Landwirt_innen mit unterschiedlichen Strategien und sie finden sich in ihr unterschiedlich gut zurecht, wie die Heterogenität der von ihnen verfolgten Betriebsmodelle und der Lebenswirklichkeiten zeigt (siehe auch Abschnitt 3.2.2 „Landwirtschaft aus Lust [...]"): Diejenigen mit unternehmerischen Fähigkeiten, Mut zu unternehmerischem Risiko, Investitionswillen, administrativen Fertigkeiten, Kooperationsbereitschaft und nicht zuletzt den notwendigen finanziellen Möglichkeiten finden Wege, auch mit kleinen Betrieben ein ausreichendes Einkommen zu erwirtschaften bzw. ihre Betriebe so zu erweitern, dass sie die hierfür notwendige Größe erreichen. Entsprechend zufrieden sind diese Landwirt_innen mit ihrer Lebenssituation und ihrer Arbeit in der Landwirtschaft. Landwirt_innen hingegen, die diese unternehmerischen Fähigkeiten oder finanziellen Möglichkeiten nicht haben, finden sich in dem veränderten institutionellen Umfeld schlechter zurecht. Sie betreiben zwar weiterhin Landwirtschaft, können aber ihren Lebensunterhalt mit dieser Tätigkeit kaum sichern. Gleichzeitig sehen sie weder Möglichkeiten, ihre landwirtschaftliche Produktion so auszurichten, dass sie mit ihr ein ausreichendes Einkommen erwirtschaften können, noch Wege, die Landwirtschaft zu verlassen und einer außerlandwirtschaftlichen Erwerbsarbeit nachzugehen. Oft stehen sie vor einer schwierigen finanziellen

Situation, wenn zusätzliche Einkommen aus außerlandwirtschaftlicher Erwerbsarbeit oder beispielsweise Rentenzahlungen älterer Familienmitglieder nicht verfügbar sind. Zwischen diesen beiden Gruppen von Landwirt_innen steht die Gruppe derjenigen, die zwar weiterhin in geringem Umfang Landwirtschaft betreiben, jedoch hauptsächlich einer außerlandwirtschaftlichen Erwerbsarbeit nachgehen und auf Einkünfte aus der Landwirtschaft nicht angewiesen sind.

Die Heterogenität der in beiden Untersuchungsgebieten vorgefundenen Wirtschaftsweisen und Lebenswirklichkeiten von Landwirt_innen bestätigt insgesamt die folgende Einschätzung von Davidova et al. (2009):

> „In summary, agricultural households are heterogeneous. While some households are already well integrated into formal markets, others are not. [...] However, for others, semi-subsistence agriculture is a choice rather than a necessity. These households enjoy their lifestyle, produce for non-pecuniary reasons and insist on producing their own safe food" (ebd.: 13).

Angesichts struktureller Benachteiligungen für kleine Betriebe, die sich aus marktwirtschaftlichen Mechanismen und GAP-Regelungen ergeben (siehe Abschnitt 3.2.2 „Strukturelle Schwächung von kleinen Betrieben"), wird von einigen Landwirt_innen Kritik an den gegenwärtigen Strukturen geübt. Diese lassen bei ihnen ein Gefühl des politischen Ungewolltseins aufkommen und die Landwirt_innen fühlen sich den Strukturen gegenüber ohnmächtig. So werden in vielen Interviews marktwirtschaftliche Mechanismen und GAP-Regelungen als mächtige, alles bestimmende Faktoren thematisiert, denen sich die Landwirt_innen fügen müssen. Sie nehmen wahr, dass diese Art von institutioneller Umgebung eher intensiv, industriell und in großen Mengen produzierenden landwirtschaftlichen Strukturen den Weg ebnet als extensiv, handwerklich-bäuerlich und in kleinen Mengen produzierenden. Entsprechend können sich auch die Betreiber_innen von kleinen Betrieben der generellen Tendenz zur Intensivierung und Industrialisierung der landwirtschaftlichen Produktion kaum entziehen, wollen sie ihren Marktzugang erhalten, ihn überhaupt erst herstellen oder ihn erweitern und dem Wettbewerbsdruck im Bereich der landwirtschaftlichen Produkte standhalten (siehe auch ENRD 2010: 16; 2010: 26). So haben diejenigen Landwirt_innen, die ihr Haupteinkommen mit der Landwirtschaft erwirtschaften, die Produktion in ihren Betrieben zumindest rationalisiert und teilweise auch den Produktionsumfang erweitert. Unterbleibt eine solche Umstellung in den Betrieben, können die landwirtschaftlichen Produkte nur in geringem Umfang vermarktet werden oder sie werden ausschließlich zur Selbstversorgung genutzt.

In den unterschiedlichen Reaktionen der befragten Landwirt_innen auf den Wandel der wirtschaftlich-politischen Bedingungen für die Landwirtschaft Polens kommt eine Vielfalt von gesellschaftlichen Naturverhältnissen zum Ausdruck: In den jeweiligen Wirtschaftsweisen in ihren Betrieben und in ihren Haltungen zur Landwirtschaft setzen sie auf individuelle und vielfältige Weise die gesellschaftlich gestalteten wirtschaftlich-politischen Bedingungen für die Landwirtschaft um. Demnach lässt sich nicht generalisierend von *den* gesellschaftlichen Naturverhältnissen in kleinen Betrieben sprechen – diese sind immer in ihrer Pluralität zu sehen. Diese Pluralität erlaubt es auch nicht, alle in Abschnitt 3.1 zur Erweiterung des Konzepts der gesellschaftlichen Naturverhältnisse formulierten Aspekte von Wachstumskritik im Allgemeinen und im Bereich der Landwirtschaft im Besonderen zu bestätigen – allein das Attribut ‚klein' stellt die Wirtschaftsweisen und Lebenswirklichkeiten in den untersuchten Betrieben nicht automatisch in den Kontext einer nachhaltigen Entwicklung ländlicher Räume im Sinne des kritisch-emanzipatorischen Nachhaltigkeitsverständnisses des Projekts PoNa. So wird der individuelle Wunsch nach einer Vergrößerung der Betriebsfläche oder des Produktionsumfangs nachvollziehbar, wenn ohne eine solche Vergrößerung ein für die Sicherung des Lebensunterhalts ausreichendes Einkommen nicht erwirtschaftet werden kann. Aus unternehmerischer Sicht bzw. aus Sicht einer Privatperson, die eigenständig ihren Lebensunterhalt erwirtschaftet, ist ‚klein' manchmal ‚zu klein' – ein betriebliches Wachstum muss so weit möglich sein, bis ein ‚Genug' erreicht ist. Und auch das im Sinne des kritisch-emanzipatorischen Nachhaltigkeitsverständnisses geforderte „erhaltende Gestalten" von Natur (Biesecker/ Hofmeister 2006; Friedrich et al. 2010: 18ff.) in landwirtschaftlichen Praktiken muss nicht zwingend mit dem Erhalt von kleinen landwirtschaftlichen Strukturen einhergehen. Zwar betrachten einige der befragten Landwirt_innen die Intensivierungs- und Industrialisierungsprozesse (und somit auch die Wachstumsprozesse) in der Landwirtschaft mit Sorge und Skepsis (siehe Abschnitt 3.2.2 „Zukunftsperspektiven von kleinen Betrieben") und bringen zum Ausdruck, dass ihnen ihre Rolle bei der Gestaltung von Natur bewusst ist. Jedoch lässt eine kleine Betriebsgröße allein noch keinen zwangsläufigen Rückschluss auf nachhaltige Umgangsweisen mit Natur zu, da die Intensität und der Industrialisierungsgrad der landwirtschaftlichen Produktion in einem Betrieb mehr von der inneren Haltung des_der jeweiligen Landwirt_in und von standortspezifischen Merkmalen abhängt als von einer bestimmten Betriebsgröße (vgl. ENRD 2010: 26). Zudem bestätigt der Bericht eines Landwirts über seinen Verzicht auf die Durchführung von Agrarumweltmaßnahmen aufgrund seiner geringen Betriebsgröße das Ergebnis einer von der Organisation für wirtschaftliche Zusammenarbeit und Entwicklung (OECD) durchgeführten Literaturstudie, der zufolge große landwirtschaftliche Betriebe häufiger Förderungen für Agrarumweltmaßnahmen in Anspruch nehmen als kleine (vgl. Organisation for Economic Co-operation and Development (OECD) 2005; ENRD 2010: 26) –

wohl auch deshalb, weil dieser Gruppe auch bei einer vollständigen Stilllegung oder extensiven Bewirtschaftung eines Teils ihrer Flächen immer noch genügend Fläche für die (intensive) landwirtschaftliche Produktion übrig bleibt.

Andere Aspekte der in Abschnitt 3.1 formulierten Wachstumskritik hingegen lassen sich bestätigen. So bietet Eigentum an Land eine soziale Sicherungsfunktion und kleine Betriebe lokale und regionale Erwerbsmöglichkeiten – mit diesen zwei Funktionen haben kleinteilige landwirtschaftliche Strukturen das Potenzial, zu einer nachhaltigen Entwicklung ländlicher Räume beizutragen. Die Berichte der befragten Landwirt_innen zeigen, dass Eigentum an Land angesichts einer unsicheren makroökonomischen Situation und der Abwesenheit oder der Unwägbarkeiten von außerlandwirtschaftlichen Erwerbsmöglichkeiten eine soziale Sicherungsfunktion besitzt. Es ermöglicht den Eigentümer_innen grundsätzlich eine Rückkehr zur Landwirtschaft, selbst wenn diese zurzeit nicht oder nur noch marginal betrieben wird, und leistet somit einen Beitrag zur sozialen Resilienz ländlicher Räume. Die Funktion als lokaler und regionaler ‚Arbeitgeber‘ wird von kleinen Betrieben zwar teilweise erfüllt, wie die Beispiele erfolgreicher Haupt- oder Nebenerwerbsbetriebsmodelle zeigen, jedoch nimmt ihre Bedeutung in dieser Hinsicht nach und nach ab, wie aus den Berichten über ihre geringe Einträglichkeit hervorgeht. Verstärkt wird der Bedeutungsverlust in diesem Punkt u. a. dadurch, dass das bis zu einem ‚Genug‘ notwendige Wachstum von kleinen Betrieben durch das Wachstum von landwirtschaftlichen Strukturen an anderer Stelle erschwert oder verhindert wird: Durch den in Abschnitt 3.2.2 „Wirkung von Direktzahlungen“ beschriebenen weitflächigen Aufkauf von Landflächen durch außerlandwirtschaftliche Investor_innen stehen die aufgekauften landwirtschaftlichen Flächen für Erweiterungen von kleinen Betrieben nicht mehr zur Verfügung. So werden deren Entwicklungsmöglichkeiten und damit auch die Möglichkeiten für den Erhalt und die Stärkung von landwirtschaftlichen Einkommen in ländlichen Räumen gehemmt, die angesichts von fehlenden außerlandwirtschaftlichen Einkommensquellen einen Beitrag zum Erhalt der Vitalität dieser Räume leisten können. Vor dem Hintergrund des Aufkaufs von Land durch außerlandwirtschaftliche Investor_innen ist der Vorwurf, Eigentümer_innen von kleinen Betrieben würden ihr Land expansionswilligen Landwirt_innen vorenthalten und dadurch deren Entwicklungsmöglichkeiten sowie die allgemeine wirtschaftliche Entwicklung in ländlichen Räumen hemmen (vgl. Petrick/ Tyran 2003: 122; Rosner/ Stanny 2007), also nur bedingt haltbar. Zudem muss man für beide Untersuchungsgebiete feststellen, dass trotz des Festhaltens am Eigentum von oftmals nur wenigen Hektar Land ein agrarstruktureller Wandel bereits in einem viel größeren Umfang stattgefunden hat, als statistische Daten dies suggerieren (siehe auch Abschnitt 3.2.2 „Wirkung von Direktzahlungen“). Agrarstrukturelle Statistiken zeigen zwar die formalen, kleinteiligen Eigentumsverhältnisse auf; die realen, auf deutlich größeren Einheiten beruhenden Bewirtschaftungsverhältnisse, die durch informelle Pachtregelungen und die Übernahme der Bewirtschaftung von landwirtschaftlichen Flächen durch Betreiber_innen großer Betriebe zustande kommen, spiegeln sich darin jedoch nicht wider. Das agrarpolitisch gesetzte Ziel der Einheitenvergrößerung von landwirtschaftlichen Strukturen wurde somit in der Praxis bereits zu großen Teilen erreicht, wenn möglicherwiese auch nicht in der politisch erwünschten Form. Denn die formal weiterhin bestehenden kleinteiligen Eigentumsstrukturen erlauben den Eigentümer_innen prinzipiell jederzeit eine Rückkehr zur aktiven Landwirtschaft, wodurch die in der Praxis bestehenden großräumigen Bewirtschaftungseinheiten keinen formalen Bestandsschutz haben. Vor diesem Hintergrund ist der Vorwurf, Eigentümer_innen von kleinen Betrieben würden die Entwicklungsmöglichkeiten von expansionswilligen Landwirt_innen hemmen, noch weniger haltbar. Der Aufkauf von landwirtschaftlichen Flächen durch außerlandwirtschaftliche Investor_innen kann außerdem einigen durch die polnische Agrarpolitik selbst gesetzten Zielen entgegenstehen (siehe auch Abschnitt 3.1): Zwar entsteht durch den Aufkauf von großen Landmengen formal die politisch gewünschte Vergrößerung der landwirtschaftlich bewirtschafteten Einheiten, jedoch werden die aufgekauften Flächen oftmals ausschließlich unter Agrarumweltmaßnahmen bewirtschaftet. So können sie zwar eine positive Wirkung auf den materiellen Zustand von Natur haben, sie stehen für die landwirtschaftliche Produktion jedoch nicht mehr zur Verfügung und somit dem ebenfalls politisch gesetzten Ziel einer Steigerung der landwirtschaftlichen Produktion und Produktivität entgegen. Dieses Phänomen zeigt, dass die Vergrößerung der Agrareinheiten allein kein Selbstzweck sein kann und – neben den oben beschriebenen möglichen negativen Auswirkungen auf die Entwicklung ländlicher Räume – auch nicht zwangsläufig die politisch gewünschten Effekte mit sich bringt.

Die Ergebnisse der empirischen Untersuchung in den Landkreisen Lubartów und Krosno zeigen insgesamt ein sehr heterogenes Bild von Wirtschaftsweisen und Lebenswirklichkeiten in den dort untersuchten kleinen Betrieben. Diesem heterogenen Bild zufolge können kleine Betriebe weder per se als der im Sinne des PoNa-Nachhaltigkeitsverständnisses nachhaltigen Entwicklung ländlicher Räume zuträglich klassifiziert werden – noch stehen sie der nachhaltigen Entwicklung ländlicher Räume grundsätzlich entgegen. Jedoch zeigt die Untersuchung das Potenzial von kleinen Betrieben, einen Beitrag zur nachhaltigen Entwicklung ländlicher Räume leisten zu können, sowie einige Widersprüchlichkeiten von politischen Zielsetzungen und Regelungen auf.

4. Die Natur des Ländlichen

Zur Konzeption gesellschaftlicher Natur- und Geschlechterverhältnisse in ländlichen Räumen

Tanja Mölders

4.1. Einleitung

Ländliche Räume gelten gemeinhin als natürlich, als Räume, in denen sich die gesellschaftlichen Naturverhältnisse durch eine – im Vergleich zur Stadt – größere Naturnähe auszeichnen. Dabei eröffnet die Rede von der Natur des Ländlichen mindestens zwei Lesarten: Erstens sind unterschiedliche *Naturverständnisse* angesprochen, die unterschiedliche Akteure (Land- und Stadtbevölkerung, Politiker_innen, Natur- und Umweltschützer_innen etc.) ländlichen Räumen in unterschiedlichen Kontexten zuschreiben. Die zentrale Kategorie dieser Lesart ist die Kategorie *Natur*. Zweitens adressiert die Natur des Ländlichen all jene *Wesensmerkmale*, die als charakteristisch für ländliche Räume gelten (z. B. Leben in der dörflichen und häuslichen Gemeinschaft, Subsistenz, Geschlechterrollen). Eine zentrale Kategorie dieser Lesart ist die Kategorie *Geschlecht*.

Im Konzept der gesellschaftlichen Naturverhältnisse als der theoretischen und empirischen Zentralreferenz der Sozialen Ökologie (vgl. Becker/ Jahn 2006a; siehe auch Kapitel I.1) lassen sich beide Lesarten zu der Frage nach der Konzeption gesellschaftlicher Natur- und Geschlechterverhältnisse in ländlichen Räumen verbinden. Denn die Verbindungen zwischen den Kategorien Natur und Geschlecht sind konstitutiv für das Konzept der gesellschaftlichen Naturverhältnisse und werden auch im Forschungsbereich *Gender & Environment* ausgearbeitet (siehe auch Abschnitt 4.2).

Die im vorliegenden Beitrag präsentierten Ergebnisse basieren auf einem gleichnamigen kumulativen Habilitationsvorhaben, in dem ich die Frage nach den Verbindungen zwischen gesellschaftlichen Natur- und Geschlechterverhältnissen theoretisch und empirisch ausarbeite. Dazu beziehe ich mich auf unterschiedliche Forschungsansätze aus dem Themenfeld Geschlechterverhältnisse und Nachhaltigkeit (vgl. Hofmeister et al. 2013a), wobei der Ansatz (Re)Produktivität von besonderer Bedeutung ist.

In diesem Beitrag werden die im Konzept der gesellschaftlichen Naturverhältnisse angelegten Verbindungen zwischen den Kategorien Natur und Geschlecht um die Kategorie Ländlichkeit erweitert. Dabei gehe ich erstens davon aus, dass Natur und Geschlecht zentral für die Herstellung von Ländlichkeit sind. Zweitens gehe ich davon aus, dass Politik in unterschiedlicher Art und Weise und damit auch auf unterschiedlichen politischen Ebenen (international, national, regional, lokal) und sowohl als Politik von oben als auch als Politik von unten an diesem Herstellungsprozess beteiligt ist. Ziel der Analyse ist es, die Verbindungen zwischen den Kategorien Natur, Geschlecht und Ländlichkeit nachzuvollziehen und erklärbar zu machen, um darüber einen sozial-ökologisch motivierten Beitrag zur agrarsoziologischen Debatte um Ländlichkeit zu leisten.

Für diese Analyse nehme ich eine sozial-konstruktivistische Perspektive ein und untersuche damit die Prozesse des *Doing Gender, Doing Nature* und *Doing Rurality*. Mein Erkenntnisinteresse gilt sowohl den Verläufen als auch den Produkten der untersuchten Prozesse. Mit dem gewählten sozial-konstruktivistischen Zugang erteile ich der materiellen Dimension der drei Kategorien jedoch keineswegs eine Absage. Vielmehr gehe ich mit dem Konzept der gesellschaftlichen Naturverhältnisse davon aus, dass die materielle und die symbolische Dimension untrennbar miteinander verbunden sind und als gesellschaftliche Ordnungen wirken. Ich teile außerdem die vermittlungstheoretische, auf die vielfältigen Wechselbeziehungen zwischen Natur und Gesellschaft gerichtete Perspektive der Sozialen Ökologie und spreche deshalb von Natur und Geschlecht als gesellschaftliche Verhältnisse.[1]

Um diese Analyseperspektiven entfalten zu können, skizziere ich zunächst den Forschungsbereich *Gender & Environment* als das Gebiet, in dem die Verbindungen zwischen gesellschaftlichen Natur- und Geschlechterverhältnissen theoretisch-konzeptionell beschrieben und beispielsweise im Forschungsansatz (Re)Produktivität konkretisiert werden (siehe Abschnitt 4.2). Daran anschließend analysiere ich die Verbindungen zwischen Geschlecht, Natur und Ländlichkeit als *Doing Gender, Doing Nature* und *Doing Rurality* und frage exemplarisch danach, inwiefern unterschiedliche Politiken an der Herstellung dieser gesellschaftlichen Ordnungen beteiligt sind (siehe Abschnitt 4.3). In meinem Fazit schlussfolgere ich, welche Erkenntnisse sich aus dieser Analyse für ein sozial-ökologisches Verständnis der Natur des Ländlichen ziehen lassen (siehe Abschnitt 4.4).

---

[1] Vgl. zum Verhältnis konstruktivistischer und vermittlungstheoretischer Ansätze ausführlich Kropp (2002).

4.2. Gesellschaftliche Natur- und Geschlechterverhältnisse im Forschungsbereich Gender & Environment[2]

Der Forschungsbereich Gender & Environment[3] entstand in Deutschland in den 1980er Jahren am Institut für sozial-ökologische Forschung (ISOE) in Frankfurt am Main als Teil des dort in Entstehung begriffenen Forschungsprogramms Soziale Ökologie. Während in der internationalen feministischen Debatte unter *Gender & Environment* ein weit gefasster Zugang bezeichnet wird, der die Verbindungen zwischen gesellschaftlichen Natur- und Geschlechterverhältnissen zu erklären versucht (vgl. z. B. Nightingale 2006; Hawkins/ Ojeda 2011), bezieht sich der im Folgenden vorgestellte Forschungsbereich dezidiert auf das Konzept der gesellschaftlichen Naturverhältnisse und die hier zugrunde gelegten Annahmen eines vermittlungstheoretischen Gesellschaft-Natur-Verhältnisses (siehe Kapitel I.1 und I.2).

Mit ihrer Arbeit „Soziale Ökologie und Feminismus" legten die Sozialwissenschaftlerin Irmgard Schultz und die Physikerin Elvira Scheich 1987 das Fundament für eine feministische Auseinandersetzung in und mit der Sozialen Ökologie (vgl. Scheich/ Schultz 1987; Schultz 1995: 10; Schultz/ Wendorf 2006: 41ff.).[4] Der sozialwissenschaftliche Beitrag bestand dabei insbesondere in einer gesellschaftskritischen Analyse der Fest- und Fortschreibung von Geschlechterrollen und ihrer hierarchischen Verfasstheit. Die feministische Naturwissenschaftskritik stellte das Objektivitätspostulat der Naturwissenschaften und die damit verbundene Trennung von Forschungssubjekt und -objekt infrage. „Die Dimensionen, die von der feministischen Kritik des Geschlechterverhältnisses aufgespannt werden, beziehen sich damit auf Gesellschaftstheorie und Wissenschaftskritik gleichermaßen" (Scheich 1987: 44).

Mit Blick auf das Konzept der gesellschaftlichen Naturverhältnisse wurde postuliert, „daß die sozial-ökologische Krise auf der analytischen Ebene der gesellschaftlichen Beziehungen vor allem auch als KRISE DER GESCHLECHTERBEZIEHUNGEN thematisiert werden müsste" (Schultz 1987: 2, Herv. i. Orig.). Zwanzig Jahre später wird die sozial-ökologischen Krise „mehrdimensional als Krise des Politischen, der Geschlechterverhältnisse und der Wissenschaften verstanden" (Becker 2006: 53). Die Kategorie Geschlecht ist

---

[2] Dieser Abschnitt entspricht in Teilen dem Text „Gender & Environment" (Mölders 2013).

[3] Als „Forschungsbereiche" im Themenfeld Geschlechterverhältnisse und Nachhaltigkeit beschreiben Sabine Hofmeister, Christine Katz und Tanja Mölders (2013b) mit „Ökofeminismus", „Feministisch ökologische Ökonomik" und „Gender & Environment" solche Bereiche, die bei der Herausbildung des Themenfelds eine maßgebliche Rolle spielten und die sich auf die wesentlichen Diskurse zu den Verbindungen zwischen Geschlecht, Natur, Gesellschaft und Nachhaltigkeit beziehen.

[4] Auch die Arbeiten der Chemikerin Ines Weller am ISOE haben den Forschungsbereich *Gender & Environment* maßgeblich beeinflusst (vgl. u. a. Schultz/ Weller 1995).

somit – zumindest programmatisch – in die Soziale Ökologie integriert. Allerdings weisen kritische Stimmen darauf hin, dass diese Integration forschungspraktisch oftmals an Grenzen stößt, wenn es darum geht, Kritik an grundlegenden Annahmen und Zuschreibungen zu üben (etwa in Bezug auf Wissenschafts- und Ökonomieverständnisse oder Arbeitsbegriffe) (vgl. z. B. Gottschlich 2013b; Gottschlich/ Katz 2013; Mölders 2013: 95f.).

In der Sozialen Ökologie wird Geschlecht mit mehreren Analyseperspektiven verbunden: Geschlechterverhältnisse werden zum einen als gesellschaftliche Strukturkategorie verstanden, „die die Regulation der gesellschaftlichen Naturverhältnisse bestimmt" (Hummel/ Schultz 2011: 221). Zum anderen werden Geschlechterverhältnisse im Sinne eines *Doing Gender* als Prozesskategorie verstanden: „In sozialen Interaktionssituationen werden Geschlechterverhältnisse von Individuen immer wieder neu generiert" (ebd.). Beide Verständnisse sind relevant für den aktuellen Fokus in der Sozialen Ökologie, Geschlechterverhältnisse als inter- und transdisziplinäre Kategorie zu begreifen und für Forschungsprozesse zu operationalisieren (vgl. Schultz et al. 2006: 224, 232; Schindler/ Schultz 2006: 93f.; Schultz 2006; Hummel/ Schultz 2011). Die interdisziplinäre Kategorie vermag zwischen den Wissenschaftskulturen zu vermitteln, die transdisziplinäre Kategorie ermöglicht die Integration von wissenschaftlichem und Alltagswissen und verbindet so die Kategorien Alltag, Geschlecht und Bedürfnisse miteinander. Entsprechend wird die „doppelte Erkenntnisperspektive auf Geschlechterdifferenzen" (Schultz et al. 2006: 230) herausgestellt, die sowohl die Gesellschaft und den Alltag als auch die Wissenschaft in den Blick nimmt (vgl. ebd.). Als inter- und transdisziplinäre Kategorie fungieren Geschlechterverhältnisse als sogenannter *Eye Opener*: „Sie eröffnen den Blick für soziale Differenzierungen, Hierarchisierungen und Ausgrenzungen, die dann sozial-empirisch erfasst und für das Ausarbeiten der Gestaltungsperspektiven operationalisiert werden können" (Hummel/ Schultz 2011: 230f.).

Die Kritik am gesellschaftlichen Umgang mit Dichotomien wird auch auf die wissenschaftliche Unterscheidungspraxis zwischen Natur und Gesellschaft bezogen. Die Kategorie Geschlecht besteht dabei nicht losgelöst von Natur und Gesellschaft, sondern ist untrennbar mit der modernen Gesellschaft-Natur-Unterscheidung verbunden (vgl. Schultz et al. 2006: 227; Schultz 1987: 21ff., Schultz 2006: 377ff.; Hummel/ Schultz 2011: 222). Dies hat zur Folge, dass die sozial-ökologische Kritik an einer Entgegensetzung von Essentialismus und Konstruktivismus, die sich in ihren Extremformen als Naturalisierung und Kulturalisierung ausdrücken, die Natur- und Geschlechterverhältnisse in gleicher Weise betrifft (vgl. Schultz et al. 2006: 233; Hummel/ Schultz 2011: 221).

Um diese Verbindungen zwischen Natur- und Geschlechterverhältnissen analytisch zu erfassen, werden unterschiedliche theoretische Bezüge hergestellt.

Zu nennen sind hier insbesondere die Bedeutung von Geschlechterverhältnissen für die und in der Kritischen Theorie sowie die Gender-Dimension von Naturwissenschafts- und Technikkritik (vgl. Schultz 2006: 379ff.). Ziel ist es, im Rekurs auf unterschiedliche Ansätze aus dem Themenfeld Natur- und Geschlechterverhältnisse eine Verbindung zwischen dekonstruktiven und rekonstruktiven Perspektiven auf Natur und Geschlecht herzustellen (vgl. ebd.: 380, 382). Mit dem Forschungsansatz[5] (Re)Produktivität, wie er seit über zehn Jahren von der Wirtschaftswissenschaftlerin Adelheid Biesecker und der Umwelt- und Nachhaltigkeitswissenschaftlerin Sabine Hofmeister entwickelt wird, liegt das vermutlich am konkretesten ausgearbeitete Konzept zur Analyse gesellschaftlicher Naturverhältnisse aus einer Genderperspektive vor (vgl. Biesecker/ Hofmeister 2003; 2006; 2013; Hofmeister 2013; siehe auch Kapitel I.2). Ausgangspunkt des (re)produktionstheoretischen Ansatzes ist die Kritik an der Trennung einer produktiven, d. h. ökonomisch in Wert gesetzten, von einer reproduktiven, d. h. ökonomisch nicht in Wert gesetzten Sphäre – und zwar sowohl im Bereich des Sozialen als auch mit Blick auf Natur. Die soziale Krise der Reproduktionsarbeit und die ökologische Krise der Natur, die zusammen in eine sozial-ökologische Krise münden, sind in diesem Verständnis gleichursprünglich. Biesecker und Hofmeister betonen, dass alle Tätigkeiten des Lebendigen (sowohl von Menschen als auch von Natur) produktiv seien, dass also die Produktion-Reproduktion-Differenz ausschließlich in der Sphäre des (Markt)Ökonomischen existiere (vgl. Biesecker/ Hofmeister 2006: 33). Damit wird die Kritik an der Trennung von Produktion und Reproduktion zu einer Ökonomiekritik – einer Kritik an der kapitalistischen Ökonomie der Industriemoderne. Mit ihrem Konzept (Re)Produktivität legen Biesecker und Hofmeister den Entwurf einer nachhaltigen Ökonomie vor – einer „Neuerfindung des Ökonomischen" (ebd.). Die Trennung von Produktion und Reproduktion wird hier analytisch aufgehoben, indem jene sozialen und natürlichen Prozesse und Leistungen, die in der industriekapitalistisch verfassten Wertökonomie (noch) als reproduktiv erscheinen, mit Blick auf eine nachhaltige Regulationsordnung des Ökonomischen als die zentralen Produktivitäten erkannt werden (vgl. Hofmeister 2013: 131). Nachhaltiges Wirtschaften ist demnach organisiert „als eine Vielzahl aufeinander abgestimmter (re)produktiver Prozesse, deren physisch materielle und wertmäßige Dimensionen qualitativ und quantitativ durch Aushandlungsprozesse auf allen gesellschaftlichen Ebenen bestimmt werden" (ebd.). Indem Biesecker und Hofmeister ihren Forschungsansatz selbst explizit dem Forschungsbereich *Gender & En-*

---

[5] Als „Forschungsansätze" bezeichnen Sabine Hofmeister, Christine Katz und Tanja Mölders (2013e) „Versuche, Theoretisierungen zum Zusammenhang von Geschlechter-, Naturverhältnissen und Nachhaltigkeit thematisch zu konkretisieren" (ebd.: 77).

vironment zuordnen (vgl. ebd.: 132f.), tragen sie zu dessen Konkretisierung und Operationalisierung bei.

Es bleibt festzuhalten, dass der Forschungsbereich *Gender & Environment* eine der wenigen etablierten und institutionalisierten feministisch motivierten Forschungsperspektiven auf Gesellschaft-Natur-Verhältnisse und Nachhaltigkeit darstellt. Innerhalb des damit eröffneten, theoretisch und methodologisch weiten Felds verorte ich den vorliegenden Beitrag. Dabei beziehe ich mich auf ein Verständnis von Geschlecht als Prozesskategorie und nehme diese (re)produktionstheoretisch konkretisierte Perspektive auch für die beiden anderen betrachteten Kategorien, für Natur und Ländlichkeit, ein. Der sozialökologischen Warnung vor einem unreflektierten Konstruktivismus folgend, verbinde ich diese Perspektive mit einer expliziten Anerkennung von Materialität. Auch die Verständnisse von Geschlecht als inter- und transdisziplinäre Kategorie sind für meine Überlegungen relevant: Interdisziplinär verbinde ich Ansätze der Agrarsoziologie, der sozial-ökologischen Nachhaltigkeitsforschung und der feministischen Umweltforschung miteinander. Transdisziplinär beziehe ich mich auf ausgewählte Politiken und frage nach ihren Beiträgen zur Herstellung von Geschlecht, Natur und Ländlichkeit.

4.3. Geschlecht und Natur als gesellschaftliche Ordnungen des Ländlichen

Um die Verbindungen zwischen den drei Kategorien Geschlecht, Natur und Ländlichkeit nachvollziehen zu können, gilt es, diese aufeinander aufbauend und in ihren jeweiligen Wechselwirkungen und Bedingtheiten zu betrachten. Dazu folge ich einem Dreischritt, in dem ich zunächst die Kategorie Geschlecht aus der Analyseperspektive eines *Doing Gender* erkläre (siehe Abschnitt 4.3.1), in einem zweiten Schritt die Kategorie Natur hinzunehme und das *Doing Nature* unter Berücksichtigung von Erkenntnissen der feministischen Umweltforschung betrachte (siehe Abschnitt 4.3.2) und schließlich in einem dritten Schritt die Prozesse des *Doing Rurality* als das Zusammenwirken zwischen den Kategorien Geschlecht, Natur und Ländlichkeit nachvollziehe (siehe Abschnitt 4.3.3). Diese Verbindung ermöglicht es zu verstehen, wie sich Zuschreibungen, Rationalitäten, Bewertungen und Legitimierungspraktiken zu gesellschaftlichen Ordnungen des Ländlichen verbinden und inwiefern Politik an der Gestaltung dieser gesellschaftlichen Ordnungen beteiligt ist.

4.3.1. Doing Gender

Geschlecht als Prozesskategorie, d. h. als „Doing Gender" (West/ Zimmerman 1987) zu begreifen, stellt einen jüngeren Zugang innerhalb der Theorieentwicklung der Geschlechterforschung dar, der auch im Forschungsbereich *Gender & Environment* aufgegriffen wird (siehe Abschnitt 4.2 sowie Hummel/ Schultz 2011: 221).

Unter dem Einfluss sozial-konstruktivistischer Ansätze in den Sozial- und Geisteswissenschaften wird auch innerhalb der Geschlechterforschung zunehmend nach den Bedingungen, Verläufen und Konsequenzen sozialer Konstruktionsprozesse gefragt.[6] Damit wird das Konzept der Zweigeschlechtlichkeit – sowohl in seiner biologischen Dimension als Sex als auch in seiner sozialen Dimension als *Gender* – infrage gestellt und in radikalkonstruktivistischer Sicht ganz aufgegeben. Carol Hagemann-White (1988) plädiert entsprechend für die „Null-Hypothese", also dafür, „daß es keine notwendige, naturhaft vorgeschriebene Zweigeschlechtlichkeit gibt, sondern nur verschiedene kulturelle Konstruktionen von Geschlecht" (ebd.: 230).

Ein solches Verständnis beeinflusst sowohl die Forschungsthemen als auch die Forschungsmethoden der Geschlechterforschung: Die dort bis dato dominierende Perspektive auf Subjekte und Identitäten, d. h. auf biologische Frauen und Männer, rückt in den Hintergrund. In den Vordergrund tritt die intersubjektive Ebene. „Gefragt wird also danach, wie sich Geschlechtlichkeit auf individueller, struktureller und symbolischer Ebene aktiv herstellt, reproduziert und verändert" (Hofmeister et al. 2013c: 68). Methodisch werden Forscher_innen vor die Herausforderung gestellt, dass sie in der Empirie – z. B. bei der Erforschung von Geschlechterverhältnissen in ländlichen Räumen – eben doch biologischen Frauen oder Männern begegnen, sie befragen oder beobachten. Wie lässt sich hier also die Perspektive eines *Doing Gender* realisieren? Hagemann-White (1993) schlägt dazu eine „doppelte Blickrichtung" (ebd.: 75) vor. Damit meint sie, dass die empirische Erhebung notwendigerweise in einer Differenzperspektive erfolgt – es wird von Unterschieden und Unterscheidbarkeit zwischen weiblich und männlich ausgegangen, indem z. B. biologische Frauen und Männer in ländlichen Räumen befragt werden. Die Interpretation der Daten soll dann jedoch theoriegeleitet, z. B. (re)produktionstheoretisch, erfolgen (siehe Abschnitt 4.2). Es wird davon ausgegangen, dass es keine zwei Geschlechter gibt, und nach der

---

[6] Sabine Hofmeister, Christine Katz und Tanja Mölders (2013c: 69) weisen darauf hin, dass eine prozessorientierte Analyseperspektive nicht zwangsläufig an radikalkonstruktivistische Theorieansätze gebunden ist. Vielmehr sei sie ebenso anschlussfähig an gesellschaftstheoretische und -kritische feministische Theorien und ergänze „jene Theoreme, die Geschlecht als Strukturkategorie konzeptualisieren" (ebd.).

Herstellung von Geschlechtlichkeit, nach dem *Doing Gender*, gefragt, z. B. durch die Unterscheidung reproduktiver und produktiver Leistungen und Qualitäten.

Der Verdienst einer solchen Forschungsperspektive liegt in der konsequenten Infragestellung vermeintlicher Gewissheiten und damit in der erweiterten bzw. veränderten Perspektive auf gesellschaftliche Ordnungen. Dabei werden diese Ordnungen keineswegs auf symbolische Ordnungen reduziert. Vielmehr wird auch nach den materiellen Voraussetzungen und Konsequenzen gesellschaftlicher Verhältnisse gefragt.

4.3.2. *Doing Gender* – **Doing Nature**

Natur als Prozesskategorie, d. h. als *Doing Nature* (vgl. z. B. Poferl 2001; Weber 2007: 39ff.; Katz 2011) zu verstehen, bedeutet die Loslösung von ontologischen, essentialistischen Naturverständnissen, d. h. von der Vorstellung einer außergesellschaftlichen Natur *an sich*. Auch das mit dem Konzept der gesellschaftlichen Naturverhältnisse vertretene vermittlungstheoretische Verständnis von Natur lässt sich in diesem prozessorientierten Sinne interpretieren: Die materiellen und symbolischen Wechselwirkungen zwischen Natur und Gesellschaft werden immer wieder neu hergestellt.

Indem anerkannt wird, dass die Kategorie Natur materiell und symbolisch gesellschaftlich vermittelt ist, verbindet sie sich u. a. mit den gesellschaftlichen Geschlechterverhältnissen. Um diese Verbindungen zwischen *Doing Gender* und *Doing Nature* nachvollziehen zu können, lassen sich im Rekurs auf die Erkenntnisse der feministischen Umweltforschung, wie sie auch für die Soziale Ökologie und den Forschungsbereich *Gender & Environment* maßgeblich sind (siehe auch Abschnitt 4.2), zwei grundlegende Zusammenhänge zwischen Geschlecht und Natur unterscheiden:

Erstens konnte in zahlreichen theoretischen wie auch empirischen Arbeiten gezeigt werden, dass die soziale Konstruktion der Kategorie Geschlecht über die Bezugnahme auf Natur erfolgt (vgl. z. B. Holland-Cunz 1994; Orland/ Scheich 1995; Weber 2007). Soziale Differenzen zwischen den Geschlechtern werden so naturalisiert und erscheinen damit als gegeben, d. h. als nicht verhandelbar. Ein Beispiel hierfür ist die Konstruktion von Frauen als das ‚qua Natur schwache Geschlecht', das für bestimmte körperliche Arbeiten nicht infrage kommt. In der Konsequenz werden Frauen andere Arbeiten zugewiesen, die gesellschaftlich häufig weniger anerkannt sind.

Zweitens konnte gezeigt werden, dass die Bedeutungszuschreibungen und Bewertungen von Natur und Frauen gleichartigen Rationalitäten folgen (vgl. z. B. Merchant 1987; Biesecker/ Hofmeister 2006). Abgespalten und abgewertet werden die reproduktiven Leistungen von Natur und Frauen, die jedoch zugleich als „ewig sprudelnde Quelle" (Hofmeister 1994: 144) für die Ermöglichung von produktiven Leistungen vorausgesetzt werden. Die ökologische Krise der Natur und die soziale „Krise der Reproduktionsarbeit" (Rodenstein et al. 1996) erscheinen in diesem Verständnis als gleichursprünglich (vgl. Biesecker/ Hofmeister 2006).

Die identifizierten Verbindungen zwischen *Doing Gender* und *Doing Nature* werden sichtbar als gesellschaftliche Ordnungen – als sich wechselseitig stabilisierendes Unterordnungsverhältnis zwischen den Kategorien Natur und Geschlecht. Dies zeigt sich auf der materiellen Ebene in Form einer herrschaftsförmigen Instrumentalisierung und Verwertungslogik, die sich insbesondere in Kontrollansprüchen gegenüber Frauen und Natur ausdrücken (vgl. Katz/ Mölders 2013: 270). Beispiele hierfür sind die Zerstörung von Subsistenzverhältnissen (vgl. Bennholdt-Thomsen et al. 1999) oder eine übersteigerte, die natürliche Produktivität ausbeutende Ressourcennutzung (vgl. Merchant 1987). Das sich wechselseitig stabilisierende Unterordnungsverhältnis zeigt sich außerdem auf der symbolischen Ebene, wo Zuschreibungen des Natürlichen und des Weiblichen aufeinander verweisen. So arbeitet Renate Mann (2002) Analogien in Weiblichkeits- und Naturbildern entlang unterschiedlicher Grade der Zähmung bzw. Zähmbarkeit heraus: Als gezähmt erscheinen z. B. die „keusche Ehefrau" und „Mütterlichkeit" oder die „Kulturlandschaften" und „Gemüsegärten", als ungezähmt bzw. unzähmbar erscheinen etwa „Huren" und „Flittchen" oder der „Dschungel" (ebd.: 265ff.).

Das in Bezug auf die Kategorie Geschlecht herausgearbeitete Infragestellen vermeintlicher Gewissheiten weitet sich somit thematisch aus – nicht nur Geschlecht, sondern auch Natur erscheint als geworden bzw. als in Prozessen werdend. Dadurch verändert sich der Blickwinkel auf Natur zunehmend weg von Fragen nach Zuständen hin zu Fragen nach Entstehungs- und Entwicklungsprozessen und den damit jeweils verbundenen Qualitäten.

4.3.3. *Doing Gender – Doing Nature – **Doing Rurality***

Um Ländlichkeit als Prozesskategorie, d. h. als *Doing Rurality*, verstehen zu können, gilt es nachzuvollziehen, welche Materialitäten und Symboliken bestimmte Räume, soziale Interaktionen oder kulturelle Äußerungen als ländlich charakterisieren. Denn Ländlichkeit entsteht durch das Zusammenwirken materieller und symbolischer gesellschaftlicher Ordnungen, die sich zu gesellschaftlichen Ordnungen des Ländlichen verbinden. Entsprechend formuliert Paul Cloke (2006):

„The rural stands both as a significant imaginative space, connected with all kinds of cultural meanings ranging from the idyllic to the oppressive, and as a material object of lifestyle desire for some people – a place to move to, farm in, visit for a vacation, encounter different forms of nature, and generally practise alternatives to the city" (ebd.: 18).

In meiner Analyse gehe ich davon aus, dass die beiden vorab diskutierten Kategorien Geschlecht und Natur konstitutiv für die Herstellung der Kategorie Ländlichkeit sind, dass also die Erkenntnisse der feministischen Umweltforschung zu den Verbindungen von Geschlecht und Natur auch auf Ländlichkeit bezogen bzw. um diese Kategorie erweitert werden können. Damit schließe ich an einige wenige Arbeiten der ruralen Geschlechterforschung an, die eben diese Schnittstelle von Geschlecht, Natur und Ländlichkeit in den Blick nehmen (vgl. z. B. Saugeres 2002; Inhetveen 2004; Little 2006; Nightingale 2006).

Dazu folge ich dem Vorgehen der analytischen Unterscheidung einerseits und der Frage nach Verbindungen und Wechselbeziehungen andererseits und stelle im Folgenden zunächst Geschlechterverhältnisse und daran anknüpfend Naturverhältnisse als gesellschaftliche Ordnungen des Ländlichen dar.

Geschlechterverhältnisse als gesellschaftliche Ordnung des Ländlichen

Die Geschlechterverhältnisse in ländlichen Räumen und in der Landwirtschaft zu analysieren, ist Gegenstand der ruralen Geschlechterforschung. Abhängig davon, wie Frauen in landwirtschaftliche Betriebe und in die ländliche Gemeinschaft eingebunden sind, können ihnen sehr unterschiedliche Rollen zukommen. Diesen Rollen, den damit jeweils verbundenen Identitäten, sozialen Beziehungen und Gestaltungsspielräumen sowie ihrem steten Wandel gilt ein wesentliches Forschungsinteresse der ruralen Geschlechterforschung (vgl. für einen Überblick Schmitt 2005).

Innerhalb dieser Debatten kommen verschiedene feministische Zugänge zum Tragen, die die Theorieentwicklung der Geschlechterforschung widerspiegeln (vgl. Hofmeister et al. 2013c: 47ff.). Entsprechend finden sich darin auch die beiden für die Soziale Ökologie wesentlichen Analyseperspektiven von Geschlecht als gesellschaftliche Strukturkategorie und von Geschlecht als Prozesskategorie wieder (siehe Abschnitt 4.2). Geschlecht als Strukturkategorie ländlicher Räume zu begreifen, bedeutet, die gesellschaftlich-strukturellen Bedingungen zu untersuchen, die die auf Landwirtschaft und ländliche Räume bezogenen „Abwertungen und Diskriminierungen und Ungleichheitslagen produzieren und reproduzieren" (ebd.: 47). Geschlecht als Prozesskategorie ländlicher Räume zu begreifen, bedeutet, in kritischer Absicht danach zu fragen, wie die zweigeschlechtliche Ordnung in der Landwirtschaft und in ländlichen Räumen immer wieder neu hergestellt wird. Eine solche Prozessorientierung ist seit Mitte der 1990er Jahre auch in der ruralen Geschlechterforschung als Trend zur Analyse von Geschlechterkonstruktionen in landwirtschaftlichen Kontexten feststellbar (vgl. z. B. Brandth 1994; Schmitt 1996; 1997; Oldrup 1999; Saugeres 1999; Schmitt 1999). Es geht darum, die Geschlechterverhältnisse in der Landwirtschaft und in ländlichen Räumen in ihrem gesellschaftlichen Gewordensein und damit als *Doing Rural Gender* sichtbar zu machen.

Als Teil der gesellschaftlichen Ordnungen des Ländlichen hat auch das *Doing Gender* eine materielle und eine symbolische Dimension. Für die Analyse der materiellen Verbindungen zwischen Ländlichkeit und Geschlecht erweist sich die für die Geschlechterforschung zentrale Kategorie Arbeit auch für den Bereich der Landwirtschaft[7] als weiterführend (vgl. Mölders 2008). Trotz der Besonderheiten landwirtschaftlichen Arbeitens (z. B. die räumliche Nähe zwischen Arbeitsplatz und Heim oder das Arbeiten in und mit der Familie) hat sich im Zuge des Wandels der Landwirtschaft auch die geschlechtliche Arbeitsteilung hin zu einer Trennung und Hierarchisierung männlich konnotierter produktiver Arbeiten und weiblich konnotierter reproduktiver Arbeiten entwickelt (vgl. z. B. Baier et al. 2005: 91ff.). Diese Trennung verbindet sich mit einer Hierarchisierung produktiver und reproduktiver Arbeitsbereiche und führt zu einer Unterordnung des Weiblichen. Auf der symbolischen Ebene wird deutlich, wie diese Geschlechtergrenzen und -hierarchien durch bestimmte Zuschreibungen und Repräsentationen hergestellt und stabilisiert werden. Recht eindrücklich konnten Geschlechterforscherinnen dies für den Einsatz von Technik in der Landwirtschaft und hier insbesondere am Beispiel des Traktorfahrens zeigen (vgl. Brandth 1994; Saugeres 1999; Pini 2005). Als Technik in der Landwirtschaft ist Traktorfahren konsequent männlich konnotiert – es sind die Männer, die den Traktor anschaffen, einsetzen und reparieren. Diese Technik-gleich-männlich-Zuschreibung hatte für die Frauen wiederum materielle Konsequenzen: Sie wurden – wie Lise Saugeres (1999: 476) es beschreibt – von den Feldern in die Hausarbeit gedrängt.

In beiden Dimensionen und in den angeführten Beispielen drückt sich auch das sozial-ökologische Verständnis von Geschlechterverhältnissen als inter- und transdisziplinäre Kategorie aus (siehe Abschnitt 4.2). Der Zugang zu ländlichen Räumen über die Kategorie Geschlecht leistet eine interdisziplinäre Vermittlung

---

[7] Dabei ist kritisch anzumerken, dass eine Identifizierung von Ländlichkeit über Landwirtschaft selbst einen gesellschaftlichen Konstruktionsprozess darstellt, der der Realität ländlicher Räume nur noch bedingt entspricht. Da sich jedoch auch die rurale Geschlechterforschung nach wie vor auf die Schnittstelle von Landwirtschaft und ländlichen Räumen konzentriert, wird darauf auch im Folgenden Bezug genommen.

zwischen der sozialwissenschaftlichen Geschlechterforschung, der Agrarsoziologie, den Arbeits- und Wirtschaftswissenschaften sowie der Techniksoziologie. Transdisziplinär wird zwischen dem Wissen und den Erfahrungen von Frauen und Männern auf dem Land und ihren Biographien sowie den unterschiedlichen wissenschaftlichen Disziplinen vermittelt.

Die Funktion von Geschlechterverhältnissen als *Eye-Opener* für soziale Differenzierungen, Hierarchisierungen und Ausgrenzungen erweist sich besonders dort als weiterführend, wo es zu Grenzüberschreitungen und Irritationen kommt. Was passiert, wenn Frauen und Männer sich nicht mehr an der dominanten Konstruktion der gesellschaftlichen Ordnungen des Ländlichen beteiligen? Auch hierzu liegen verschiedene Forschungen vor. So untersuchte Mathilde Schmitt (1996; 1997; 1999), wie Landwirtinnen als Frauen in einem Männerberuf die Geschlechtergrenze der landwirtschaftlichen Berufsausbildung infrage stellen. Berit Brandth (1994) und mehr als zehn Jahre später auch Barbara Pini (2005) fragten nach denjenigen Frauen, die als Landwirtinnen mit schweren Maschinen arbeiten, also selbst Traktor fahren. Diese wie auch weitere Untersuchungen zeigen, wie schwierig es ist, diskursive Normen zu durchbrechen. Es gibt sowohl vielfältige Formen des Widerstandes dagegen (z. B. in der Familie oder in der ländlichen Gemeinschaft), als auch vielfältige Strategien des Umgangs damit (z. B. das Eingehen bestimmter Koalitionen oder das Bedienen von rollenkonformem Verhalten an anderen Stellen). Im Ergebnis zeigt sich ein vielfältiges Bild von moderner Weiblichkeit in der Landwirtschaft einerseits (vgl. Brandth 1994: 147) und eine Beharrlichkeit tradierter gesellschaftlicher Ordnungen des Ländlichen andererseits.

Anknüpfend an diese Befunde stellt sich die Frage, welche Annahmen, Festschreibungen sowie auch Möglichkeiten für Veränderungen in Bezug auf die ruralen Geschlechterverhältnisse durch Politiken zur Entwicklung ländlicher Räume getroffen und geschaffen werden. Dieser Frage nach Politiken der Naturgestaltung als Politiken zur Gestaltung von Geschlechterverhältnissen gehe ich nachfolgend am Beispiel der Initiativstellungnahme „Die Rolle der Frau als treibende Kraft für ein Entwicklungs- und Innovationsmodell in der Landwirtschaft und im ländlichen Raum" nach, die der Europäische Wirtschafts- und Sozialausschuss im Juli 2012 vorlegte (vgl. Europäischer Wirtschafts- und Sozialausschuss 2012).[8]

Zunächst gilt es nachzuvollziehen, wie die Geschlechter adressiert werden, d. h., welches Verständnis der Kategorie Geschlecht dem Dokument zugrunde liegt: Wird differenztheoretisch zwischen Frauen und Männern als Identitätska-

---

[8] Dieser Abschnitt entspricht in Teilen dem Text „Naturschutz, Landnutzung und Geschlechterverhältnisse – theoretische Orientierungen und politische Befunde" (vgl. Mölders 2015).

tegorien unterschieden oder sind (auch) Verständnisse von Geschlecht als Struktur- und Prozesskategorie erkennbar? Die explizite Bezugnahme auf „die Rolle der Frau" (ebd.) verweist auf ein Verständnis von Frauen als eindeutig bestimmbares, biologisches Geschlecht. Dies erscheint wenig verwunderlich, denn als politisches, handlungsorientiertes Dokument ist die Initiativstellungnahme auf der empirischen Ebene angesiedelt, auf der solche Unterscheidungen notwendigerweise zu treffen sind (vgl. Hagemann-White 1993). Indem aber von „der Frau" im Singular die Rede ist, wird über diese zweigeschlechtliche Differenzierung hinaus eine Reduktion vorgenommen, die eine Homogenität von Frauen und ihren Rollen in der Landwirtschaft und in ländlichen Räumen unterstellt, die empirisch so nicht gegeben ist. Hinsichtlich der Struktur- und Prozesskategorie Geschlecht werden Zuschreibungen bezüglich der Eigenschaften und Fähigkeiten von Frauen vorgenommen, die sich selbst als die Geschlechterverhältnisse strukturierende und konstruierende Beiträge interpretieren lassen. So werden Frauen z. B. zu den „schwächsten Gliedern der Gesellschaft" gezählt (Europäischer Wirtschafts- und Sozialausschuss 2012: 10). Trotz dieser diagnostizierten Schwäche wird die Bedeutung von Frauen für die Landwirtschaft und die ländlichen Räume durchweg positiv eingeschätzt. Sie gelten, wie im Titel bereits angekündigt, als die „treibende Kraft" (ebd.: 4), ihnen wird ein „Potenzial als Arbeitnehmerinnen und Unternehmerinnen" (ebd.) zugesprochen, sie übernehmen „eine innovative Rolle" (ebd.) in Bezug auf die Realisierung der EU-Prioritäten nachhaltige Entwicklung und Wettbewerbsfähigkeit. Damit werden Frauen als wichtige Gruppe bei der Umsetzung der EU-Prioritäten identifiziert und adressiert. Es wird davon ausgegangen, dass sie gesellschaftlichen Wandel – hier den Wandel ländlicher Räume – positiv beeinflussen können. Allerdings ist das im Dokument vertretene Nachhaltigkeitsverständnis in weiten Teilen an einer ökologischen Modernisierung orientiert und umfasst „grüne Technologien" (ebd.: 2) als Beitrag zu einer nachhaltigen Landwirtschaft und ländlichen Entwicklung ebenso wie den „Aufschwung des Handwerks, traditioneller Qualitätsprodukte und biologischer Erzeugnisse" (ebd.). Mit einem solchen Nachhaltigkeitsverständnis werden die kritischen Beiträge der Geschlechterforschung zum Thema Nachhaltigkeit, z. B. in Bezug auf Wachstumskritik, ignoriert (vgl. z. B. Wichterich 1992; Weller 2004; Hofmeister et al. 2013d). Es ergibt sich ein Spannungsfeld zwischen dem Ermöglichen von Teilhabe und Partizipation einerseits und dem Verunmöglichen von Empowerment und Transformation andererseits (vgl. Wichterich 2002). Damit einhergehend werden (naturalisierende) Zuschreibungen in Bezug auf die Kategorie Geschlecht bzw. Frauen vorgenommen, die wiederum zu einer Stabilisierung von Geschlechterdifferenzen beitragen können. So werden Frauen als die für den familienwirtschaftlichen Bereich Zuständigen identifiziert, weshalb sie „bei der rationellen Nutzung der Energie und Abfallentsorgung eine Schlüsselrolle" (ebd.: 9) spielen würden. Eine solche geschlechtsspezifische Zuschreibung von Zuständigkeiten wird in der feministischen Debatte seit den 1990er Jahren als Feminisierung der Umweltverantwortung (vgl. Wichterich 1992) kritisiert und wurde für den Bereich Abfallentsorgung als „Frauen-Müll-Syndrom" entlarvt (Schultz 1994). Schließlich werden in der Initiativstellungnahme Tätigkeiten in der Landwirtschaft und in ländlichen Räumen differenziert dargestellt. So werden z. B. Arbeitskräfte in Vollzeit- und Teilzeitbeschäftigung, Saisonarbeit, informelle und illegale Arbeit unterschieden (vgl. Europäischer Wirtschafts- und Sozialausschuss 2012: 5f.). Weiterhin ist die Rede von „Betreuungsarbeit" (ebd.: 2) und dem „familienwirtschaftlichen Bereich" (ebd.: 9). Und es wird deutlich, dass mit diesen unterschiedlichen Arbeiten Hierarchisierungen verbunden sind, indem sie etwa unterschiedlich bezahlt werden oder unterschiedlich abgesichert sind. Was in der Stellungnahme jedoch nicht erfolgt, ist eine Neu- oder Umbewertung dieser Arbeiten und eine Kritik an den bestehenden Hierarchisierungen (vgl. Biesecker/ Gottschlich 2013). Es wird das Ziel verfolgt, Frauen in die (männliche) Erwerbsarbeitswelt hinein zu holen – um eine stärkere Einbindung der Männer in den familienwirtschaftlichen Bereich geht es jedoch nicht. Entsprechend ist die Rede von „familiären Lasten" (Europäischer Wirtschafts- und Sozialausschuss 2012: 8) und nicht von der „Produktivität des Reproduktiven" (Hofmeister 1999; siehe auch Abschnitt 4.2).

Diese schlaglichtartigen Befunde veranschaulichen, dass und inwiefern Politik – hier in Form einer politischen Stellungnahme – an der Gestaltung von Geschlechterverhältnissen als gesellschaftliche Ordnungen des Ländlichen beteiligt ist. Diese gesellschaftlichen Ordnungen drücken sich insbesondere in der Zuweisung von Geschlechterrollen aus, die sowohl materiell als auch symbolisch eher an traditionelle Rollenverständnisse anknüpfen, als dass sie Grenzüberschreitungen anregen. Die Thematisierung von unterschiedlichen Formen des Arbeitens und der damit einhergehenden Hierarchisierungen könnte Anknüpfungspunkte für Um- und Neubewertungen auch in Bezug auf Geschlechterverhältnisse bieten, sie ist jedoch nicht Gegenstand der analysierten Stellungnahme. Vielmehr wird deutlich, dass es sich in der Stellungnahme um einen Diskussionsbeitrag handelt, der sich im Mainstream der EU-(Agrar)Politik bewegt, sodass alle in diese Politik eingeschriebenen Widersprüche und Zielkonflikte (z. B. in Bezug auf nachhaltige Entwicklung) mittransportiert werden.

Naturverhältnisse als gesellschaftliche Ordnung des Ländlichen

Bei einer Betrachtung der agrarsoziologischen Debatten zu Natur und Ländlichkeit fällt auf, dass, obwohl Natur eine wesentliche Rolle für das Verständnis von Ländlichkeit spielt, der agrarsoziologische Diskurs zum Thema Naturverständnisse und -verhältnisse ein eher marginaler ist (vgl. z. B. van Koppen 1997; Milbourne 2003; Castree/ Braun 2006; DuPuis 2006; Laschewski 2011: 12ff.). Bevor eine theoretisch fundierte Auseinandersetzung mit Natur seit den 1990erJahren Einzug in die Agrarsoziologie hielt, war Natur, wie Noel Castree und Bruce Braun (2006: 162) es beschreiben, „either a backdrop or a taken-for-granted aspect of rural life rather than a formal subject of analysis" (ebd.). Indem Natur in ihrer sozialen Dimension, in ihrer (Be)Deutung für und durch Menschen analysiert wurde, entstand eine Auseinandersetzung mit „social natures" (Milbourne 2003) auch in der Agrarsoziologie, in der es u. a. um Mensch-(Nutz)Tierbeziehungen (vgl. z. B. Buller/ Morris 2003; Tovey 2003; siehe auch Kapitel II.2), Konflikte in und um Natur (vgl. z. B. Milbourne 2003; Skogen/ Krange 2003; siehe auch Teil III) oder Landschaft geht (vgl. z. B. DuPuis 2006). Innerhalb dieser agrarsoziologischen Debatten um Natur gewannen sozialkonstruktivistische Arbeiten zunehmend an Bedeutung (vgl. Laschewski 2011: 13). Castree und Braun (2006: 165ff.) systematisieren unterschiedliche konstruktivistische Strömungen innerhalb dieser Debatten als erstens *Material Constructionisms*, zweitens *Discursive Constructionisms* oder drittens *Material-Semiotic constructionisms*. Vergleichbar mit der in der Sozialen Ökologie angeführten Kritik an essentialistischen Naturverständnissen beschreiben auch Castree und Braun die Schwierigkeiten, Essentialisierungen durch konstruktivistische Zugänge zu überwinden. Entsprechend favorisieren sie die *Material-Semiotic Constructionisms*, die sich als vermittlungstheoretische Ansätze im Sinne der Sozialen Ökologie deuten lassen.

Trotz der Anerkennung, die konstruktivistische, die Prozesse des *Doing Nature* analysierende Zugänge in der Agrarsoziologie zunehmend erfahren, dominiert in den politischen Debatten um ländliche Entwicklung nach wie vor ein instrumentell ontologisches Naturverständnis (vgl. dazu Laschewski 2011: 12f. mit Verweis auf Goodman 2001: 189). Natur wird dabei als Produktionskraft begriffen, die den Anforderungen des Marktes entsprechend optimiert werden kann. Diesem Verständnis von Natur als Nutz-Natur steht ein Verständnis von Natur als Schutz-Natur gegenüber, das auch für die Landwirtschaft zunehmend bedeutsam wird (vgl. van Koppen 1997). Wie eine Analyse der ELER-Verordnung (Verordnung (EG) Nr. 1698/2005) als dem Dokument, das die Entwicklung ländlicher Räume in der Förderperiode 2007 bis 2013 maßgeblich bestimmte, deutlich macht, stehen beide Verständnisse in einem Vermittlungsverhältnis zueinander (vgl. Burandt et al. im Erscheinen).[9] Denn erstens entstehen die Kategorien Nutz- und Schutz-Natur überhaupt erst in Abgrenzung von-

---

[9] Die folgenden Abschnitte entsprechen Teilen der Dokumentenanalyse, die im Teilprojekt Ländliche Entwicklung durchgeführt wurde (vgl. Burandt et al. im Erscheinen).

einander. Dem Prinzip der Trennung folgend stellen sie das jeweils Andere zum Eigenen dar. Zweitens sind, dem Prinzip der Integration von Schutz und Nutzung folgend, bestimmte Maßnahmen zum Schutz von Natur an bestimmte Formen ihrer Nutzung gebunden.

Natur wird in der ELER-VO vor allem als Produktionsvoraussetzung und als „Sachkapital" (Verordnung (EG) Nr. 1698/2005: 13, Art. 20 b) der Land- und Forstwirtschaft (hier auch „forstwirtschaftliches Potenzial", ebd.: Art. 36 b vi) verstanden, d. h. als Naturkapital. Dieses Naturkapital kann ökonomische Aktivitäten entweder begünstigen (Gunststandorte) oder benachteiligen (von Natur aus benachteiligte Gebiete).

Naturbedingte Benachteiligungen in Berggebieten sowie in anderen benachteiligten Gebieten bringen nach Artikel 50 der ELER-VO die „Beihilfefähigen Gebiete" als eine Kategorie ländlicher Räume hervor. Aufgrund ungünstiger klimatischer Verhältnisse, starker Hangneigungen, geringer Bodenproduktivität o. ä. wirkt Natur wettbewerbsschädigend, d. h., die natürlichen Gegebenheiten machen eine wettbewerbsfähige Landbewirtschaftung weitestgehend unmöglich. Indem die Beihilfen für diese spezifischen ländlichen Räume dem Schwerpunkt 2 der ELER-VO „Verbesserung der Umwelt und der Landschaft" zugeordnet werden, wird jedoch die in dieser Weise negativ konnotierte Natur der schützens- bzw. erhaltenswerten Natur zugeordnet: Erhalten werden soll die extensive Landbewirtschaftung, die die typischen Kulturlandschaften dieser Regionen hervorbringt (vgl. auch ebd.: Art. 50 Abs. 3). In diesem Verständnis sollen die von Natur aus benachteiligten Gebiete einen Beitrag leisten zur nachhaltigen Entwicklung der ländlichen Räume der EU (vgl. auch ebd.: (33)). Ein Verständnis von Natur als schützenswert wird außerdem in Erwägungsgrund 31 angelegt, indem der Erhalt von Naturräumen und des Landschaftsbildes sowie der Schutz und die Verbesserung der natürlichen Ressourcen gefordert werden. Der Kontext, in den der Schutz von Natur gestellt wird, ist auch hier der einer nachhaltigen Entwicklung.

Indem die zu schützende Natur als Naturressource adressiert wird, verbindet sich die Konzeptualisierung von Natur als Schutzgut mit dem Verständnis von Natur als Naturkapital. So werden Wald bzw. Waldnatur in Erwägungsgrund 32 folgende Eigenschaften zugesprochen:

> „Wälder schaffen vielfältigen Nutzen: Sie sind Rohstoffquellen für die Herstellung erneuerbarer, umweltfreundlicher Erzeugnisse, spielen eine wichtige Rolle für den wirtschaftlichen Wohlstand, die Biodiversität, den globalen Kohlenstoffkreislauf, die Wasserbilanz, die Verhinderung von Bodenerosion und den Schutz vor Naturgefahren; überdies sind sie von gesellschaftlichem Nutzen und dienen der Erholung" (ebd.: (32)).

Der Schutz von Natur in ländlichen Räumen hat in der ELER-VO mit dem Schwerpunkt 2 „Verbesserung der Umwelt und der Landschaft" einen eigenen Bereich, der sowohl Maßnahmen zur Förderung der nachhaltigen Bewirtschaftung landwirtschaftlicher Flächen als auch bewaldeter Flächen umfasst. Von zentraler Bedeutung sind dabei Agrarumweltmaßnahmen, die in den Erwägungsgründen wie folgt eingeführt werden:

> „Die Zahlungen für Agrarumweltmaßnahmen sollten weiterhin eine herausragende Rolle bei der Förderung der nachhaltigen Entwicklung des ländlichen Raums und bei der Befriedigung der steigenden gesellschaftlichen Nachfrage nach Umweltdienstleistungen spielen. Sie sollten ferner die Landwirte und andere Landbewirtschafter weiterhin ermutigen, im Dienste der gesamten Gesellschaft Produktionsverfahren einzuführen bzw. beizubehalten, die mit dem Schutz und der Verbesserung der Umwelt, des Landschaftsbildes und des ländlichen Lebensraums, der natürlichen Ressourcen, der Böden und der genetischen Vielfalt vereinbar sind. In diesem Zusammenhang sollte der Erhaltung genetischer Ressourcen in der Landwirtschaft besondere Aufmerksamkeit geschenkt werden. Nach dem Verursacherprinzip sollten diese Beihilfen nur für die Verpflichtungen gewährt werden, die über die einschlägigen verbindlichen Grundanforderungen hinausgehen" (ebd.: (35)).

Um die angestrebte nachhaltige Entwicklung ländlicher Räume zu gewährleisten und die unterschiedlichen Facetten schützenswerter Natur, zu der u. a. auch der ländliche Lebensraum als solcher gezählt wird, zu schützen und zu verbessern, werden Fördergelder gezahlt:

> „Die Zahlungen werden jährlich gewährt und dienen zur Deckung der zusätzlichen Kosten und der Einkommensverluste infolge der eingegangenen Verpflichtungen. Gegebenenfalls können auch Transaktionskosten gedeckt werden" (ebd.: Art. 39 Abs. 4).

Damit wird ein Spannungsfeld zwischen naturerhaltenden und wettbewerbsfähigen Wirtschaftsweisen angesprochen: Da ein naturerhaltendes Wirtschaften unter den Bedingungen der herrschenden Ökonomie nicht möglich ist, werden entsprechende Maßnahmen gesondert honoriert bzw. die entstehenden Zusatzkosten und Einkommensverluste ausgeglichen. Dies gilt neben den Agrarumweltmaßnahmen auch für eine wirksame Bewirtschaftung der Natura-2000-Gebiete (ebd.: (34)) sowie für die Einhaltung von Tierschutzstandards (ebd.: (36)) sowie für nicht-produktive Investitionen (ebd.: (37)).

Auch diese empirischen Befunde sind Beispiele dafür, dass und inwiefern sich Politik an der Gestaltung von gesellschaftlichen Ordnungen des Ländlichen beteiligt. Das Vertreten eines instrumentell ontologischen Naturverständnisses wird dabei selbst zu einem Beitrag der Konstruktion von Ländlichkeit (vgl. Gray 2000). Hinsichtlich der Konstruktion von Natur als Schutz-Natur weisen agrar-soziologische und naturschutzhistorische Auseinandersetzungen jedoch darauf hin, dass materielle und sachrationale Argumente diese Konstruktion nicht hinreichend erklären (vgl. z. B. van Koppen 1997; Trepl 1998). Erst wenn anerkannt wird, dass Forderungen von Naturschutzbewegungen kulturell fundierte Forderungen sind (vgl. van Koppen 1997: 301), können die Gründe für den Schutz von Natur nachvollzogen und ggf. auch in materielle landwirtschaftliche Praktiken integriert werden. Eine solche – in den Dienst nachhaltiger ländlicher Entwicklung gestellte – Integration stellt jedoch die Unterscheidung von Schutz- und Nutz-Natur grundsätzlich infrage (vgl. Mölders 2012; siehe auch Kapitel II.3). Im Mainstream der EU-(Agrar)Politik werden jedoch gesellschaftliche Naturverhältnisse konstruiert, in die die Zielkonflikte und Widersprüche, in Bezug auf naturerhaltendes und wettbewerbsfähiges Wirtschaften eingeschrieben sind.

4.4. Fazit

Wie verbinden sich nun die beiden Stränge gesellschaftliche Natur- und Geschlechterverhältnisse zu gesellschaftlichen Ordnungen des Ländlichen als *Doing Rurality*? Vor dem Hintergrund der angestellten theoretischen Überlegungen und empirischen Befunde werde ich versuchen, diese Frage zu beantworten – wohl wissend, dass diese Antworten nur vorläufige sein können und ich mich damit selbst an einem „Doing Theory" (Cloke 2006: 26ff.) beteilige, indem ich unterschiedliche Theorien zu hybriden Theorieansätzen zusammenführe.

Ich konnte zeigen, dass die materiellen und symbolischen Verbindungen zwischen gesellschaftlichen Natur- und Geschlechterverhältnissen in ländlichen Räumen insbesondere bei der Betrachtung der Kategorie Arbeit offensichtlich werden. Denn die geschlechtsspezifisch organisierte und hierarchisierte Arbeit in der Landwirtschaft ist immer Arbeit in und mit Natur (vgl. Feindt et al. 2014:12). Dass diese Natur selbst wiederum das Ergebnis von Konstruktionsprozessen ist, verweist auf die Dialektik der betrachteten Zusammenhänge. Die Arbeit von Frauen in und mit dieser Natur des ländlichen unterliegt einem stetigen gesellschaftlichen Wandel. Dabei erfolg die Zuweisung vom Frauen(-arbeit) in dem Bereich des Reproduktiven ebenso wie die dargestellte Konstruktion von Technik bzw. Traktorfahren als männlich im Rekurs auf Natur. Hier manifestiert sich die Naturalisierung von Geschlechterunterschieden (siehe Abschnitt 4.3.2). Indem die Fähigkeiten von Frauen und Männern naturalisiert werden, werden Zuschreibungen vorgenommen, die scheinbar unhintergehbar sind. Lise Saugeres (1999) fasst dies für den Bereich Landwirtschaft wie folgt zusammen: „The naturalisation of men´s and women´s abilities serves to justify and reinforce the exclusion of women from agricultural technology and therefore from doing any of the farm work which is defined as crucial to farming" (ebd.: 476).

Daraus ergeben sich gesellschaftliche Ordnungen des Ländlichen, die sowohl über bestimmte Naturverhältnisse als auch über bestimmte, durch die Bezugnahme auf Natur legitimierte, Geschlechterverhältnisse hergestellt werden. Somit verweisen die Prozesse des *Doing Gender – Doing Nature – Doing Rurality* zum einen *inhaltlich* aufeinander, indem z. B. Ländlichkeit oder Frauen als naturnah konzeptualisiert werden. Zum anderen verweisen die betrachteten Prozesse *strukturell* aufeinander, indem sie durch eine trennende und hierarchisierende Logik angeleitet werden. *Doing Gender, Doing Nature* und *Doing Rurality* stellen sich als Dichotomisierungsprozesse dar, in denen nach dem jeweils Anderen gefragt wird bzw. das Andere überhaupt erst hergestellt wird – technikversierter Mann vs. naturverbundene Frau, Nutz-Natur vs. Schutz-Natur, Stadt vs. Land. Diese Dichotomisierungen sind nicht wertfrei, sondern mit positiven und negativen Attributen verbunden, die je nach Kontext wiederum verschieden sein können.

In dem in Abschnitt 4.2 eingeführten sozial-ökologischen Konzept (Re)Produktivität verbinden sich Inhalt und Struktur der betrachteten Konstruktionsprozesse. Die voneinander unterschiedenen und zueinander in ein hierarchisches Verhältnis gesetzten Eigenschaften, Qualitäten und Leistungen von Menschen und Natur lassen sich als produktiv vs. reproduktiv charakterisieren. Als reproduktiv werden die weiblichen Arbeitsbereiche in der Landwirtschaft konstruiert – die im Bereich der häuslichen Wirtschaft ebenso wie die in und mit Natur. Als reproduktiv wird auch Natur konstruiert: Nutz-Natur ist sie die ewig sprudelnde Quelle, als Schutz-Natur wird ihre Reproduktivität idealisiert und konserviert. Dort, wo sich diese beiden reproduktiven Lesarten von Weiblichkeit und Natur treffen, wird Ländlichkeit selbst zu einer Kategorie des Reproduktiven. Die gleichen Überlegungen lassen sich für die andere Seite, für das Produktive, anstellen: Es sind die männlich konnotierten Arbeitsbereiche in der Landwirtschaft, die als produktiv erscheinen – Arbeitsbereiche, die häufig technisch vermittelt sind. Als in ihrer Reproduktivität klug genutzte Ressource erscheint auch Natur produktiv – sie liefert monetarisierbare Erträge für eine wettbewerbsfähige Landwirtschaft. Werden diese beiden produktiven Lesarten von Männlichkeit und Natur miteinander verbunden, so erscheint auch Ländlichkeit selbst als eine Kategorie des Produktiven.

Diesem Verständnis folgend lässt sich die Trennung von Produktion vs. Reproduktion als gesellschaftliche Ordnung des Ländlichen charakterisieren. Politik ist an dieser Dichotomisierung aktiv beteiligt, indem sie ihre Bewertungen, Maßnahmen und Empfehlungen entlang der problematisierten Trennungen formuliert und sie damit selbst immer wieder neu herstellt. (Re)produktive Politiken der Naturgestaltung würden Dichotomisierungen und damit einhergehende Hierarchisierungen hingegen infrage stellen und zu dekonstruieren versuchen. Damit würden Kontinuitäten, Zwischenräume und das Hybride denk- und lebbar. Dass es dafür mit Blick auf die Wirklichkeit ländlicher Räume und die dort praktizierte Politik von unten schon heute zahlreiche Beispiele gibt, steht außer Zweifel, denn ländliche Räume sind hybride Räume. Dies gilt sowohl in Bezug auf Geschlechterverhältnisse, wo zahlreiche Grenzüberschreitungen stattfinden, indem sich z. B. unterschiedliche Formen der Arbeit zum „Ganzen der Arbeit" (Biesecker 1998; Lucas/ Winterfeld 1998) verbinden, als auch in Bezug auf Naturverhältnisse, wo Akteure beispielsweise versuchen, die Trennung von Nutz- und Schutz-Natur durch veränderte landwirtschaftliche Praktiken aufzuheben (siehe auch Kapitel II.3). Statt diese Entwicklungen zu blockieren, sollte die Politik zur Entwicklung ländlicher Räume die Hybridität ländlicher Räume als Chance begreifen und entsprechend gestalten, um deren nachhaltige Entwicklung tatsächlich zu ermöglichen.

5. Fazit zum Politikfeld Ländliche Entwicklung

Der Wandel ländlicher Räume als Wandel gesellschaftlicher Naturverhältnisse

Tanja Mölders, Annemarie Burandt und Anna Szumelda

Mit den drei Beiträgen zur Erhaltung von Agrobiodiversität, zu Lebenswirklichkeiten und Wirtschaftsweisen in ‚kleinen' landwirtschaftlichen Betrieben sowie zu Natur- und Geschlechterverhältnissen in ländlichen Räumen wurden sehr unterschiedliche Perspektiven auf das Politikfeld Ländliche Entwicklung angelegt. Unterschiede bestehen dabei nicht nur hinsichtlich der untersuchten Themenfelder, sondern auch mit Blick auf die räumlichen Verortungen (Deutschland und Polen), die empirischen Analysen und die theoretischen Zugänge. Trotz dieser Unterschiede verbinden sich die Beiträge, indem sie erstens einem sozialökologischen Zugang folgen und gesellschaftliche Naturverhältnisse untersuchen sowie, darauf aufbauend, zweitens nach Politiken der Naturgestaltung fragen. Der Bereich ländliche Räume und Landwirtschaft stellt für die Sozialökologische Forschung kein Neuland dar (vgl. z. B. Brand 2006a; 2006b; Schäfer 2007; Feindt et al. 2008). Und schon zu Beginn des Förderschwerpunkts formulierten Brüggemann, Riehle und Bruckmeier (2002) in ihrer Sondierungsstudie zu ungelösten Problemen der sozial-ökologischen Regionalentwicklung im ländlichen Raum:

> „In Zukunft kann es nicht um die Optimierung des sich zunehmend als problematisch erweisenden Fortschritts gehen, sondern um die interdisziplinäre Umbewertung bisheriger Konzepte und Ansätze, die an den Problemen des Modernisierungsprozesses ansetzen" (ebd.: 216).

Diese Forderung lässt sich heute, mehr als zehn Jahre später, auch durch die Ergebnisse des Teilprojekts Ländliche Entwicklung bestätigen. Doch nicht nur das: Sie lässt sich vor dem Hintergrund unserer Untersuchungen differenzierter darstellen, indem Probleme des Fortschritts, die vielleicht treffender als Probleme des Wandels gesellschaftlicher Naturverhältnisse beschrieben werden können, konkret benannt und Vorschläge zu einem veränderten Verständnis nachhaltiger ländlicher Entwicklung gemacht werden können. Um beide Ebenen, um die Kritik und die Vision, wird es im Folgenden gehen.

Das Zurückdrängen solcher Lebensformen und Wirtschaftsweisen, die nicht den Prioritäten der Gemeinsamen Agrarpolitik (GAP) der EU entsprechen, stellt die gemeinsame, die Ergebnisse des Teilprojekts sowie der drei Qualifizierungsarbeiten synthetisierende Krisendiagnose dar. Wer nicht so lebt oder wirtschaftet, wie die GAP es vorsieht, hat es schwer. Denn der Spagat zwischen Wettbewerbsfähigkeit und einer – hauptsächlich in einem ökologischen Sinne verstandenen – nachhaltigen Entwicklung ist im Alltag für viele Landwirt_innen schwierig umzusetzen (siehe Kapitel II.1). Das Prinzip „Wachse-oder-Weiche" kennzeichnet diese Krise, stellt sich vor dem Hintergrund unserer Ergebnisse jedoch differenziert dar, denn Wachstum kann unterschiedliche Qualitäten haben und auch das Weichen kann als Ausweichen oder Zurückgedrängt-Werden durchaus verschieden gestaltet sein.

Die Vision, die sich – wiederum als gemeinsames Ergebnis – an diese Krisendiagnose anschließt, ist die Schaffung von Möglichkeiten zur Erhaltung und Gestaltung von nachhaltigen Lebens- und Wirtschaftsformen für vitale ländliche Räume. Es gilt, die Qualitäten dieses Erhaltens und Gestaltens zu bestimmen, d. h., danach zu fragen, was in ländlichen Räumen wie und warum von wem erhalten und gestaltet wird bzw. werden sollte und was gerade auch nicht. Eine besondere Herausforderung scheint dabei in der Verbindung von Erhaltung und Gestaltung zu liegen, denn vitale ländliche Räume sollen keine Museumslandschaften sein, in denen Zustände konserviert werden. Eine so verstandene Vision vitaler ländlicher Räume werden wir im Folgenden füllen, indem wir die theoretischen und empirischen Ergebnisse unserer Arbeiten entlang der Unterscheidung von politischen Inhalten, Strukturen und Prozessen als einer grundlegenden Systematik innerhalb der Forschungsnachwuchsgruppe PoNa zusammenfassen. Dazu nehmen wir Bezug auf die in den Kapiteln II.2 bis II.4 vorgestellten Analysen und vertiefen diese exemplarisch. Es wird sich zeigen, dass unsere Ausführungen in manchen Fällen Krisendiagnosen sind, also Kritik üben. In anderen Fällen wiederum steht die Vision im Mittelpunkt unserer Darstellung. Diese unterschiedliche Schwerpunktsetzung ergibt sich aus den Ergebnissen unserer Arbeit und ist somit selbst als Ergebnis des Teilprojekts zu verstehen.

Inhaltliche Dimension (Policy)

Wir konnten politische Inhalte identifizierten, die vor allem visionären Charakter haben und die sich auf die Füllung der Forderung nach vitalen ländlichen Räumen beziehen. Mit dem Begriff vitale ländliche Räume greifen wir eine stehende Formulierung der Politik zur Entwicklung ländlicher Räume auf. Ebenso wie die

Begriffe nachhaltige Entwicklung, Erhalten und Gestalten gilt es jedoch, auch diesen Begriff mit Leben zu füllen, ihn aus unterschiedlichen Perspektiven zu beleuchten und an Fallbeispielen zu konkretisieren. So schlussfolgert Anna Szumelda vor dem Hintergrund ihrer Untersuchung zu ,kleinen' landwirtschaftlichen Betrieben in Ost- und Südostpolen, dass es zukünftig darum gehen muss, Optionen für landwirtschaftliche Praktiken auch jenseits des kapitalistisch-neoliberalen Wachstumsparadigmas zu schaffen. Tanja Mölders fordert von ihrer Kritik an der Konzipierung von ländlichen Räumen als entweder produktiv oder reproduktiv, ländliche Räume als hybride Räume zu begreifen und zu gestalten. Der Gedanke von Vermittlung statt Dichotomisierung findet sich ebenfalls in der Analyse von Annemarie Burandt. Sie arbeitet heraus, dass der Erhalt von Agrobiodiversität einen Beitrag zu nachhaltigen Lebens- und Wirtschaftsformen leisten kann. Im Sinne eines nachhaltigen Gestaltens setzt dieser Erhalt die Vermittlung bzw. Integration von Schutz und Nutzung voraus. Eine so verstandene Integration bedeutet, dass die Pflege und der Erhalt von Natur als Teil der wertschöpfenden Ökonomie begriffen werden müssen und nicht als Schutz aus Wirtschaftsprozessen ausgelagert werden dürfen. Pointiert lässt sich formulieren, dass der Schutz von Natur als Teil der Agrarpolitik überflüssig wird, wenn diese den erhobenen Anspruch, nachhaltige Wirtschaftsweisen zu fördern, die soziale und ökologische Grundlagen erhalten, tatsächlich einlöst. Solche Wirtschaftsweisen achten – um an die Überlegungen von Tanja Mölders anzuknüpfen – die (Re)Produktivität von Natur. Annemarie Burandt konnte zeigen, dass in der von ihr untersuchten Arche-Region zahlreiche Akteure dieser Rationalität des erhaltenden Gestaltens folgen, indem Landwirt_innen ihre Betriebe als integrierte Produktionsstätte begreifen und entsprechend nutzen. Sie konnte auch zeigen, dass dieses erhaltende Gestalten nicht losgelöst vom Wandel ländlicher Räume stattfindet: Zu den alten Nutzungen kommen neue hinzu, der Betrieb wird Lernort, Ausflugsziel, Pflegeeinrichtung für Kulturlandschaften und/ oder Vermarktungsstätte. So entsteht eine Vielfalt an Nutzungen, die sowohl Natur als auch Gesellschaft – und zwar nicht nur die ländliche – zu erhalten vermögen.

Institutionelle Dimension (Polity)

Unsere Analyse politischer Strukturen bewegt sich vor allem auf der Ebene der Kritik. Wir haben festgestellt, dass die Institutionen, Verordnungen und Gesetze, die die Politik zur Entwicklung ländlicher Räume bestimmen, oftmals mit verantwortlich für die Krisen gesellschaftlicher Naturverhältnisse sind. Wir konnten zeigen, dass die GAP und ihre Konzipierung als Zwei-Säulen-Modell kaum Möglichkeiten zur Erhaltung und Gestaltung von nachhaltigen Lebens- und Wirtschaftsformen für vitale ländliche Räume bietet. Betrachten wir die Möglichkeiten zur Integration von Schutz und Nutzung von Natur so wird deutlich, dass in der ersten Säule – den gemeinsamen Marktordnungen – die Vorstellung einer (wettbewerbsfähigen) Nutzung von Natur gegenüber ihrem Schutz dominiert. Die zweite Säule – die Politik zur Entwicklung ländlicher Räume – fokussiert zwar auf Maßnahmen zu nachhaltigen Wirtschaftsweisen und bemüht sich um eine Integration von Schutz und Nutzung, allerdings werden diese Maßnahmen in einer im Vergleich zur ersten Säule gleichbleibenden Logik realisiert – einer Logik, die davon ausgeht, dass naturerhaltendes Wirtschaften nicht wettbewerbsfähig sein kann. So besteht eine Dichotomie zwischen der Nutzung von Natur einerseits und ihrem Schutz andererseits nicht nur zwischen der ersten und der zweiten Säule der GAP; sie setzt sich auch in der Politik zur Entwicklung ländlicher Räume, d. h. innerhalb der zweiten Säule, fort: Auch in der ELER-Verordnung als dem Dokument, das die Entwicklung ländlicher Räume in der Förderperiode 2007 bis 2013 maßgeblich beeinflusst hat, sind Naturnutzung und Naturschutz nicht bzw. nur bedingt integriert (vgl. Burandt et al. im Erscheinen). Annemarie Burandt hat hierzu herausgearbeitet, dass durch die Fokussierung auf eine wettbewerbsfähige Nutzung von Natur mit intensiven, durch die erste Säule geförderten landwirtschaftlichen Praktiken die Agrobiodiversität zurückgeht und in vielen landwirtschaftlich genutzten Landschaften vergleichsweise gering ist. In der zweiten Säule wird über Maßnahmen zu nachhaltigen Wirtschaftsweisen, wie beispielsweise die Agrarumweltmaßnahmen, Agrobiodiversität zwar gefördert und der Versuch unternommen, die für den Agrobiodiversitätserhalt negativen Effekte der ersten Säule auszugleichen, jedoch führt die nach wie vor bestehende Trennung von Schutz und Nutzung in der gesamten Agrarpolitik und schlussendlich in der industrialisierten Landwirtschaft weiterhin zu einem Verlust von Agrobiodiversität (vgl. Burandt/ Mölders im Erscheinen).

Mit dieser Politik von oben sind die strukturellen Bedingungen vorgegeben, die das Leben und Wirtschaften in den verschiedenen und vielfältigen ländlichen Räumen Europas mitbestimmen. Es ist diese Politik von oben, die ländliche Räume mitherstellt, die sich, wie Tanja Mölders es benannt hat, am *Doing Rurality* beteiligt und dabei tendenziell Dichotomien eher fest- und fortschreibt, anstatt neue Bezogenheiten zwischen z. B. Schutz und Nutzung oder Erwerbs- und Versorgungsarbeit herstellt. Doch zeigen unsere Ergebnisse auch, dass nicht nur die Politik von oben (wie die ELER-VO) oder Stellungnahmen von EU-Ausschüssen, die gesellschaftlichen Naturverhältnisse in ländlichen Räumen bestimmt. Vielmehr ist gerade die Politik von unten, die sich dadurch auszeichnet, dass sie nicht oder kaum in staatlichen Strukturen geronnen und formell institutionalisiert ist, bedeutsam für die Gestaltung ländlicher Räume. Somit sind es auch und vor allem die Menschen, die in ländlichen Räumen leben und wirtschaften, die sich am *Doing Rurality* beteiligen. Die Zusammenschau der drei

Beiträge aus dem Teilprojekt Ländliche Entwicklung macht deutlich, dass die Politik von oben häufig nicht oder nicht gut an das, was auf der lokalen Ebene passiert, anschließt. Entwicklungen, die zur Vitalität ländlicher Räume beitragen, finden eher *trotz* als *aufgrund* der jeweils anderen Ebene statt. Dieses Verhältnis zwischen oben und unten ist auch Gegenstand der Fallstudie, die Anna Szumelda in Ost- und Südostpolen durchgeführt hat. Sie konnte zeigen, dass die Wachstumsorientierung, die von Seiten der GAP und der polnischen Agrarpolitik vertreten wird, nicht mit der tatsächlichen Gestaltung vitaler ländlicher Räume einhergeht. Dies hat, so die Ergebnisse von Anna Szumelda, insbesondere strukturelle Ursachen. Als eine in die Politik von oben eingeschriebene strukturelle Blockade für eine nachhaltige ländliche Entwicklung beschreibt sie z. B. ein ‚klein bleibt klein'-Phänomen, wonach ohnehin schon große Agrarstrukturen noch weiter im Wachstum befördert werden, während kleine Strukturen weiterhin klein bleiben.

Prozedurale Dimension (Politics)

Nicht alle von uns identifizierten und analysierten Prozesse sind politische Prozesse im engeren Sinne. Ausgehend von einem erweiterten Politikverständnis betonen wir gerade auch das Politische in jenen Handlungen und Abläufen, die von den Akteuren selbst vielleicht gar nicht als politisch wahrgenommen werden. Ausgehend von diesem Verständnis lassen sich im Teilprojekt Ländliche Entwicklung sowohl solche Prozesse beschreiben, denen ein visionäres Potenzial innewohnt, als auch solche, die einer nachhaltigen ländlichen Entwicklung entgegenzustehen scheinen.

So sind die neuen Kooperationen zwischen Landwirt_innen, Stiftungen, Gemeinde- und Regionalpolitik sowie der Biosphärenreservatsverwaltung, die Annemarie Burandt in ihrer Studie zum Erhalt von Agrobiodiversität beschrieben hat, Beispiele dafür, wie nachhaltige ländliche Entwicklung umgesetzt werden kann. Durch den Zusammenschluss von privaten und öffentlichen sowie insgesamt völlig unterschiedlich institutionalisierten Akteuren zu einem Netzwerk schaffen diese Akteure eine politische Öffentlichkeit zur Erreichung ihres gemeinsamen inhaltlichen Ziels. So findet eine Diskussion über den Umgang mit Agrobiodiversität und über mit ihr verbundene Wirtschaftsweisen öffentlich statt. Diese lokal- und regionalpolitischen Prozesse werden teilweise auch von der Politik von oben wahrgenommen. Solcherart Kooperationen oder Netzwerkbildungen konnte Anna Szumelda bei ihrer Untersuchung von ‚kleinen' landwirtschaftlichen Betrieben in Ost- und Südostpolen nicht feststellen. Vielmehr kommt sie zu dem Schluss, dass die wirtschaftlichen Prozesse hier überwiegend individuell und insgesamt wenig politisiert ablaufen. So beschreibt sie z. B., dass es kaum gelingt, eine gemeinsame Nutzung von Maschinen, Nachbarschaftsdienstleistungen oder den Zusammenschluss zu Erzeuger_innengemeinschaften zu etablieren. Beide Strategien, das bewusste Sich-Vernetzen wie auch der – bewusste oder unbewusste – Verzicht auf Vernetzung leisten wiederum einen Beitrag zum beschriebenen *Doing Rurality*. Anders als die Politik von oben, die ländliche Räume über die institutionelle Dimension gestaltet, wirkt die Politik von unten vor allem über die dort ablaufenden Prozesse. Über das Wie der Politisierung bzw. Nicht-Politisierung gestalten die lokalen Akteure die ländlichen Räume als ihre Lebens- und Wirtschaftsräume. Diese Wirkmächtigkeit gilt es bewusst zu machen und als Potenzial nachhaltiger ländlicher Entwicklung zu nutzen. Diese Einschätzung teilt auch Anna Szumelda, die in einer Politisierung und stärkeren Vernetzung der Landwirt_innen mit kleinen Betrieben untereinander oder auch mit Nicht-Landwirt_innen Perspektiven für die Menschen in den von ihr untersuchten Regionen und damit für die Zukunft der ländlichen Räume dort sieht.

Es ist schwierig, die Inhalte solcher Politisierungsprozesse als allgemeingültige Formel vorzugeben. Wie wir einleitend gezeigt haben, stellt nachhaltige Entwicklung eine normative Orientierung für das Politikfeld Ländliche Entwicklung dar (siehe Kapitel II.1). Gleichzeitig, so unsere Ergebnisse, steht gerade die EU-Agrarpolitik dem entgegen, was wir vor dem Hintergrund unseres kritisch-emanzipatorischen PoNa-Nachhaltigkeitsverständnisses als nachhaltige ländliche Entwicklung beschreiben. Im Teilprojekt Ländliche Entwicklung lässt sich diese kritisch-emanzipatorische Perspektive über die Rationalität des erhaltenden Gestaltens präzisieren (vgl. Biesecker/ Elsner 2004; Biesecker/ Hofmeister 2006). Aus der PoNa-Perspektive, die auf das politische Moment blickt, geht es dabei vor allem um Erhalten *als* Gestalten. Was dabei wie und von wem erhalten werden soll, gilt es wiederum auszuhandeln. Diese Aushandlung ist ein wesentlicher Bestandteil des Gestaltungsprozesses ländlicher Räume und des sozial-ökologischen Wandels. Die Aufgabe von Wissenschaft kann und sollte es sein, solcherart Gestaltungsprozesse dort, wo sie bereits ablaufen – wie im Fall der von Annemarie Burandt untersuchten Arche-Region – zu begleiten und zu unterstützen. Dort, wo der Bedarf nach Aushandlung und Gestaltung nicht gesehen wird, Gestaltungsprozesse blockiert oder noch nicht eingeleitet worden sind, kann Wissenschaft diese initiieren und einen Beitrag zur Politisierung auf der lokalen Ebene leisten – dies wäre im Fall der von Anna Szumelda untersuchten Regionen in Ost- und Südostpolen denkbar und wünschenswert. Eine so verstandene Wissenschaft rückt in die Nähe des Politischen und ist selbst politisch. So können Wissenschaft und Politik gemeinsam zur Schaffung vitaler ländlicher Räume beitragen.

Teil III: Agro-Gentechnik als Politiken der Naturgestaltung

1. Einführung in das Politikfeld Agro-Gentechnik

Zwischen Bürokratisierung, Ökonomisierung von Governance und Politisierung

Beate Friedrich, Daniela Gottschlich und Jędrzej Sulmowski

Das Politikfeld Agro-Gentechnik ist von Kontroversen geprägt. Über den Einsatz, die Förderung und die Etablierung von gentechnisch veränderten Organismen (GVOs) in der Landwirtschaft wird seit den 1990er Jahren gestritten und ein Ende ist nicht in Sicht. Der Streit um das Für und Wider, um Chancen und Risiken der Nutzung von GVOs wird auf verschiedenen politischen Ebenen und in unterschiedlichen Bereichen ausgetragen: „im Markt als Kampf um Marktzugang und -anteile, in der Politik als Kampf um institutionelle Rahmenbedingungen und Forschungsmittel sowie in der öffentlichen Meinungsbildung als Kampf um […] Akzeptanz" (Beusmann 2008: 346).

Auch auf die Frage, ob und wie Agro-Gentechnik mit nachhaltiger Entwicklung vereinbar sei, geben Befürworter_innen und Gegner_innen höchst unterschiedliche Antworten. Befürworter_innen sehen in der Biotechnologie beispielsweise eine Möglichkeit, Nahrungsmittel effizienter zu produzieren, den Hunger in der Welt zu stoppen und klimabedingte Probleme zu bewältigen (vgl. United Soybean Board o. J.: 4ff.; Broer et al. 2011; Bayerische Akademie der Wissenschaften 2012). Im Gespräch sind etwa Pflanzen, die z. B. Kälte- oder Trockenheitstoleranzen aufweisen sollen, um den sich verändernden Klimabedingungen standhalten zu können, wie etwa ein gentechnisch veränderter kältetoleranter Eukalyptus oder ein trockenheitstoleranter Mais (vgl. BASF 2014). Gegner_innen von Agro-Gentechnik hingegen argumentieren, dass die Gentechnik-Branche zwar immer neue Wunderpflanzen gegen Hunger und Krankheit verspreche, bisher aber nichts Derartiges hervorgebracht habe, und verweisen auf die aktuelle Situation. Denn auf dem Markt sind derzeit nur herbizidresistente Pflanzen (die in der Folge die Entstehung von multiresistenten ‚Unkräutern‘, sogenannten Superweeds, mit sich ziehen; vgl. Benbrook 2012) bzw. Pflanzen, die eigenständig Toxine zur Bekämpfung von Schädlingen herstellen, wie z. B. der in der EU zugelassene Mais Mon810, in den Gene des Bakteriums *Bacillus thuringiensis* eingeschleust wurden (dessen Toxine tödlich auf die Larven bestimmter Insektenarten wie des Maiszünslers oder des Maiswurzelbohrers wirken). Mit diesen GV-Pflanzen setzen Saatgutkonzerne Milliarden um (vgl. Richthofen 2014). Mit Hungerbekämpfung habe ihr Anbau jedoch wenig zu tun, so die Gegner_innen von Agro-Gentechnik. Ganz im Gegenteil, er erhöhe die Abhängigkeit der Landwirt_innen von Saatgutkonzernen. Und während die Gewinne der Konzerne privatisiert werden, werden die unabsehbaren Folgen von Agro-Gentechnik kollektiviert. Dabei könne eine wirkliche Lösung des Hungerproblems, so die Position der Gegner_innen, nur über eine ökologische und sozial gerechte Landwirtschaft erreicht werden (vgl. ZL/ SEWEZ 2009; Potthof 2010; Rodale Institute 2012).

Im Zusammenhang mit dem Einsatz von GVOs werden damit Fragen aufgeworfen, die zentral für die Gestaltung gesellschaftlicher Naturverhältnisse sind: Welche Landwirtschaft, welche Natur, welche Lebensmittel-, Futtermittel- und Energieproduktion will eine Gesellschaft mit Hilfe welcher Technik gestalten? Mit Hilfe welchen und wessen Wissens sollen diese Fragen beantwortet werden? Diese Fragen sind für uns im Kern politische Fragen, die als eine *Res Publica*, als eine öffentliche Angelegenheit, nach einer öffentlich verhandelten und verantworteten Entscheidung verlangen (vgl. Albrecht 2006: 404ff.; Vogt 2007: 23ff.). Doch dafür standen bis Anfang der 2000erJahre kaum gesellschaftliche Aushandlungsräume bereit.

Mit der Aufhebung des EU-weiten Moratoriums 2004, das sechs Jahre lang für die Zulassung, den Anbau und die Vermarktung von gentechnisch veränderten Pflanzen galt, und der anschließenden Einführung des Koexistenzkonzepts, das ein Nebeneinander von gentechniknutzender und gentechnikfreier Landwirtschaft regeln soll, konnten zwei Entwicklungen im Politikfeld Agro-Gentechnik beobachtet werden: Erstens eine – zumindest auf der Ebene der EU – eher bürokratisch-technokratische Handhabung des Themas, die nicht auf Partizipation, Transparenz und Diskurs setzt und Betroffene von den Entscheidungen ausschließt und zweitens eine Verschiebung der Konflikte um die Nutzung von GVOs in die ländlichen Räume. Die umstrittene Frage nach Koexistenz muss nun dort ausgetragen werden (vgl. Plieninger et al. 2007), was zu einer zunehmenden Politisierung führt (siehe auch Kapitel III.2 und III.4).

Die erste der genannten Entwicklungen stellte sich mit dem Ende des Moratoriums ein. Seitdem werden gentechnisch veränderte Lebens- und Futtermittel ausschließlich von dafür zuständigen EU-Stellen zugelassen (vgl. Ostertag 2006). Bei Anträgen auf Zulassungen eines gentechnisch veränderten Organismus führt die 2002 gegründete Europäische Behörde für Lebensmittelsicherheit (EFSA) eine Risikoabschätzung durch und erstellt ein Gutachten. Auf Grundlage dieses Gutachtens trifft die EU-Kommission ihre Entscheidung zusammen mit einem aus Vertreter_innen der Mitgliedstaaten bestehenden Ausschuss bzw. dem Ministerrat. Gegner_innen kritisieren dieses sogenannte Komitologieverfahren[1], das die Durchführungskompetenz der EU-Kommission stärkt und in der Vergangenheit dazu geführt hat, dass von der EFSA positiv begutachtete GVOs letztlich immer zugelassen wurden, auch wenn die einfache Mehrheit der Mitgliedstaaten dagegen war (vgl. Müller 2005). Die aktuelle Debatte um die Bestrebungen der Kommission, einerseits den einzelnen EU-Mitgliedstaaten die Entscheidungsmacht über den nationalen Anbau zu gewähren, andererseits aber das Zulassungsverfahren durch die EFSA zu beschleunigen und künftig die Zulassungsentscheidung ausschließlich der EU-Kommission zu überlassen (vgl. Informationsdienst Gentechnik 2014), verweisen auf den Raum des Politischen als dynamische Variable und die immer neuen Grenzziehungen dessen, was als Gegenstand des Politischen gilt und was ihm durch Prozesse der Bürokratisierung entzogen wird.

Die zweite Entwicklung, die Verschiebung der Konflikte um die Nutzung von GVOs in die ländlichen Räume, hat ihren Ursprung in der Einführung des Koexistenzkonzepts in der EU. Das Konzept wurde eingeführt, um einerseits den Einsatz von Agro-Gentechnik zu ermöglichen und andererseits negative Begleiterscheinungen der Technologienutzung zu minimieren. Es fokussiert vor allem auf eine ökonomische Regelung der Konflikte um Agro-Gentechnik: So sieht das Konzept beispielsweise Ausgleichszahlungen an von Kontaminationen betroffene gentechnikfrei wirtschaftende Landwirt_innen vor (vgl. GenTG.: §§ 16b, 36a; siehe auch Kapitel III.2). In den einzelnen Mitgliedstaaten wurden Regeln zur Koexistenz erarbeitet, die beispielsweise benennen, welche Abstände zwischen Feldern mit und ohne GVOs bestehen müssen. Das Koexistenzkonzept verspricht, das Postulat der Wahlfreiheit zu verwirklichen: Produzent_innen und Konsument_innen sollen sich frei zwischen gentechnikfreien und Gentechnik beinhaltenden Produktionsweisen und Produkten entscheiden können. In der Realität zeigt sich jedoch, dass das Koexistenzkonzept die mit seiner Einführung

---

[1] Das Komitologie-Verfahren ist das übliche Entscheidungsverfahren auf der Ebene der EU im Bereich der Zulassung von GVOs. Hierbei wird nach Unterbreitung eines Entscheidungsvorschlages durch die EU-Kommission zunächst versucht, im sogenannten Regelungsausschuss (bestehend aus Vertreter_innen der Mitgliedstaaten unter der Leitung eines Kommissionsvertreters/ einer Kommissionvertreterin) eine qualifizierte Mehrheit für den Kommissionsvorschlag zu erreichen. Diese kommt bei einer Mindestzahl von 232 zustimmenden Stimmen zustande. Auf Antrag ist zu überprüfen, ob die die qualifizierte Mehrheit bildenden Mitgliedstaaten mindestens 62 Prozent der Gesamtbevölkerung der EU repräsentieren. Wird diese Mehrheit nicht erreicht, so unterbreitet die Kommission dem zuständigen Ministerrat einen Entscheidungsvorschlag. Dieser kann innerhalb von drei Monaten mit qualifizierter Mehrheit über den Vorschlag befinden. Stimmt der Ministerrat zu, wird der Vorschlag angenommen. Lehnt er ab, kann die Kommission. einen neuen Vorschlag unterbreiten. Kommt weder für die Ablehnung noch für die Zustimmung eine qualifizierte Mehrheit zustande, so wird der vorgeschlagene Rechtsakt von der Kommission erlassen (vgl. Epiney 2005; BfN 2006 ; Huster 2008).

verbundenen Erwartungen nicht erfüllen kann: Das Nebeneinander von gentechniknutzender und gentechnikfreier Landwirtschaft wird zwar kurzzeitig realisiert, langfristig wird jedoch eine gentechnikfreie Landwirtschaft unmöglich gemacht, sofern die gentechniknutzende Landwirtschaft nicht wiederum selbst unterbunden wird. Ferner scheitert das Koexistenzkonzept im Anspruch, Konflikte zu lösen. Vielmehr entstehen neue Konflikte in den Anbauregionen (siehe Kapitel III.2 und III.4). Schlussendlich zeigt sich, dass das Postulat der Wahlfreiheit zwar Anspruch des Konzepts, nicht jedoch Teil seiner Umsetzung ist.

Die politische Regulierung von Agro-Gentechnik verändert nicht nur die Landwirtschaft, ländliche Räume und die Wahlfreiheit der Konsument_innen. Wir gehen davon aus, dass nahezu jede Form von politischer Regulierung Einfluss auf Natur und ihre Gestaltung nimmt und gleichzeitig diese politisch mithergestellte Natur Politik immer wieder herausfordert. Im Bereich von Agro-Gentechnik wird die Notwendigkeit der politischen Regulierung insbesondere dann ersichtlich, wenn es um die Frage nach der Kontrolle gentechnisch veränderter Pflanzen geht. Doch in einem Politikfeld, das von starken (Nicht)Wissenskonflikten geprägt ist, bedeutet die staatliche Steuerung einer Risikotechnologie (anstelle eines Verbots) immer ihre Ermöglichung (wenn auch mit Einschränkungen).

Für die Forschungsnachwuchsgruppe PoNa gehört zu nachhaltiger Entwicklung die Anerkennung und der Erhalt von Naturproduktivität (vgl. Biesecker/ Hofmeister 2006). Diese fassen wir als die dynamischen, lebendigen und schaffenden Kräfte von Natur, sich selbst immer wieder und neu als Naturprodukt hervorzubringen sowie menschliche Einträge zu verarbeiten – wichtige Stichwörter in diesem Zusammenhang sind Fortpflanzungsfähigkeit und Regenerativität. Eine so gefasste Naturproduktivität ist in zweifacher Hinsicht von der Anwendung von Gentechnik betroffen:

Erstens ist es diese Naturproduktivität, die eine Kontrolle und Steuerung von gentechnisch veränderten Pflanzen, wenn sie freigesetzt werden, erschwert bis unmöglich macht und die eine Garantie von gentechnikfreier Landwirtschaft (wie sie z. B. der ökologische Landbau vorsieht und vorschreibt) bedroht. Denn Pflanzen kreuzen sich aus und verbreiten sich, verlassen die Felder und/ oder die Säcke, in denen sie transportiert werden. Es gibt unzählige Beispiele dafür, u. a. das Vorkommen von GV-Raps in Ländern, in denen sein Anbau nicht erlaubt ist. Über Importe, die in ein Land kommen, verbreiten sich die Pflanzen gewissermaßen ‚natürlich' entlang der Transportwege (an Straßenrändern, an Tankstellen usw.).

Zweitens zielen bestimmte Methoden von Gentechnik, wie etwa das Terminator-Saatgut[2], darauf ab, die Naturproduktivität einzuschränken. Substantielle Eigenschaften des Lebendigen (Fertilität, Diversität) geraten damit in Gefahr. Neben sozio-ökonomischen und machtpolitischen Fragen tangiert Agro-Gentechnik damit auch naturethische bzw. naturphilosophische Fragen (vgl. Koechlin 2008): Was ist Natur? Welche unterschiedlichen, widerstreitenden Naturverständnisse werden sichtbar? Wie sollen wir mit ihr umgehen? Was wären nachhaltige Prinzipien ihrer Gestaltung?

Gerade weil die Mehrheit der Bürger_innen in Deutschland und in anderen europäischen Ländern Agro-Gentechnik ablehnt[3] und gleichzeitig GVOs von den zuständigen europäischen Behörden zugelassen werden, ist vor allen die Frage nach Partizipation in diesem Politikfeld von Relevanz. Dabei geht es nicht nur um die Frage, ob und inwieweit für welche Akteure eine Teilnahme an Entscheidungsprozessen über den Einsatz und die Etablierung von Agro-Gentechnik gegeben ist, sondern auch darum, nach dem Prozess der Problemkonstitution selbst zu fragen und danach, was der öffentlichen Auseinandersetzung überhaupt zugänglich gemacht wird. Es gehört für uns mit zur Krise des Politischen, dass weite Teile der Wissenschaft, der Technologie oder der privaten Produktion nicht öffentlich als gesellschaftlich relevante Angelegenheiten verhandelt werden (vgl. z. B. Brand 2000: 125).

Zum einen wird der Einsatz von Agro-Gentechnik also in bürokratischen Verfahren geregelt, die für eine Auseinandersetzung mit offenen Fragen und Zweifeln kaum Aushandlungsräume vorsehen. Zum anderen wird das Politikfeld Agro-Gentechnik durch politisierte und politisierende Akteure geprägt, die GVOs nicht bloß als technologische Artefakte ansehen, sondern als ein Konglomerat vielfältiger Praktiken, welche viele Bereiche des gesellschaftlichen Zusammenlebens heute und in der Zukunft betreffen. In den folgenden drei Beiträgen untersuchen wir die Agro-Gentechnik-Kontroverse aus drei Blickrichtungen und bearbeiten damit drei Facetten des Forschungsgegenstandes *Konflikte um*

---

[2] Terminator-Technologien (auch *GURTs – Genetic Use Restriction Technologies* genannt) sind gentechnische Veränderungen, die dazu führen, dass die von Pflanzen produzierten Samen steril sind und deshalb nicht mehr als Saatgut verwendet werden können. Christof Potthof (2008b: 50) weist darauf hin, dass offiziell damit die Auskreuzung gentechnisch veränderter Pflanzen verhindert werden soll. Doch tatsächlich würden sie vor allem eine Bedrohung für die Nahrungssouveränität darstellen. Daher fordert er (wie Vertreter_innen anderer Nichtregierungsorganisationen auch, die sich der internationalen *Ban-Terminator-Kampagne* angeschlossen haben), die Technologien wegen ihrer möglichen sozialen Folgen zu kritisieren. Denn Terminator-Technologie und die Verwendung von Hybrid-Saatgut würden sich in einem Punkt kaum unterscheiden: „Auch bei Hybriden ist der Nachbau des Saatgutes praktisch unmöglich" (ebd.).

[3] Vgl. hierzu z. B. Forsa (2005); Eurobarometer (2006); European Commission (2008: 65f.); Greenpeace/ GfK (2008); BMU/ BfN (2010: 13); European Commission (2010: 18ff.); Bundesamt für Naturschutz (2014: 8).

Agro-Gentechnik: Im ersten Beitrag von Beate Friedrich liegt der Fokus auf der lokalen und regionalen Ebene der Konflikte und damit auf der Frage, welche Folgen die Kontroverse um Agro-Gentechnik für die vom Anbau betroffenen ländlichen Regionen mit sich bringt (siehe Kapitel III.2). Im zweiten Beitrag wirft Jędrzej Sulmowski einen Blick auf das Geschehen in den eröffneten Aushandlungsräumen in Polen und zeigt, wie auch in partizipativen Verfahren der politische Charakter der Agro-Gentechnik-Debatte immer wieder ausgeblendet und verworfen wird (siehe Kapitel III.3). Daniela Gottschlich analysiert im dritten Beitrag die Bewegung gegen Agro-Gentechnik als neuen Akteur der Naturgestaltung und zeigt, dass es nicht zuletzt konfrontative Politikformen sind, die Gestaltungsspielräume für sozial-ökologische Transformationen herstellen und erhalten (siehe Kapitel III.4). In einem Fazit werden Gemeinsamkeiten und Unterschiede der drei Untersuchungen herausgearbeitet und als Politiken der Naturgestaltung interpretiert (siehe Kapitel III.5).

2. Lokale und regionale Konflikte um Agro-Gentechnik

Beate Friedrich

2.1. Einleitung

In diesem Beitrag geht es um Auseinandersetzungen um Agro-Gentechnik in ländlichen Räumen in Deutschland: um den Anbau von gentechnisch veränderten (GV) Pflanzen, um Proteste dagegen und um gentechnikfreie Landwirtschaftspraktiken. Hintergrund ist die im Rahmen der Forschungsnachwuchsgruppe „PoNa – Politiken der Naturgestaltung" als Qualifizierungsarbeit entstandene Studie „Konflikte um die Gestaltung gesellschaftlicher Naturverhältnisse am Beispiel von Agro-Gentechnik", in der ich Konflikte um Agro-Gentechnik aus der Perspektive einer theoretischen Verbindung von Sozialer Ökologie und Konfliktforschung analysiere (vgl. Friedrich 2015). Die Studie ist als eine Fallstudie strukturiert, die drei Fälle umfasst: die Auseinandersetzungen um den Anbau des GV-Mais MON810 in den Landkreisen Kitzingen (Bayern), Lüchow-Dannenberg (Niedersachsen) und Oberhavel (Brandenburg) im Zeitraum zwischen 2005 und 2009. Nach einem Einblick in den Kontext der Konflikte (siehe Abschnitt 2.2) und in die Konfliktpraxis (siehe Abschnitt 2.3) lege ich in diesem Beitrag dar, in welcher Hinsicht die Konflikte als Politiken der Naturgestaltung zu verstehen sind. Ich betrachte Naturgestaltung als Konfliktgegenstand, als eine Konflikthandlung und als eine Wirkung von Konflikten und stelle Konflikte um die Anwendung von Agro-Gentechnik als Konflikte um gesellschaftlich produzierte Natur dar (siehe Abschnitt 2.4). Abschließend reflektiere ich – vor dem Hintergrund des im Rahmen des Projekts PoNa erarbeiteten Nachhaltigkeitsverständnisses (vgl. Friedrich et al. 2010) –, welche kritikwürdigen, krisenhaften, aber auch welche im positiven Sinne zukunftsweisenden, visionären Momente erkennbar sind.

2.2. Der Kontext der Konflikte um Agro-Gentechnik

Der Einsatz von Agro-Gentechnik ist hochgradig umstritten und hat in den letzten Jahren und Jahrzehnten heftige Konflikte hervorgerufen. Die Befürworter_innen erhoffen sich eine Optimierung der landwirtschaftlichen Produktion, während die Kritiker_innen negative Auswirkungen auf Ökosysteme und die menschliche Gesundheit sowie gesamtgesellschaftliche soziale und ökonomische Nachteile befürchten (vgl. Renn 2007). Der in der EU seit Anfang der 2000er Jahre bestehende Regelungsansatz dieser Konflikte ist ein Prinzip, das selbst wiederum zum Konfliktgegenstand geworden ist: das Koexistenzprinzip, das sowohl gentechniknutzende als auch gentechnikfreie Landwirtschaft ermöglichen soll (vgl. Levidow/ Boschert 2008; 2011; Gottschlich et al. 2011). Infolge dieses Ansatzes werden die Auseinandersetzungen um den Anbau und den Konsum von GV-Pflanzen in den Wirtschafts- und Lebensalltag von Produzent_innen und Konsument_innen verlagert und als Konflikte um Pflanzensorten, um Abstände zwischen Äckern und um die Kennzeichnung von Lebensmitteln ausgefochten (vgl. Plieninger et al. 2007: 13; Wagner 2007: 118ff.; Friedrich 2011). Für Landwirt_innen bedeutet das Koexistenzprinzip, dass sie, wenn GV-Pflanzen erst einmal zum kommerziellen Anbau zugelassen sind, als Einzelpersonen entscheiden können, ob sie diese Pflanzen anbauen wollen oder nicht. Die Entscheidung zum Anbau von gentechnisch veränderten Organismen (GVOs) wird also individualisiert. Formal notwendig ist für den Anbau lediglich eine Anmeldung der Flächen bei der zuständigen Behörde. Diese Rechtslage galt auch in der Bundesrepublik Deutschland im Zeitraum von 2005 bis Anfang 2009, als der kommerzielle Anbau von MON810 möglich war. Dieser im Fokus der untersuchten Konflikte stehende GV-Mais gehört zu den GV-Pflanzen, die ein *Bacillus thuringiensis*-Toxin (Bt-Toxin) produzieren, ein Protein, das eine für Insekten toxische Wirkung hat und das im Fall von MON810 der Bekämpfung des Schädlings Maiszünsler dienen sollte. Trotz der grundsätzlichen Prägung des Politikfelds Agro-Gentechnik durch EU-Politiken unterscheidet sich die Situation in den einzelnen europäischen Mitgliedstaaten. Sie haben die Option, durch eine Schutzklausel – in Deutschland ist dies der § 20 Abs. 2 Gentechnikgesetz (GenTG) – den Anbau von auf der EU-Ebene zugelassenen Sorten zu verbieten. So wurde der Anbau von MON810 in Deutschland und anderen Ländern verboten, während es in u. a. Spanien und Portugal auch heute noch zum Anbau kommt.

Vor dem im April 2009 ausgesprochenen Verbot war in Deutschland eine „regulative Enthaltsamkeit" (Wagner 2007: 125) aufseiten des Staates zu beobachten. Während Parlamente, Regierungen und Verwaltungen lediglich die agrarpolitischen Rahmenbedingungen, die die prinzipielle Ermöglichung sowohl gentechnikfreier als auch gentechniknutzender Landwirtschaft vorsehen, definierten, wurden die konkreten Entscheidungen für oder gegen den kommerziellen Anbau von GV-Pflanzen individualisiert: Einzelne Landwirt_innen konnten sich für oder auch gegen den Anbau von GVOs entscheiden. Die dadurch hervorgerufenen Konflikte sind vielschichtig: Sie sind Konflikte um die ‚richtige‘ Art der Schädlingsbekämpfung und Bodenbearbeitung, Konflikte zwischen Vertreter_innen einer bäuerlichen und denen einer industrialisierten Landwirtschaft und auch persönliche Konflikte um die Gestaltung von Nachbarschaftsbeziehungen. Die Konflikte um Agro-Gentechnik können sich erstens mit bereits bestehenden Konfliktlinien im ländlichen Raum überlagern, beispielsweise mit Auseinandersetzungen um die Energieproduktion durch Biomasse, um Stallbauten zur industrialisierten Tierhaltung oder mit aus vielfältigen Gründen bestehenden Nachbarschaftskonflikten. Zweitens können sie ein vorher weitgehend konfliktfreies Miteinander sprengen und in der Folge, ausgelöst durch die Konflikte um den Anbau von GVOs, gar neue Konflikte zweiter Ordnung entstehen lassen (vgl. Saretzki 2010: 49f.). Diese Konflikte zweiter Ordnung betreffen beispielsweise die Gelegenheitsstrukturen der Konflikte, also die (politischen) Rahmenbedingungen, die für die Konflikte gelten: die Zulassungspraxis, die gesetzlichen Regelungen für den Anbau und die Proteste sowie den Zugang zur Infrastruktur vor Ort für regionale und überregionale, nicht in den Anbauregionen lebende Akteure – und zwar zu Pachtflächen, zu Zeltplätzen für Protestcamps und zu Räumen für Informationsveranstaltungen.

Auch nach dem Verbot von MON810 ist die Auseinandersetzung mit den Konflikten um den kommerziellen Anbau von GV-Pflanzen nicht nur historisch und theoretisch, sondern auch praktisch-politisch relevant, denn das Verbot von MON810 sei – so die damalige Bundesministerin für Ernährung, Landwirtschaft und Verbraucherschutz Ilse Aigner am 14. April 2009 – nicht als „Grundsatzentscheidung“ gegen Agro-Gentechnik zu verstehen (BMELV 2009b). Im Februar 2014 stimmte der Europäische Ministerrat mehrheitlich für die Zulassung der GV-Maissorte 1507, die sowohl ein Bt-Toxin produziert als auch eine Herbizidresistenz aufweist. Die Option, dass in den kommenden Jahren in Europa und auch in Deutschland andere GV-Pflanzen zum kommerziellen Anbau zugelassen werden, besteht also.

2.3. Die Konfliktpraxis

Im Folgenden gebe ich Einblicke in die Praxis der Konflikte und lege dar, welche Akteure an den Konflikten beteiligt waren, zu welchen Konflikthandlungen es kam, welche Regelungsansätze bestanden und welche Folgen die Konflikte hervorgerufen haben. Bei diesen Ausführungen steht der kommerzielle Anbau der GV-Maissorte MON810 in den Jahren zwischen 2005 und 2009 im Mittelpunkt. Zu einem kommerziellen Anbau ist es in der EU bisher nur bei MON810 und in geringem Maße bei der GV-Kartoffel Amflora gekommen. Davon zu unterscheiden ist zum einen der Import gentechnisch veränderter, an anderen Orten angebauter Pflanzen als Lebens- oder Futtermittel. Während in der EU bisher nur der GV-Mais MON810 eine Anbauzulassung besitzt sowie die GV-Kartoffel Amflora eine besaß, werden weitere Pflanzen importiert. Zum anderen ist vom kommerziellen Anbau der Anbau zu Forschungszwecken zu unterscheiden, bei dem Freisetzungen auf Versuchsflächen stattfinden und bei dem, anders als beim kommerziellen Anbau, die Produkte anschließend weder als Lebens- oder Futtermittel noch als Industriepflanzen in den Handel kommen dürfen.

2.3.1. Die an den Konflikten beteiligten Akteure

Strukturell sind die Konflikte um Agro-Gentechnik als dyadische Konflikte (vgl. Bonacker 2005: 14) zu charakterisieren: Die beteiligten Akteursgruppen spalten sich auf in Befürworter_innen und Gegner_innen dieser Technologie. Seitens der Befürworter_innen sind in Bezug auf die lokal verorteten Konflikte zunächst die Landwirt_innen zu nennen, die sich für den Anbau von GVOs entschieden haben. Das Vorkommen dieser Akteursgruppe ist Voraussetzung dafür, dass es zu einem lokalen Konflikt um den kommerziellen Anbau von GVOs, zu einem Konflikt um ein konkretes Anbauprojekt kommen kann. Die jeweiligen Landwirtschaftsbetriebe können verschiedene Rechtsformen haben, was wiederum die Akteurskonstellation prägt. Bei allen Betriebsformen, sowohl bei den Einzelbetrieben als auch bei den GmbHs, GbRs oder Genossenschaften, standen in den untersuchten Fällen jeweils die ausschließlich männlichen Betriebsleiter im besonderen Fokus des öffentlichen Interesses. Bei den Einzelbetrieben zeigte sich, dass die Familien der Betriebsleiter, oftmals als Mitarbeitende, intensiver in die Betriebsstruktur und damit auch in die Entscheidung zum Anbau eingebunden waren. Einerseits werden bei der Entscheidung zum Anbau von GVOs durch die bestehende institutionelle Regulierung eine Individualisierung und *top-down*-Entscheidungen einzelner Betriebsleiter_innen gefördert: Diese können, sofern die fraglichen Sorten zugelassen sind, individuell entscheiden, ob die GVOs angebaut werden sollen oder nicht. In der Konfliktpraxis zählt jedoch andererseits bei der Frage, welche landwirtschaftliche Praxis schlussendlich gewählt wird, nicht nur die Einstellung der Landwirt_innen selbst, sondern auch die von Familie und Betriebsumfeld, die den Anbau von GVOs fördern oder – in vielen Fällen – verhindern kann (vgl. Voss/ Spiller 2009: 123). Eine kollektive Akteurskonstellation ergibt sich weiterhin dadurch, dass die am GVO-Anbau interessierten Landwirt_innen vernetzt sind – teils im Kontext des Vereins InnoPlanta e. V.[1], einer Interessenvertretung von Akteuren, die die Nutzung von Agro-

---

[1] Vgl. www.innoplanta.de.

Gentechnik befürworten, und teils informell. Über die Landwirt_innen hinaus gibt es seitens der Befürworter_innen zudem Akteure, die den GVO-Anbau materiell und/ oder symbolisch-diskursiv unterstützen. Hier sind erstens die Unternehmen zu nennen, die das GV-Saatgut entwickeln und/ oder vermarkten. Zweitens ist dabei an überregionale Interessenverbände zu denken, die eine Anwendung von Agro-Gentechnik befürworten – neben der bereits erwähnten Initiative InnoPlanta e. V. trat in diesem Bereich in den untersuchten Regionen beispielsweise der Wissenschaftlerkreis Grüne Gentechnik[2] als Akteur auf. Drittens unterstützten, sehr vereinzelt, Einzelpersonen die GVO-Anwender_innen aktiv, andere verhielten sich in Leser_innenbriefen positiv zu den Anbauplänen. Viertens sind schließlich Parteien oder Vertreter_innen von Parteien zu nennen, die den Anbau von GVOs begrüßen. Dazu gehören auf Bundesebene die FDP sowie die CDU. Die CSU ist in dieser Hinsicht als ambivalenter Akteur zu charakterisieren. Bundesweit ist sie in der Allianz mit dem Koalitionspartner und der Schwesterpartei CDU den Befürworter_innen zuzurechnen und spricht sich nicht generell gegen Agro-Gentechnik aus, im Landkreis Kitzingen beteiligten sich jedoch auch CSU-Lokalpolitiker_innen an den Protesten gegen den GVO-Anbau. Als weiterer ambivalenter Akteur ist der Bauernverband zu nennen, der „vorsichtig befürwortend" (Feindt 2010: 275) agiert und dessen Vertreter_innen sich in den untersuchten Fällen sowohl für als auch gegen den GVO-Anbau aussprachen.

Zu den Akteuren, die sich in den untersuchten Fällen gegen den Anbau von GVOs positionierten, gehörten erstens Verbände, die sich den Anliegen des Umwelt-, Natur- und Verbraucherschutzes widmen oder die Belange der gentechnikfreien, teilweise auch ökologischen Landwirtschaft und Lebensmittelvermarktung oder der Imkerei repräsentieren. Zweitens positionierte sich die Partei Bündnis 90/ Die Grünen in allen Fällen deutlich gegen den GVO-Anbau, im Landkreis Kitzingen auch alle anderen Parteien, mit Ausnahme der CSU. Einige Vertreter_innen dieser Partei waren zwar an den Protesten gegen den GVO-Anbau beteiligt. Dennoch positionierte sich vor Ort nicht die Partei als Ganze gegen Agro-Gentechnik. In Oberhavel und Lüchow-Dannenberg trat auch die Partei Die Linke als Gegnerin des Anbaus auf. Drittens gründeten sich in allen untersuchten Regionen Bündnisse als kollektive Akteure, in denen neben Gruppen, Verbänden und Parteien auch Einzelpersonen organisiert waren. Viertens gab es informelle Zusammenschlüsse, in denen sich z. B. Nachbar_innen vernetzten, ohne diese Allianzen mit einem Gruppennamen zu versehen. Fünftens ist die überregional organisierte und lokal agierende Initiative „Gendreck

---

[2] Vgl. www.wgg-ev.de.

weg"[3] zu nennen. Diese setzt sich gegen die Nutzung von Agro-Gentechnik ein, u. a. durch ‚freiwillige Feldbefreiungen', bei denen – als Akte zivilen Ungehorsams – GV-Pflanzen öffentlichkeitswirksam zerstört werden. Sechstens positionierten sich Einzelpersonen und Betriebe aus verschiedenen Gründen gegen den Anbau: Weil sie ein ökonomisches Interesse an der Verhinderung des Anbaus haben, wie dies für ökologisch wirtschaftende Landwirt_innen oder für Imker_innen gilt, oder weil sie den Anbau von GVOs vor Ort oder generell aus anderen Gründen ablehnen. Siebtens trat schließlich in zwei der untersuchten Regionen die evangelische Kirche als Gegnerin des GVO-Anbaus auf.

Zudem sind, über diese dyadische Akteurskonstellation hinaus, Beobachter_innen des Konflikts als Akteure zu nennen. Zu ihnen gehören beispielsweise die Medien oder die nicht direkt in die Konfliktaktivitäten involvierten Bewohner_innen der Anbauregionen. Eine Rolle spielen zudem Akteure, die die oben vorgestellten Gelegenheitsstrukturen der Konflikte regulieren und bestimmen, also staatliche Instanzen, die über die Anwendung der Technologie entscheiden, sowie Behörden, die für die Genehmigung von Demonstrationsrouten oder Camps zuständig sind. Zudem werden staatliche Akteure, insbesondere die Einsatzkräfte der Polizei, durch die stattfindenden Protesthandlungen zu intervenierenden Akteuren.

In allen Akteursgruppen sind die ausschließlich vor Ort agierenden Akteure von externen, überregional agierenden Akteuren zu unterscheiden, sowohl was die Einzelpersonen als auch was die kollektiven Akteure angeht. Das Zusammenspiel dieser lokalen und externen Akteure prägt die Konfliktkonstellation maßgeblich, denn die Anbauregionen sind sowohl Standorte agrarpolitischer Zukunftsentwürfe als auch Lebensorte.

2.3.2. Die Konflikthandlungen

In den Konflikten um den Anbau von GV-Pflanzen stehen sich unterschiedliche Zukunftsentwürfe konträr gegenüber: Es geht um den Einstieg oder um den bewussten Nichteinstieg in eine vergleichsweise neue Technologie. Die Anbauregionen sind dabei die Orte, an denen sich die materielle Dimension dieser Zukunftsentwürfe konkretisiert und an denen sie greifbar wird, und zwar auf drei unterschiedliche Weisen:

Erstens wachsen dort auf den Äckern, sofern es eine aktuelle Zulassung gibt, GV-Pflanzen. In Bezug auf diesen Anbau von GVOs ist die Ankündigung der Anbaupläne im Standortregister (BVL 2014), in dem alle Anbaustandorte online einsehbar sind, eine erste Konflikthandlung der gentechniknutzenden

---

[3] Vgl. www.gendreck-weg.de.

Landwirt_innen. Auf diese folgt, sofern die Landwirt_innen an ihren Anbauplänen festhalten, das Ausbringen von GV-Saatgut zwischen April und Juni. Werden die Anbaupläne erfolgreich realisiert, finden zum Ende der Anbausaison mancherorts Feldtage zur argumentativen Vermittlung der vermeintlichen Vorteile gegenüber der Agro-Gentechnik statt.

Zweitens werden die GV-Pflanzen durch Anbaugegner_innen – in vielen Fällen öffentlichkeitswirksam durch ‚Feldbefreiungen' – zerstört. Bereits vor der Aussaat des GV-Saatguts stellt die Konflikthandlung der ‚Gegensaat' für die Anbaugegner_innen eine Handlungsoption dar. Bei dieser wird auf dem für das GV-Saatgut vorgesehenen Acker gentechnikfreies Saatgut ausgebracht. Ist das GV-Saatgut jedoch bereits ausgebracht, ist die in der Eskalationsdynamik nächstfolgende Handlung das Entfernen entweder der Samenkörner oder der gewachsenen Pflanzen. Letztere Form des Konflikthandelns kann im Jahresverlauf erst später zum Einsatz kommen. Bei diesen ‚Feldbefreiungen' erleben sowohl die gentechniknutzenden Landwirt_innen als auch die Anbaugegner_innen eine bewusste Eskalation. Während einige GVO-Anwender_innen die Meinungsäußerung auf symbolisch-diskursiver Ebene, z. B. durch Leser_innenbriefe, noch als berechtigt definieren, überschreitet das Handeln im Rahmen von ‚Feldbefreiungen' bei ihnen eine Grenze. Die ‚Feldbefreiungen' werden anonym oder öffentlich, individuell oder kollektiv durchgeführt. Die durch die Initiative „Gendreck weg" organisierten ‚Feldbefreiungen' im hiesigen Untersuchungskontext waren jeweils mit symbolisch-diskursiven Praktiken verknüpft, indem neben Gesprächen mit den gentechniknutzenden Landwirt_innen eine öffentliche Darstellung des Aktionskonzepts und seiner argumentativen Hintergrundmotive stattfand. In beiden Fällen, sowohl beim Anbau als auch bei dieser Form des Protesthandelns, handelt es sich jedoch um deutlich mehr als um eine rein diskursive Auseinandersetzung, um mehr als um den Austausch lediglich symbolischer Argumente, denn die GV-Pflanzen stellen potenziell einen irreversiblen Eingriff in (Agrar)Ökosysteme dar, während die Protestaktionen als materielle Intervention gegen diese Eingriffe, aber auch in die Wirtschaftspraktik des betroffenen Betriebs zu verstehen sind.

Drittens können Landwirt_innen sich gegenseitig die Nichtanwendung von Gentechnik versprechen, dies in einem Vertrag regeln und gentechnikfreie Regionen gründen (vgl. BUND 2010), d. h. die Landwirt_innen können sich bewusst für eine gentechnikfreie Landwirtschaft entscheiden. Vor dem Hintergrund der individualisierten Entscheidung pro oder kontra Agro-Gentechnik, vor der die Landwirt_innen stehen, einerseits und der Tatsache, dass sich der kommerzielle Anbau von Agro-Gentechnik nur aufgrund von Anbauentscheidungen durchsetzen kann, andererseits betrachte ich auch die Entscheidung gegen den Anbau, also die Nichtmaterialisierung von Agro-Gentechnik, als Teil des Konflikthandelns. Diese Entscheidung kann entweder individuell oder kollektiv – indem eine gentechnikfreie Region oder Initiative gegründet wird – getroffen werden. Und sie kann von Anbauperiode zu Anbauperiode unterschiedlich ausfallen. So treffen einige Landwirt_innen die Entscheidung zum gentechnikfreien Anbau, nachdem sie den GVO-Anbau entweder angekündigt oder bereits realisiert hatten. Diese Möglichkeit des Ausprobierens und der anschließenden Revision mit zwar potenziell ökologischen bzw. sozioökonomischen und sozialen Auswirkungen, aber ohne hohen betriebswirtschaftlichen Aufwand ist ein Charakteristikum von Agro-Gentechnik, das diese von anderen landwirtschaftlichen Innovationen, wie z. B. dem Bau neuartiger Stallungen, unterscheidet. Bundesweit waren in den Anbaujahren zum Jahresbeginn jeweils mehr Flächen für den GVO-Anbau angemeldet als tatsächlich bestellt wurden. Im Jahr 2005 waren beispielsweise zunächst mehr als 1.000 Hektar angemeldet, die schließlich bis zur Aussaat auf ca. 300 Hektar reduziert wurden (vgl. Schimpf 2006: 221). Auch für die drei Untersuchungsregionen kann eine solche Dynamik verzeichnet werden.

Neben diesen auf materieller Ebene angesiedelten Konfliktpraktiken gehören das Informieren über die eigenen Argumente sowie der Versuch, die Argumente der antagonistischen Konfliktpartei zu widerlegen, zu den (symbolisch-diskursiven) Konflikthandlungen. In allen Untersuchungsregionen wurden besonders intensiv durch die Anbaugegner_innen, aber auch durch die Befürworter_innen, Veranstaltungen besucht oder selbst durchgeführt und es wurden schriftliche Publikationen verbreitet sowie teilweise auch selbst erstellt. Dazu gehörten Flugblätter, Blogeinträge im Internet, Presseerklärungen oder Broschüren. Die Informationsvermittlung war in einigen Fällen als Versuch einer Konfliktregelung angelegt, indem Veranstaltungen so organisiert waren, dass sowohl Befürworter_innen als auch Gegner_innen des GVO-Anbaus zu Wort kamen. Teilweise fanden diese Auseinandersetzungen vermittelt über Radio oder Fernsehen statt: durch Interviews und in Diskussionsrunden sowie durch medienwirksam inszenierte Aktionsformen, bei denen die Produktion symbolhafter Bilder im Zentrum stand. Im August 2008 machte beispielsweise eine landesweite Aktionstour anlässlich des Bayerischen Landtagswahlkampfs, die sich für ein Verbot von MON810 einsetzte, im Landkreis Kitzingen Station. Bei einer in diesem Rahmen stattfindenden Aktion versuchte eine Horst Seehofer-Puppe erfolglos, durch Luftballons symbolisierte nach oben fliegende Pollen einzufangen (vgl. Mainpost 2008). Teils überschneidet sich diese Phase des Aufklärens und Informierens seitens der Anbaugegner_innen bereits mit mobilisierendem Protestverhalten, so beispielsweise bei einer Fahrradtour im April 2007 im Landkreis Oberhavel, bei der die Anwohner_innen an den Anbauorten informiert wurden (vgl. Neue Oranienburger Zeitung 2007; Neues Granseer Tageblatt 2007). Auch Kundgebungen und Demonstrationen sind als Aktionsformen an dieser Schnittstelle von Information und Mobilisierung angesiedelt. Neben der Aufklärung und Informationsvermittlung bestand eine weitere Konfliktpraktik im Überreden und Appellieren, beispielsweise in Gesprächen zwischen den Anwender_innen von GVOs und den Anbaugegner_innen, sowie in öffentlichen Appellen, durch die versucht wurde, die Landwirt_innen von ihren Anbauplänen abzubringen. Im Landkreis Lüchow-Dannenberg wurden beispielsweise in einer Zeitungsanzeige, die direkt an den dortigen GVO-Anbauer adressiert war, insgesamt mehr als 800 Unterschriften von Anbaugegner_innen veröffentlicht.

2.3.3. Die Regelung der Konflikte und ihre Folgen

Findet der Anbau von GVOs in einer Region in mehreren Jahren hintereinander statt, so wechseln sich manifeste und latente Konflikte im Jahresverlauf ab. Die Konflikte entstehen mit der ersten Artikulation einer Anbauabsicht und sie bleiben manifest, solange die gegensätzlichen Wirtschaftsweisen entweder materiell bestehen oder intensiv symbolisch-diskursiv kommuniziert werden. Die Regelung der Konflikte um Agro-Gentechnik erfolgt bundes- und europaweit nach unterschiedlichen Mustern. In den Untersuchungsregionen erfolgte eine Regelung der Konflikte erstens durch die Verdrängung einer der Konfliktparteien. Eine solche Verdrängung bestand beispielsweise in einer Änderung der Anbaupläne: Ein befragter gentechnikfrei wirtschaftender Landwirt entschloss sich, um Nachbarschaftskonflikte zu vermeiden, auf dem an das GVO-Feld angrenzenden Grundstück keinen Mais anzubauen. In (mindestens) zwei Fällen gehörte in den Untersuchungsregionen außerdem das Abwandern von Imker_innen an einen anderen Standort zu den Regelungsinstrumenten. Ein zweiter Regelungsansatz bestand im aktiven Verzicht auf den GVO-Anbau bzw. in einer Verhinderung dieses Anbaus durch Protestaktionen: Einige GVO-Anbauer_innen entschlossen sich, von ihren Anbauplänen ganz zurückzutreten und viele reduzierten zumindest die Anzahl und Größe der ursprünglich angemeldeten Flächen. Im Landkreis Lüchow-Dannenberg wurde der GVO-Anbau gar durch Proteste vollständig verhindert, indem das entsprechende Grundstück von einer bereits ausgebrachten GVO-Saat ‚befreit' wurde und eine gentechnikfreie ‚Gegensaat' vorgenommen wurde. Einen dritten Regelungsansatz stellt das im Jahr 2009 ausgesprochene Anbauverbot von MON810 dar, das in Deutschland und damit auch in den drei Untersuchungsregionen zu einem zumindest vorläufigen Ende des kommerziellen Anbaus von GV-Mais führte. Viertens bestand eine Regelung in einer Verlagerung der Konflikte an andere Orte oder auf andere Themenbereiche: Bereits vor dem Anbauverbot von MON810, besonders aber in seiner Folge wurde der Streit um Agro-Gentechnik vor Gerichten ausgefochten. Dabei ging es sowohl um die (Un)Rechtmäßigkeit von Anbau und Protesten als auch um die grundsätzliche Frage, ob der GV-Mais MON810 zugelassen sein soll oder nicht. Eine Verlagerung auf andere Themenbereiche bestand beispielsweise darin, dass Anbaugegner_innen nach dem Verbot von MON810 (weiterhin) die Wirtschaftsweise der GVO-Anbauer_innen kritisierten. Die Kritik richtete sich nun gegen den Einsatz von Pestiziden oder gegen den Bau von Stallanlagen zur industrialisierten Tierhaltung. Fünftens wurden die Konflikte schließlich ökonomisch geregelt, indem Zahlungen zum Ausgleich eines potenziellen Schadens angeboten wurden. Diesen ökonomischen Regelungen ist auch die Aktionsform der ‚Gegensaat' zuzurechnen, die im Landkreis Lüchow-Dannenberg durchgeführt wurde (siehe oben).

Bilanzierend kann festgehalten werden, dass sich in der Folge der lokalen und regionalen Konflikte die Anwendung von Agro-Gentechnik in den Untersuchungsregionen, aber auch in anderen Anbauregionen verringert hat: In allen Anbaujahren wuchsen auf den Feldern letztlich deutlich weniger GV-Pflanzen als angekündigt. Außerdem wurde die Anwendung von Agro-Gentechnik als Konsequenz aus den Konflikten an andere Orte verlagert. Während ihre Anwendung in den Anbauregionen durch die Konflikte eingeschränkt wurde, setzte sich der Import von GV-Futtermitteln deutschland- und europaweit fort. Ein solcher Import geht mit dem Anbau von GVOs an anderen Orten, beispielsweise in Nord- und Südamerika, einher. Es kann darüber hinaus festgehalten werden, dass als eine Wirkung der Konflikte Veränderungen auf persönlicher und sozialer Ebene angestoßen wurden. Akteurskonstellationen veränderten sich sowohl auf produktive als auch auf destruktive Weise. Produktive Veränderungen betreffen die Reflexion des sozialen Miteinanders in den Dörfern sowie die Entstehung neuer Kooperationen und Akteursbündnisse vor Ort und überregional. Destruktive Veränderungen betreffen die durch die Konflikte um Agro-Gentechnik hervorgerufenen persönlichen Verletzungen, die teils gar zukünftige Kooperationen im Dorfleben und in der landwirtschaftlichen Praxis verhindern. Zu den Veränderungen auf persönlicher und sozialer Ebene gehören auch individuelle und kollektive Lernprozesse: An den Konflikten beteiligte Akteure konnten beispielsweise ihre Computerkenntnisse ausbauen, verfassten zum ersten Mal in ihrem Leben Leser_innenbriefe, Redebeiträge und Pressemitteilungen oder begannen in den Konflikten, sich kollektiv und politisch zu organisieren, also neue Bündnisse und Kooperationen zu initiieren. Ebenfalls sind als Wirkung der Konflikte die juristischen Konsequenzen zu nennen, die für einige Akteure aus ihrem Konflikthandeln erwuchsen. Die oben bereits erwähnten Gerichtsprozesse forderten nicht nur ein großes zeitliches Engagement, sondern verlangten auch finanzielle Aufwendungen, für die Prozessdurchführung wie für die durch das Gericht verhängten Geldstrafen.

Die Konfliktpraxis ist insgesamt geprägt von dem Spannungsfeld von Sach- und Beziehungskonflikten. Einerseits steht die (inhaltliche) Frage im Fokus, ob Agro-Gentechnik zum Einsatz kommen soll oder nicht. Andererseits betreffen die Konflikte das soziale Miteinander in den Anbauregionen. Beide Ebenen, die Sach- und die Beziehungsebene, sind insbesondere dann eng verwoben, wenn sich die entsprechenden Akteure bereits vor Auftreten des Konfliktanlasses kannten. Pläne zum Anbau von GVOs können in diesen Fällen nicht nur zum agrarpolitischen, sondern auch zum persönlichen Sprengstoff werden.

2.4. Konflikte um Agro-Gentechnik als Konflikte um Politiken der Naturgestaltung

Die kommerzielle Nutzung von Agro-Gentechnik ist ohne ihre Materialisierung auf landwirtschaftlichen Flächen nicht machbar. Diese beinhaltet das Aussäen von GV-Saatgut oder das Ausbringen von GV-Pflanzen auf den Äckern von Landwirt_innen. Ohne diesen Schritt gäbe es keinen kommerziellen Anbau von GVOs – weder jetzt noch in Zukunft. Die Anbauregionen spielen also bei der umstrittenen Frage, ob sich Agro-Gentechnik durchsetzen wird, eine Schlüsselrolle. Sowohl der Anbau von GVOs als auch gentechnikfreie Landwirtschaftspraktiken wie auch die auf materieller und symbolisch-diskursiver Ebene angesiedelte Unterstützung oder Ablehnung von Agro-Gentechnik sind als Politiken der Naturgestaltung zu charakterisieren.[4] Naturgestaltung ist hier einerseits Konfliktgegenstand, denn in den Auseinandersetzungen um Agro-Gentechnik geht es maßgeblich darum, welche Natur und welche Naturverhältnisse hervorgebracht werden.[5] Andererseits ist sie Konflikthandlung. Darüber hinaus ist Naturgestaltung auch eine Wirkung von Konflikten: In den Konflikten entscheidet sich, auf welche Art und Weise Natur gestaltet wird. Naturgestaltung ist also gleichzeitig Inhalt, Handlung und Produkt, sodass sich ein komplexes Konfliktfeld Naturverhältnisse ergibt. Als Konflikthandlung kann Naturgestaltung begriffen werden, wenn Natur gleichzeitig als gesellschaftliches Produkt und als Grundlage des menschlichen Wirtschaftens konzipiert wird und dabei bedacht wird, dass beides konflikthaft ist. Sie ist eine Konflikthandlung, bei der die Ma-

---

[4] Das diesem Aufsatz zugrunde liegende Politikverständnis geht von einem erweiterten Politikbegriff aus, der sich nicht auf Institutionen und formalisierte Verfahren beschränkt (Friedrich et al. 2010: 21). Entsprechend werden auch solche gesellschaftlichen bzw. sozial-ökologischen Dynamiken als Politiken der Naturgestaltung konzipiert, die bei einer engen Definition des Politikbegriffs keine Berücksichtigung finden würden.

[5] Vgl. auch die Ausführungen zu Konflikten um die Gestaltung gesellschaftlicher Naturverhältnisse von Brand/ Görg (2003: 20), Görg (2003b: 301), Wissen (2008: 15) und Wissen/ Brand (2008).

terialität des Handelns eine zentrale Rolle spielt. Dies hat Konsequenzen für die Konzeption des Begriffs Konflikt, denn über die Materialität von Naturgestaltung vermittelt kann ein sozialer Konflikt, der soziale Beziehungen zwischen den Beteiligten voraussetzt (vgl. Dahrendorf 1961: 123), auch zwischen Akteuren bestehen, die sich nicht persönlich begegnen (vgl. Dietz/ Engels 2014a: 82). Als Konflikthandeln wird also nicht nur soziales Handeln im Sinne einer direkten Interaktion von Menschen konzipiert, sondern auch naturgestaltendes Handeln, das über die konstitutive Vermittlung zwischen Natur und Gesellschaft als soziales Handeln im Sinne einer Gestaltung von Grundlagen und Zielen des Wirtschaftens zu charakterisieren ist.

Landwirtschaft als ein „Arbeiten mit der Natur" (Feindt et al. 2004: 12), als ein „Hybrid von Natur und Gesellschaft" (ebd.) bringt eine neue, gesellschaftlich produzierte Natur hervor, ist also Naturgestaltung und gleichzeitig gesellschaftliches, (agrar)politisches Handeln. Für Natur, auch die Natur in der Landwirtschaft, gilt, dass sie zugleich vergesellschaftet und ein nicht identisches Anderes ist, über das nicht bedingungslos verfügt werden kann.[6] GVOs als Bestandteil von Landwirtschaft sind gesellschaftlich-technisch produziert und doch natürlich. Sie tragen ihre Anwendung in sich, sind Technik und doch lebendig, also weder als reine Natur noch als rein gesellschaftliche bzw. technische Objekte beschreibbar (vgl. Sohn 1994: 243; Roßler 2008: 79). Sie sind gleichzeitig Technik im Naturgewand und Natur im Technikgewand (vgl. Potthast 2010). Das deutsche Gentechnikgesetz (GenTG) verwendet keinen Begriff, der diese Hybridität beschreibt. Es weist aber auf den Doppelcharakter als Natürliches und Nichtnatürliches hin, indem es einen GVO einerseits als einen Organismus beschreibt, „dessen genetisches Material in einer Weise verändert worden ist, wie sie unter natürlichen Bedingungen [...] nicht vorkommt" (GenTG: § 3 Abs. 3) und ihn andererseits als eine „biologische Einheit, die fähig ist, sich zu vermehren oder genetisches Material zu übertragen", definiert (ebd.: § 3 Abs. 1). Entsprechend sind GVOs, sofern von ihnen Gefahren ausgehen, weder eine rein gesellschaftliche „interne" noch eine rein natürliche „externe" Bedrohung (Jahn/ Wehling 1998: 81; vgl. Görg 1999: 15), sondern sie sind gesellschaftlich produzierte Natur.

Angesichts der Frage „Welche Natur wollen wir?" (Becker 2006: 51; Böhme 2007) – bzw. erweitert gedacht: „Welche Natur wollen wir? [...] Und welche Gesellschaft stellen wir gemeinsam mit den Naturprojekten her?" (Kropp 2002: 238) – wird Naturgestaltung konflikthaft (vgl. Görg 2003b: 143; Dietz 2011: 80). Diese Fragen berühren die bestehenden Optionen von sowohl intendierter als auch nicht intendierter Naturgestaltung. Konflikte um Naturgestaltung sind damit

---

[6] Vgl. auch die unten stehenden Ausführungen zur Nichtidentität von Natur.

auch Konflikte um die Grenze zwischen Natur und Gesellschaft: Bis zu welchem Grad soll Natur umgeformt, vergesellschaftet werden (vgl. Jahn/ Wehling 1998: 88; Görg 2008: 102)? Soll Agro-Gentechnik angewandt werden oder nicht? Hier geht es (auch) um Fragen nach den Grenzen der Naturgestaltung.

Solche Grenzen der Naturgestaltung ergeben sich erstens durch die Nicht-identität von Natur. Natur kann nicht mit gesellschaftlichen Konstruktionen identisch sein (vgl. Görg 1998: 62; Gransee 1998; Görg 1999: 114ff.; Vogel 2011: 91). Sie ist lebendig, zu großen Teilen unverfügbar, widerständig, produktiv (vgl. Gransee 1998: 143; Görg 1999: 16; 2003a: 123; Biesecker/ Hofmeister 2006). Natur hat ihren Entstehungsgrund also nicht im Menschen, sie hat „das Prinzip ihres Werdens in sich selbst" (Görg 1999: 16; vgl. Heiland 1992: 3f.; Rink et al. 2004: 13f.; Potthast 2010). Das Konfliktfeld Naturverhältnisse ist jedoch nicht nur von (gescheiterten) Versuchen der Naturbeherrschung geprägt, sondern auch von gesellschaftlichen (Macht)Verhältnissen. Menschen setzen dabei durch aktiven oder passiven, kollektiven oder individuellen Widerstand Grenzen bei der Anwendung von Agro-Gentechnik. Beim Einsatz von Agro-Gentechnik ist mithin eine doppelte Widerständigkeit zu beobachten: Eine vermeintlich kontrollierte und kontrollierbare Anwendung von Agro-Gentechnik kann sich erstens an der Materialität von menschlicher und außermenschlicher Natur brechen. Menschen machen beim Arbeiten mit Natur Fehler, die zu einer unkontrollierten Verbreitung von Agro-Gentechnik führen können, und durch natürliche Prozesse kann sich Agro-Gentechnik ebenfalls ungewollt ausbreiten. Zweitens kann sich der Wille zur Anwendung von Agro-Gentechnik an gesellschaftlichem Widerstand brechen. Dieser gesellschaftliche Widerstand kann sich wiederum in der Produktion oder in der Konsumtion manifestieren. Es kann sich um Widerstand handeln, der sich bestimmten Produktionspraktiken entgegenstellt (wie z. B. der Widerstand gegen das Ausbringen von GV-Saatgut), und um solchen, der sich in der Konsumverweigerung gegenüber bestimmten Produkten ausdrückt (etwa der bewusste Boykott von Nahrungsmitteln, die unter Anwendung von Agro-Gentechnik hergestellt werden). Angesichts dieser doppelten Widerständigkeit sind die Versuche von Naturbeherrschung und einer Überwindung gesellschaftlichen Widerstands sowohl zu unterscheiden als auch in ihrem Wechselverhältnis zu betrachten (vgl. Wissen 2011: 119).

2.5. Konflikte um Agro-Gentechnik zwischen Krise und Vision

Abschließend frage ich – vor dem Hintergrund des im Rahmen der Forschungsnachwuchsgruppe PoNa erarbeiteten Nachhaltigkeitsverständnisses (vgl. Friedrich et al. 2010) – danach, welche krisenhaften und damit kritikwürdigen und welche visionären Momente im Politikfeld Agro-Gentechnik und insbesondere in den Konflikten um die gesellschaftlichen Naturverhältnisse in den Anbauregionen erkennbar sind. Die Kritik widmet sich dem Koexistenzprinzip einerseits (siehe Abschnitt 2.5.1) und der Aufrechterhaltung oder gar Neuentstehung von Dichotomien und Trennungsstrukturen andererseits (siehe Abschnitt 2.5.2). Visionäre Momente liegen wiederum in einer Auflösung von Dichotomien, die mit neuen Politikverständnissen einhergeht (siehe Abschnitt 2.5.3).

2.5.1. Die Kritik des Koexistenzprinzips

In der EU und mithin auch in Deutschland werden Konflikte um Agro-Gentechnik durch das Koexistenzprinzip geregelt, das ein Nebeneinander von gentechniknutzender und gentechnikfreier Landwirtschaft vorsieht. Dabei treten Wechselwirkungen zwischen Agro-Gentechnik und Natur sowie mit anderen Landwirtschaftspraktiken, also anderen Formen der Naturproduktion und -aneignung, auf. Das Koexistenzprinzip ist aus mindestens vier Gründen als problematisch und krisenverursachend einzuordnen:

Das Prinzip fokussiert erstens auf ökonomische Aspekte, die vorwiegend eine betriebswirtschaftliche Ebene betreffen, und klammert andere Aspekte, wie z. B. individuelle und kollektive Belange auf sozialer oder ökologischer Ebene, aus. Geregelt ist beispielsweise die (ökonomische) Haftung von gentechniknutzenden Landwirt_innen für Schäden, die durch den GVO-Anbau auf Nachbargrundstücken entstehen. Nicht berücksichtigt sind hierbei gesamtgesellschaftliche Auswirkungen, wie beispielsweise eine schleichende Aufweichung der Grenze zwischen gentechniknutzender und gentechnikfreier Landwirtschaft, die durch die Anwendung von Agro-Gentechnik ausgelöst werden können (siehe auch Kapitel III.1). Dadurch wird auch die Entscheidungskapazität auf diejenigen Akteure reduziert, die ein ökonomisches Interesse haben (vgl. Binimelis 2008: 447ff.; Binimelis et al. 2010). Dies sind vorwiegend die gentechniknutzenden Landwirt_innen selbst und zumindest mittelbar andere Landwirt_innen, deren Grundstücke an die mit GVOs bestellten Flächen angrenzen, da sie (ökonomische) Schäden geltend machen können. Solche Nachbar_innen müssen in Deutschland im Falle eines Anbaus von GVOs informiert werden. Problematisch ist, dass es Akteursgruppen gibt, die von dieser Regelung ausgeschlossen werden – beispielsweise die Imker_innen, da sie nicht als Nachbar_innen im Sinne des GenTG anerkannt werden (vgl. Winter/ Stoppe-Ramadan 2012: 196).

Zweitens wird die Praktikabilität der durch das Koexistenzprinzip geschaffenen ökonomischen Regelungen dadurch infrage gestellt, dass Pollen sich über das direkt benachbarte Grundstück hinaus verbreiten können. Selbst in Fällen, in denen eine Auskreuzung auf theoretischer Ebene unwahrscheinlich erscheinen mag, ist das Risiko der unkontrollierbaren Verbreitung von Transgenen nicht absehbar (vgl. Clark 2004: 104). Angesichts der potenziellen und auch empirisch festgestellten Verbreitung von Transgenen jenseits der definierten Bereichsgrenzen, kann Koexistenz folglich zwar eine kurz-, jedoch keine langfristige Option sein (vgl. Altieri 2005; Winter 2009). Zudem ist der Aufwand, der für eine Verringerung der Verbreitung von Transgenen nötig ist, durch eine veränderte landwirtschaftliche Praxis sehr hoch und nur eingeschränkt effektiv (vgl. Schimpf 2008).

Insgesamt besteht also, drittens, seitens der Gegner_innen von Agro-Gentechnik die Befürchtung, dass die Koexistenz angesichts des systemischen Charakters der mit der Technologie verbundenen Risiken die gentechnikfreie Landwirtschaft gefährdet (vgl. Stoppe-Ramadan/ Winter 2010: 121; Bethwell et al. 2012: 238; Winter/ Stoppe-Ramadan 2012: 196) und dass darüber hinaus das Modell einer industrialisierten Landwirtschaft gefördert wird (vgl. Binimelis et al. 2010: 90). Auch vonseiten der Befürworter_innen der Technologie kann das Koexistenzprinzip als Störung ihrer Wirtschaftspraktiken wahrgenommen werden. Wenngleich das Nebeneinander von gentechnikfreier und gentechniknutzender Landwirtschaft sich oftmals zuungunsten der gentechnikfreien Landwirtschaft auswirkt, so bleibt doch der Schutz der gentechnikfreien Landwirtschaft ein festgeschriebenes Ziel, das wiederum die gentechniknutzende Landwirtschaft zumindest potenziell einschränkt. Das Koexistenzprinzip kann also sowohl als eine Behinderung von gentechniknutzender Landwirtschaft durch Schutzmaßnahmen als auch als eine Verunmöglichung von gentechnikfreier Landwirtschaft durch eine schrittweise Anhebung von Grenzwerten und eine schleichende Kontamination angesehen werden (vgl. Levidow/ Boschert 2011: 265; Gottschlich et al. 2011; Schmidt/ Schröder 2012: 12f.).

Viertens ist zu kritisieren, dass das Koexistenzprinzip nicht nur in seinem Anspruch gescheitert ist, das Nebeneinander unterschiedlicher Wirtschaftspraktiken zu ermöglichen, sondern auch im Anspruch, Konflikte zu lösen: Binimelis kritisiert beispielsweise, dass bestehende agrarpolitische Konflikte – etwa die zwischen ökologischer und industrialisierter, insbesondere aber die zwischen gentechnikfreier und gentechniknutzender Landwirtschaft – nicht gelöst wurden und neue Konflikte, insbesondere in den Anbauregionen, produziert wurden (vgl. Binimelis 2008: 452).

2.5.2. Die Kritik von Trennungsstrukturen

Wenn sich eine vermittlungstheoretische Sichtweise auf das Verhältnis von Natur und Gesellschaft mit feministischen Perspektiven verbindet, die einen geschärften Blick auf Dichotomien und potenziell damit verbundene Hierarchisierungen ermöglichen, kann das „kritisch-analytische [...] Potential" (Schön 2005: 81) feministischer Wissenschaften auch zur Analyse von Konflikten um Agro-Gentechnik genutzt werden (vgl. Friedrich et al. 2010: 15f.). Die Neuentstehung von Dichotomien betrifft im Falle der Konflikte um Agro-Gentechnik eine Verstärkung der vorgängig bestehenden Trennung von Schutz und Nutzung, die auch dem Koexistenzprinzip in Form von Zielkonflikten zwischen Schutz und Nutzung inhärent ist (vgl. GenTG: § 1). Während Beckmann und Schleyer im Jahr 2007 die Kategorie der „Gentechnik-Regionen" mit Vorsicht betrachtet haben und damals geäußert haben, dass es für eine solche Kategorisierung noch zu früh sei (vgl. Beckmann/ Schleyer 2007: 225), ist im Konfliktverlauf bis 2009 doch eine immer stärker werdende räumliche Trennung von gentechniknutzender und gentechnikfreier Landwirtschaft zu beobachten. Noch stärker gilt diese Trennungsstruktur für die gentechniknutzende Landwirtschaft einerseits und landwirtschaftlich nicht genutzte Schutzgebiete andererseits (vgl. Wurbs et al. 2012). Eine Trennung von Schutz und Nutzung steht nicht nur einem Landwirtschaftsverständnis entgegen, das davon ausgeht, dass Natur mithergestelltes „Resultat sozio-ökonomischer Entwicklungen" (Friedrich et al. 2010: 11) ist, sondern auch einem Nachhaltigkeitsverständnis, das nach integrativen Perspektiven sucht (vgl. ebd.: 17ff.). Neben der Trennung von Schutz und Nutzung ist weiterhin eine Verschärfung globaler Arbeitsteilungen zu beobachten, da die Verlagerung der Anwendung von Agro-Gentechnik in andere Regionen der Welt sowohl eine Wirkung als auch ein Regelungsansatz der beschriebenen Konflikte ist. Während der Anbau von GVOs in Deutschland aktuell verboten ist, werden GV-Futtermittel noch immer importiert. Dadurch ergibt sich eine räumliche Trennung zwischen Futtermittelgewinnung, -veredelung und schließlich auch dem Lebensmittelkonsum (vgl. Mies/ Bennholdt-Thomsen 1999: 141ff.).

2.5.3. Die Vision neuer Politikverständnisse

In Bezug auf Dichotomien und Trennungsstrukturen ist jedoch nicht nur Krisenhaftes und Problematisches, sondern auch Visionäres zu beobachten: In den Konflikten um Agro-Gentechnik können sich nicht nur bereits bestehende Trennungsstrukturen verstärken und neue entstehen, sondern sie können auch infrage gestellt werden (vgl. Hofmeister 2006: 107ff.). Dies trifft beispielsweise auf eine Konzeption zu, in der Raum als Summe einzelner Parzellen gedacht wird, über die auch nur Einzelne verfügen können. Zumindest bis zu einem gewissen Grad wird die Frage, welche Anbauentscheidungen getroffen werden, in der Konfliktpraxis zur politischen und politisch verhandelten Frage. Zudem entwickelt sich in der Konfliktpraxis die den ländlichen Räumen zugewiesene Funktion dynamisch (vgl. Harvey 2008: 36f.): Während diese Räume vorher als Ort der landwirtschaftlichen Produktion charakterisiert waren, werden sie in den Konflikten außerdem zu Orten des Protests, der Meinungsäußerung und politischen Aushandlung. Dieser Effekt kommt dadurch zustande, dass Konsument_innen, die vielen Landwirt_innen zuvor lediglich als anonymisierter Mark erschienen waren, in diesen Auseinandersetzungen an den Ort der Produktion kommen. Politische Konflikte um Agro-Gentechnik finden hier nicht mehr nur in und vor den politischen Institutionen statt, sondern an den Orten der materiellen Naturgestaltung. Dies schließt erstens Besuche von Politiker_innen in diesen Regionen ein und zweitens eine starke Involvierung von Bürger_innen in politische Prozesse, sodass nicht nur die Trennungsstruktur von Produktion und Konsumtion infrage gestellt wird, sondern auch ein neues Politikverständnis wachsen kann, das Politik (auch) jenseits von formalisierten Prozessen und Institutionen verortet (vgl. Friedrich et al. 2010: 21).

3. Die verschwiegenen politischen Momente in der Agro-Gentechnik-Debatte in Polen

Jędrzej Sulmowski

3.1. Einleitung

> „Sie, Frau Professor, als Vertreter der Wissenschaft, sollten doch wissen, dass wissenschaftliche Tatsachen nicht in einem Plebiszit festgelegt werden. Und die Tatsachen sind die, dass genetisch modifizierte Pflanzen unbedenklich sind" (Wawrzyński 2010).

In diesem Zitat aus einer bekannten polnischen Tageszeitung wird eine Unterscheidung getroffen, die kennzeichnend für viele aktuelle Technologiekontroversen ist: „Wissenschaftliche Tatsachen" und „Plebiszite" scheinen sich auszuschließen. Eine Abstimmung ist ein Instrument, mit dem die Mehrheitsmeinung einer Gruppe zu einer Frage bzw. einer Entscheidung ermittelt werden kann. Hier kommen die aggregierten individuellen Präferenzen zum Ausdruck. Als Gegenteil dazu werden „wissenschaftliche Tatsachen" genannt, die ihrerseits vermeintlich nicht von dem Willen oder den Handlungen der Gesellschaft abhängen. Mit anderen Worten: „Wissenschaftliche Tatsachen" und „Plebiszite" verweisen auf unterschiedliche Grade und Möglichkeiten der Entscheidbarkeit. Diese Entscheidbarkeit kann durch mannigfaltige Argumentationsweisen ausgeweitet oder eingeschränkt werden. Der vorliegende Beitrag illustriert, wie und mit welchen Folgen die oben angedeutete Unterscheidung in den öffentlichen Agro-Gentechnik-Debatten in Polen wirkt und zur (Nicht)Anerkennung von Entscheidbarkeit führt. Dabei folge ich einigen sozialwissenschaftlichen Beschreibungen von Technologie- und Wissenschaftskontroversen, insbesondere denen von Bruno Latour, und dramatisiere interpretativ die vom Autor des obigen Zitats vorgenommene Abgrenzung.[1] So stehen „Plebiszit" und „wissen-

---

[1] Martin Saar (2013: 254) identifiziert Dramatisierungen und Überzeichnungen als einige der zentralen Eigenschaften gesellschaftskritischer Texte von Foucault und Nietzsche. Meines Erachtens trifft diese Zuschreibung auch auf viele wissenschaftskritische Texte zu, wie beispielsweise auf jene von Bruno Latour.

schaftliche Tatsachen" hier gleichermaßen stellvertretend für zwei „Repräsenta-tionsregime" (Lemke 2013: 67) – Politik und Wissenschaft –, die in einer spezi-fischen modernen Denktradition scharf voneinander unterschieden werden. Diese Regime repräsentieren wiederum zwei Seinsbereiche, in welche die Welt der Moderne aufgeteilt wird: Gesellschaft und Natur. Während Gesellschaft als ge-staltbar erscheint und sich Politik durch Entscheidbarkeit auszeichnet, entzieht sich Natur, vor allem in ihrer Form als wissenschaftlich konstruierte Naturgeset-ze oder (natur)wissenschaftliche Tatsachen, nicht nur menschlicher Entscheid-barkeit, sondern sie diktiert sogar eher (z. B. als Schwerkraft, als Anatomie des menschlichen Körpers). Was als politisch gilt, ist somit verhandelbar, was dem Bereich der Natur zugerechnet wird, wird zu vermeintlich unumstößlichen Tat-sachen oder Naturgesetzen (vgl. Latour 2001).

Wenn ich hier vor dem Hintergrund dieser zunächst plakativen Darstellung nach den Politiken der Naturgestaltung im Politikfeld Agro-Gentechnik frage, geht es stets darum, wie mit Politik Natur und wie mit Natur Politik gemacht wird. Mit anderen Worten frage ich danach, wie das Politische konstruiert bzw. verworfen wird, indem der Raum der Entscheidbarkeit über den Verweis auf zu verhandelnde Optionen erweitert oder über den Verweis auf Natur (bzw. Wis-senschaft oder Fakten) verengt wird.

Sichtbar werden diese Konstruktionen in den Legitimierungspraktiken der Teilnehmer_innen von öffentlichen Debatten zu Agro-Gentechnik. Gegenstand dieser Debatten sind nicht nur die umstrittenen Auswirkungen von landwirt-schaftlicher Nutzung der genetisch veränderten Organismen (GVOs). Vielmehr ist das Debattieren selbst Gegenstand der Auseinandersetzung. Denn indem die Debattierenden Ihre oder die von ihnen erwünschte kollektive Position gegen-über Agro-Gentechnik rechtfertigen, stellen sie gleichzeitig Normen auf, die für die Debatte gültig sein sollen. So wird u. a. der Umgang mit Beweisen und Wis-sensquellen normiert. Obwohl das Sichberufen auf wissenschaftlich basierte Evidenzen eine verbreitete Legitimierungspraxis ist, wird die dazugehörige Normierung kaum ausdifferenziert. D. h., dass sie selten über die sehr allgemeine Unterscheidung zwischen ‚wissenschaftlichen‘ und ‚nicht wissenschaftlichen‘ Wissensquellen hinausgeht. Wie in diesen Normierungen „politische Momente" (Kropp 2002: 215) identifiziert bzw. verworfen werden, ist das Thema dieses Beitrags, der gleichzeitig einen Teil der Ergebnisse meines Dissertationsprojekts vorstellt, das ich im Rahmen der Forschungsnachwuchsgruppe „PoNa – Politi-ken der Naturgestaltung" durchgeführt habe (vgl. Sulmowski 2016).

Der Streit um das Politische in Technologiekontroversen vollzieht sich nicht nur in öffentlichen Anhörungen in Parlamenten, Streit- oder Podiumsgesprächen, öffentlichen Debattenforen, sondern auch auf unzähligen Seiten, die die For-scher_innen, welche solche Kontroversen beobachten, füllen. Im Abschnitt 3.2.1

beschreibe ich zunächst einige sozialwissenschaftliche zeitdiagnostisch orientier-te Positionen zu diesem Streit und präzisiere gleichzeitig meine Forschungsfrage, indem ich den Begriff des Politischen näher bestimme. Anschließend werden Erkenntnisse ausgewählter Forschungsarbeiten vorgestellt, die zeigen, welche Formen der Streit um das Politische, verstanden als Streit um Entscheidbarkeit – und damit um In- bzw. Exklusion – in konkreten öffentlichen Kontroversen annimmt (Abschnitt 3.2.2). Im Abschnitt 3.3 wird zunächst der empirische Kontext meiner Untersuchung skizziert. Im ersten Teil (Abschnitt 3.3.1) werden die Begriffe Normierung und Legitimierungspraxis spezifiziert und als weitere Elemente der Heuristik (neben dem Begriff des Politischen) für die vorgenommene Textanalyse vorgestellt. Darauffolgend (Abschnitt 3.3.2) beschreibe ich, wie politische Momente von den Teilnehmer_innen der untersuchten öffentlichen Debatten konstruiert bzw. verworfen werden. Das letzte Kapitel fasst den Beitrag zusammen und bietet einen kurzen Ausblick.

3.2. Das Politische – sozialwissenschaftliche Beschreibung von öffentlichen Technikkontroversen

In diesem Kapitel werde ich im ersten Schritt näher bestimmen, in welcher Bedeutung ich das Adjektiv ‚politisch' verwende, um so die eingangs gestellte Forschungsfrage zu präzisieren. Im zweiten Schritt stelle ich ausgewählte Arbeiten der *Science and Technology Studies* und der Technik- bzw. Risikosoziologie vor, welche sowohl die Konstruktionen von politischen Momenten in Technologiekontroversen beschreiben als auch Heuristiken und Vokabular für die hier beschriebene Untersuchung bereitstellen.

3.2.1. Was ist das Politische?

Was genau die sind nun die politischen Momente in Technologiekontroversen, deren Suche ich in diesem Beitrag vorstellen will? Als Moment verstehe ich hier sowohl einen Aspekt einer Äußerung als auch einen Augenblick im Verlauf einer öffentlichen Debatte.[2] Das Verständnis des Adjektivs politisch entnehme ich den Arbeiten von Cordula Kropp (2002) und Bruno Latour (2001; 2007). Als politisch werden Probleme, Fragen, Gegenstände dann bezeichnet, wenn anerkannt

---

[2] Der politische Charakter bzw. Aspekt einer Äußerung wird ja immer in einem konkreten Moment der Debatte thematisiert bzw. nicht thematisiert. Obwohl für diese beiden Bedeutungen des Wortes Moment (als Aspekt und als Augenblick) in der deutschen Sprache unterschiedliche grammatische Geschlechter vorgesehen sind, verwende ich in diesem Beitrag das sächliche Moment stets als ein Hybrid aus beiden Bedeutungen.

wird, dass sie entscheidbar und verhandelbar sind. Nach Kropp zeichnet sich das Politische durch offene Entscheidungs- bzw. Gestaltungsräume und Handlungsfähigkeit aus:

> „Wo das Moment des Entscheidens hervorgehoben wird, wird zugleich auf Pluralität möglicher Handlungsalternativen verwiesen, unter denen die Entscheidung für eine Option auf Kosten andere Alternativen getroffen werden muss" (Kropp 2002: 244).

Die Pluralität möglicher Handlungsalternativen bedeutet jedoch nicht Beliebigkeit. Möglichkeitsräume begreift Kropp als „Optionalität" (ebd.). Hierbei folgt sie Annemarie Mol, die mit dem Ausdruck „ontologische Politik" (Mol 1999) darauf hinweist, dass die Entscheidbarkeit immer im Rahmen zwar multipler, aber nicht unendlicher Realitäten verortet ist (vgl. ebd.). Wenn dieser Rahmen so dargestellt wird, dass keinerlei Handlungsoptionen für Menschen bestehen, ist das politische Moment nicht (mehr) vorhanden. Eine solche entpolitisierende Kraft identifiziert Cordula Kropp (2002) in den Prozessen des Verweisens auf Natur. Denn unter Natur wird das verstanden, was gegeben, nicht gestaltbar, nicht diskutabel und somit nicht entscheidbar ist. Damit erscheinen Politik und Natur als Gegensätze. Wenn Verweise auf Natur in Technologiekontroversen gemacht werden, dann werden damit i. d. R. mögliche Gestaltungs- bzw. Entscheidungsspielräume zugunsten beispielsweise ökologischer Sachzwänge verschlossen. Die Entscheidung scheint dann sozusagen durch eine höhere Kraft (der Natur) gefällt worden zu sein (vgl. ebd.: 215). Konkret erfahrbar wird das in Argumentationen, in denen das Soziale naturalisiert wird (vgl. ebd.: 215f.), z. B. wenn mit dem Verweis auf die Evolution die wettbewerbsorientierte Wirtschaftsordnung gerechtfertigt oder die Homosexualität als Abweichung dargestellt wird. In den Agro-Gentechnik-Debatten wird Natur beispielsweise dann bemüht, wenn eine durch gentechnische Verfahren herbeigeführte Modifikation als ‚unnatürlich' bzw. ‚natürlich' bezeichnet wird.[3]

Diese Funktion und dieser Einsatz von Verweisen auf Natur in öffentlichen Kontroversen stehen im Zentrum der Kritik einflussreicher Arbeiten von Ulrich Beck (1988), Bruno Latour (2001) oder Donna Haraway (1995a). In modernen Technologiekontroversen kommt Natur jedoch zumeist nicht selbst, sondern repräsentiert durch Wissenschaften zum Einsatz. Damit stehen Fakten, wissenschaftliche Tatsachen, die Wissenschaft (im Singular) und Objektivität stellver-

---

[3] Die Rolle der Unterscheidung ‚natürlich'/ ‚unnatürlich' in Agro-Gentechnik-Debatten variiert je nach Zeit und Ort. Anders Hansen (2006: 817ff.) zeigt in seiner Übersicht von Studien zu Agro-Gentechnik-Diskursen im englischsprachigen Raum, dass Verweise auf Natur eine gewichtige Rolle spielen. Hingegen stellt Birgit Peuker (2010: 205ff.) fest, dass die Agro-Gentechnik-Debatte in Deutschland 2005 nur sekundär von Argumenten, die ökologische Zusammenhänge thematisieren, geprägt ist.

tretend für die Natur und können so, obwohl bzw. vielmehr weil sie als apolitisch gelten, „anstelle der Politik über die Politik" (Latour 2001: 33) entscheiden, d. h. über politische Anliegen jenseits formeller öffentlich legitimierten Entscheidungsverfahren befinden. Möglich ist das aufgrund der sogenannten modernen Verfassung, welche sich dadurch auszeichnet, dass Menschen in der Moderne die Realität in zwei Seinsbereiche trennen: den der Gesellschaft und den der Natur. Der Erstere kann durch Politik gestaltet werden. Der Letztere gilt als gegeben und unabänderlich und kann nur über wissenschaftliche Methoden zugänglich gemacht werden. Damit komme, so Latour, denjenigen, welche diese Methoden beherrschen, eine besondere Rolle zu, denn sie besitzen die Fähigkeit,

> „die stumme Welt zum Sprechen zu bringen, die Wahrheit zu sagen, ohne daß darüber diskutiert zu werden bräuchte, und endlose Debatten durch eine unbestreitbare Form von Autorität zu beenden, die sich von den Dingen selbst herleitet" (ebd.: 27).

Dadurch, dass Wissenschaften Phänomene benennen und Gesetze über Natur aufstellen, beeinflussen sie das Zusammenleben der Menschen. Darin sieht Latour das Politische in den Wissenschaften. Denn für ihn ist die Zusammensetzung einer gemeinsamen Welt die Essenz des Politischen (vgl. Latour 2001: 32; 2007: 436ff.). Die Wissenschaften, als „Bauchrednerinnen der Natur" (Haraway 1995b: 38)[4], sind in dieser Betrachtungsweise politisch. Sie werden jedoch nicht als politische Akteure erkannt und folglich nicht als solche in institutionalisierte Politikprozesse integriert. Das Kollektiv, wie Latour die gemeinsame, nicht in zwei Seinsbereiche (Natur und Gesellschaft) gespaltene Welt nennt, wird von den Wissenschaften zusammengesetzt bzw. gestaltet, ohne dass diese ein gültiges Mandat dafür hätten (vgl. Latour 2001: 82). Mit anderen Worten, indem die Wissenschaften Natur herstellen, machen sie Politik (im latour'schen Sinne), ohne jedoch als politisch (nach dem Verständnis von Cordula Kropp) anerkannt zu werden.

Ein solches Verständnis des Politischen ist nicht als universell gedacht und erfasst nur einen Aspekt dessen, was als politisch bezeichnet werden kann. So sieht z. B. Chantal Mouffe (2004: 93ff.; 2007: 16ff.) den Antagonismus als Kern des Politischen und Volker Roelcke (2010: 177) die Stabilisierung und Verände-

---

[4] Die Gewordenheit dieses Verhältnisses zwischen Natur und Wissenschaften zeigt Haraway (1997) vor allem in Anlehnung an eine historische Studie von Shapin und Schaffer (1985) in der Herstellung einer bestimmten Form von männlicher Forscheridentität, die sie „modest witness" (Haraway 1997: 23ff.) nennt. Dieser bescheidene Zeuge war es demnach, der in den Demonstrationen von Experimenten vorgab, sich unsichtbar zu machen bzw. untätig zu sein, um ein vermeintlich reines Naturspektakel vor den Augen des Publikums entstehen zu lassen. Zu Geschichtlichkeit von Objektivität siehe beispielsweise auch Daston (2003) oder Galison und Daston (2007).

rung von Machtverhältnissen in latourschen Kollektiven.[5] Die von mir vorgenommene Definition des Politischen wird vor dem skizzierten spezifischen Hintergrund von öffentlichen Technologiekontroversen formuliert, der durch die sogenannte moderne Verfassung und die damit verbundene Trennung zwischen Natur und Politik gekennzeichnet ist. Das Politische kann somit hier als ein Begriff verstanden werden, der in das Unterfangen verwickelt ist, die einschränkende Rolle von Essenzialismen bzw. Sachzwängen in öffentlichen Kontroversen offenzulegen und zu überwinden. Abstrahiert von diesem Kontext führt diese Definition des Politischen zu der Schlussfolgerung *everything is political*, deren Konsequenzen für die Forschungspraxis u. a. Mark Brown (2009: 184ff.) und für Gesellschaftstheorien Paweł Dybel und Szymon Wróbel (2008: 230) problematisieren.

Wenn ich die beiden vorgestellten Bedeutungen des Politischen miteinander verknüpfe, ergibt sich folgender Vorschlag: Das Adjektiv politisch bezeichnet Handlungen, mit denen das Kollektiv durch Entscheidungen zwischen mehreren anerkannten Optionen gestaltet wird. Dabei verstehe ich das Kollektiv als etwas Situatives, das immer wieder und permanent zusammengesetzt, verändert, gestaltet wird. Auf die Agro-Gentechnik-Debatte übertragen, die ich untersuche, ist das Kollektiv genau das, was umstritten ist. Denn die Debattenteilnehmer_innen sind stets darum bemüht, die Mitglieder des Kollektivs zu benennen, welche für die Entscheidung über Agro-Gentechnik relevant sein bzw. an der Debatte beteiligt werden sollen. Als Mitglieder verstehe ich dabei nicht nur menschliche Akteure, sondern etliche Entitäten, die in den Debatten genannt werden. Damit nehme ich eine materiell-semiotische Perspektive ein, wie sie u. a. von Bruno Latour (2007) für soziologische Analysen und von François Cooren (2010) für Textanalysen vorgeschlagen wird. In dieser Sichtweise sind Entitäten, die in einer Aussage vorkommen – seien es Landwirtschaft, GVOs, Biodiversität, Vorsorgeprinzip, Rationalität, Wettbewerbsfähigkeit – handelnde Akteure: Sie sind relevant, sie bewegen, ihnen soll gefolgt werden, sie bringen andere zu Handlungen. Diese nicht menschlichen Akteure, die in der latour'schen Sprache Aktanten heißen, werden als handelnd weder anhand ihres Wirklichkeitsbezugs noch ihrer Wesensqualität, sondern nur anhand ihrer Relationen in einer Handlungssituation bzw. einer Aussage identifiziert (vgl. Callon/ Latour 2006: 77; Keller/ Lau 2008; Blok/ Jensen 2011: 48; Wieser 2012: 141).[6]

Die eingangs gestellte Frage nach der Anerkennung bzw. dem Verwerfen von politischen Momenten kann vor dem Hintergrund der obigen Begriffsklä-

---

[5] Für eine systematische Darstellung der Vieldeutigkeit des Politischen siehe Karwat (2010).
[6] Zur Problematisierung dieser Handlungstheorie siehe Kneer (2008) und Keller/ Lau (2008). Für eine theoretische Weiterentwicklung und Ergänzungen siehe Passoth et al. (2012) und Harbers (2005) sowie das graphische Essay i. d. B. (siehe Kapitel I.3).

rungen erweitert werden. Das politische Moment erscheint in Form von aner-kannter Entscheidbarkeit über Optionen für die Zusammensetzung des Kollektivs. Indem ich mich dafür interessiere, wie politische Momente hergestellt bzw. verworfen werden, interessiere ich mich gleichzeitig dafür, wie die Einberufung des Kollektivs eingeschränkt wird. In diesem Beitrag möchte ich zeigen, wie Momente der Entscheidbarkeit bei der Wahl und Schaffung von Evidenzen hergestellt bzw. verworfen werden.

3.2.2. Die Formen des (Un)Politischen in sozialwissenschaftlichen Analysen

Die oben dargestellten Gegenüberstellungen von Natur und Gesellschaft bzw. von Wissenschaft und Politik, die in aktuellen öffentlich ausgetragenen Technologiekontroversen wirksam sind, wurden in gesamtgesellschaftlichen Zeitdiagnosen entwickelt. Protagonist_innen der Texte, welche diese Panoramen zeigen, sind daher beispielsweise Politik, Natur, Wissenschaft(en), Politische Ökologie, aber keine situationsspezifischen Akteure in konkreten öffentlich verhandelten Kontroversen (vgl. insbes. Latour 2001). Diese Akteure werden wiederum sichtbar bzw. lesbar in zahlreichen Studien, welche einzelne öffentliche Technologiekontroversen untersuchen. Sie zeigen, nicht selten inspiriert von diesen Zeitdiagnosen, wie die Gegenüberstellungen in spezifischen Fällen ausgestaltet werden. Die Studien zeigen auch, wie genau die politischen Momente in diskursiven und dialogischen Praktiken verworfen werden. Ich möchte hier auf einige Ergebnisse solcher Studien eingehen und die Konsequenzen, welche ihre Autor_innen ziehen, vorstellen.

In Partizipationsverfahren, Mediendiskursen oder öffentlichen Anhörungen nehmen Politik und Natur bzw. Wissenschaft, wie sie oben im Sinne einer Politisierung bzw. Entpolitisierung konzipiert wurden, diverse Formen an. In öffentlichen Gesprächen und Presseartikeln geht es um Kompetenzen, Institutionen, biografische Details einzelner Beteiligter oder um Fortschritt. Lenkt man den Blick weg von der begrifflichen Auseinandersetzung um Gesellschaft und Natur und hin zu ihrem konkreten Einsatz in öffentlichen Kontroversen, geht es weiterhin permanent darum, wer und was zum Kollektiv dazugehören und wer oder was aus diesem ausgeschlossen werden soll. Die Beteiligten solcher öffentlichen Kontroversen werden zumeist in zwei vermeintlich homogene Gruppen geteilt: die Expert_innen und die Laien bzw. Bürger_innen. Erstere sind Träger_innen des Fachwissens und handeln vermeintlich rational, letztere sind Träger_innen eines Wissensdefizits und handeln vermeintlich emotional (vgl. Cook et al. 2004). In diesem sogenannten *Deficit Model* der Öffentlichkeit wird das Wissensdefizit als Erklärung für die Ablehnung neuer Technologien bemüht: Wenn die Öffentlichkeit mehr beispielweise über Agro-Gentechnik wüsste, würde sie wissen, dass sie eine sichere Technologie ist, und würde sie folglich akzeptieren – so die Argumentationslinie. Der Widerstand gegen neue Technologien kann nach dieser Auffassung einzig daraus resultieren, dass die Öffentlichkeit entweder wissenschaftliche Risikobewertung nicht versteht oder antiwissenschaftlich eingestellt ist. Eine solche Erklärung hängt wiederum damit zusammen, dass Technologiekontroversen häufig auf Risikofragen reduziert werden. Auf der Grundlage des beschriebenen Models sowie aufgrund der Verengung der Kontroversen auf Risikofragen wird die Entscheidbarkeit in die Hände der Expert_innen bzw. Wissenschaftler_innen gelegt, denn sie entscheiden über die wissenschaftlichen Standards der Bewertung der Sicherheit einer Technologie.

Diese Sichtweise und die aus ihr folgende Arbeitsteilung wurden in der Vergangenheit mehrfach kritisiert. Denn sie beruhen auf der Reduzierung der Vielfalt von Positionen und Rationalitäten der Öffentlichkeit auf eine homogene Position und auf eine singuläre Rationalität. Damit bleibt die Pluralität der Epistemologien unerkannt, mit denen die an den Kontroversen beteiligten Akteure arbeiten (vgl. Wynne 1996: 35ff.; 2005: 70ff.; Jasanoff 2007: 249ff.). Ausgeblendet bleibt außerdem eine Reihe von Aspekten, welche die Bürger_innen zum Widerstand gegen die zur Debatte stehende Technologie bewegen (vgl. Leach et al. 2005: 10ff.). Es sind in letzter Konsequenz Fragen nach der sozialen Ordnung, nach der wünschenswerten Zukunft und nach dem guten Leben, die „[d]och alle Kunst der Experten […] niemals […] beantworten [kann]" (Beck 1996: 122).

Um Exklusionen aufgrund der oben vorgestellten Verständnisse vorzubeugen, werden Vorgehensweisen vorgeschlagen, welche die Stimmen der Marginalisierten (hier die der Nichtexpert_innen) in die Debatten hineinholen (vgl. z. B. Fischer 2005). Durch diese „dialogische Wende" (Phillips 2011: 3; Phillips et al. 2013: 1) im Austragen öffentlicher Technologiekontroversen sollen die politischen Aspekte der neuen Technologien Anerkennung bekommen.

Die politische Dimension von Technologiekontroversen erschöpft sich jedoch nicht darin, dass in sie Fragen nach einer lebenswerten Zukunft integriert werden. Bereits bei der Bewertung von gesundheitlichen oder ökologischen Risiken von Technologien und den dazugehörenden Wissensquellen, wie Studien, Gutachten, wissenschaftlichen Artikeln, werden politische Momente identifiziert. Stefan Böschen (2009) erkennt in öffentlichen Technologiekontroversen verschiedene „evidenzielle Kulturen" (ebd.: 512), die zu unterschiedlichen Risikoeinschätzungen kommen. Evidenzielle Kulturen können als konventionalisierte und häufig disziplinspezifische Ensembles von Praktiken verstanden werden, innerhalb derer die Validität von Wissen überprüft wird. Sie stehen in öffentlichen Kontroversen oft implizit nebeneinander, was bedeutet, dass das Verhältnis von mannigfaltigen Kriterien zur Bewertung von Wissensquellen und Beweisführungen im Verborgenen bleibt. Dadurch entsteht ein sogenanntes „epistemisches Niemandsland" (ebd.: 2009: 515; siehe auch 2010: 162) in dem vor allem die Akteure bevorteilt sind, die in der Wissensproduktion und -Begutachtung besondere Erfahrungen und Kompetenzen vorzuweisen haben. Damit diese ihre Macht nicht unsichtbar ausüben können, müssen Bedingungen der Konstruktion von Wissensquellen und Beweisen explizit zum Gegenstand der Debatte gemacht werden (vgl. Böschen 2009: 517). Ähnlich fordert Heather Douglas (2009: 133ff.), dass Werte und Urteile, die in die Bewertungen von Risiken und den dazugehörigen Beweisen Eingang finden, explizit gemacht werden sollen. Damit versuchen beide genannten Autor_innen, Momente der Entscheidbarkeit aus dem unerreichbaren Bereich der Natur bzw. Wissenschaft in den Bereich der Gesellschaft bzw. Politik zu verschieben.

Auch ich möchte im folgenden Abschnitt versuchen zu zeigen, wie in den öffentlichen Debatten über Agro-Gentechnik in Polen Momente der Entscheidbarkeit in Bezug auf Wissensquellen und Beweise, welche die Positionen von Beteiligten in diesen Debatten stärken sollen, entstehen und verworfen oder mit anderen Worten, nicht thematisiert werden.

3.3. Wie politische Momente in der Agro-Gentechnik-Debatte in Polen verworfen werden

Agro-Gentechnik bleibt auch nach vielen Jahren der öffentlichen Auseinandersetzung ein kontrovers diskutiertes Thema in Polen. Als im Jahr 2009 das damals neue Gentechnikgesetz zur ersten Lesung ins Parlament gereicht wurde, intensivierte sich die öffentliche Debatte. Die in diesem Beitrag präsentierten Ergebnisse basieren auf Analysen von zwei öffentlichen Veranstaltungen und einer nicht öffentlichen Veranstaltung, die alle in einem direkten Zusammenhang mit legislatorischen Aktivitäten standen. Bei allen Veranstaltungen handelt es sich um Beteiligungsverfahren, welche als Unterstützung für gesetzliche Entscheidungen galten: eine öffentliche Anhörung zum neuen Gentechnikgesetz am 9. Februar 2010, eine öffentliche Debatte im Rahmen des „Forums Öffentlicher Debatte: Potenzial ländlicher Räume als Chance für die Entwicklung" am 8. Februar 2012 sowie eine nicht öffentliche (jedoch in Echtzeit über die Internetseite des Parlaments übertragene) Tagung mit dem Titel: „GVOs in der Landwirtschaft und Lebensmittelherstellung – Chancen oder Risiken genetischer Modifikationen von

Pflanzen und Tieren", die am 3. April 2012 stattfand. Alle Veranstaltungen sind als audiovisuelle Aufnahmen online zugänglich.[7]

Im Rahmen dieser Veranstaltungen konnten angemeldete bzw. eingeladene Personen ihre Positionen gegenüber Agro-Gentechnik zum Ausdruck bringen. Im Folgenden möchte ich nun darstellen, wie die Beteiligten dieser drei Debatten politische Momente konstruierten bzw. verwarfen.

3.3.1. Normierungen als Legitimierungspraktiken

Unter Legitimierungspraktiken verstehe ich Kommunikationshandlungen, welche darauf abzielen, die individuelle oder eine erwünschte kollektive Position gegenüber Agro-Gentechnik zu begründen.[8]

Ich betrachte Legitimierungspraktiken als Praktiken, in denen heterogene Entitäten verknüpft werden. Durch diese Praktiken drücken die Teilnehmer_innen aus, welche Entitäten an der Debatte beteiligt werden sollen. In Anlehnung an Latour argumentiere ich, dass diese Praktiken darauf abzielen, das Kollektiv zu versammeln, indem die Teilnehmer_innen der Debatten Vorschläge unterbreiten, welche weiteren Entitäten für diese Debatten legitim, rechtens, gültig sind bzw. sein sollen. Die Frage nach Legitimierungspraktiken fungiert für mich als heuristischer Suchscheinwerfer, der gerade vor dem Hintergrund des oben erwähnten weitverbreiteten Streits um das thematische Spektrum (Reduktion auf Risikofragen vs. Fragen nach wünschenswerter Zukunft) solcher Debatten fruchtbar sein kann. Aus der Vielfalt von Legitimierungspraktiken konzentriere ich mich hier zunächst auf jene der Debattennormierung.

---

[7] Für zwei der drei Veranstaltungen sind online Stenogramme zugänglich. Wenn später in diesem Beitrag Textpassagen aus diesen Dokumenten zitiert werden, beziehen sich die angegebenen Seitenzahlen auf diese Stenogramme. Für die Tagung im Parlament 2012 fehlt eine öffentlich zugängliche Textversion. Ich habe mit einem Transkript der audiovisuellen Aufnahme gearbeitet. Zitierte Aussagen von dieser Tagung werden mit Zeitangaben gekennzeichnet, die sich auf die online zugängliche Aufnahme beziehen.

[8] Hierbei drängt sich die Frage auf, ob Legitimierungspraktiken nicht das gleiche wie Argumentationen sind. Die Teilnehmer_innen der von mir untersuchten Debatten argumentieren selbstverständlich ununterbrochen. Sich bei der Analyse auf Argumentationsgänge zu konzentrieren, würde jedoch bedeuten, nach inhaltlicher Konsistenz in den Aussagen, nach Schlussregeln und Schlussfolgerungen zu suchen. Bei der hier vorgestellten Analyse von Legitimierungspraktiken liegt der Schwerpunkt auf Entitäten, die von den Debattenteilnehmer_innen sozusagen in Szene gesetzt werden, um die eigene Position gegenüber Agro-Gentechnik zu rechtfertigen. Da jedoch eine qualitative Textanalyse nicht ohne Argumentationsanalyse auskommt, führe ich auch diese durch, wenn auch in einer rudimentären, nicht systematischen und durch Argumentationsschemata angeleiteten Art und Weise, wie in linguistischen Argumentationsanalysen von Gesprächen üblich (vgl. z. B. Deppermann/ Hartung 2006).

Durch ihre Legitimierungspraktiken verknüpfen die Debattenteilnehmer_innen nicht nur Agro-Gentechnik mit bestimmten Entitäten, z. B. mit der Wahlfreiheit oder der menschlichen Gesundheit. Ein Teil der Rechtfertigungspraxis besteht darin, die Aussagen der Anwesenden wie der virtuellen Partizipant_innen mit anderen Aktanten zu verknüpfen, wodurch Bewertungen und Normierungen dieser Aussagen entstehen. So können beispielsweise wissenschaftliche Studien durch den Verweis auf die Interessengebundenheit ihrer Autor_innen abgewertet werden. Es können verschiedene Typen von Normen unterschieden werden. Zum einen können Normen implizit oder explizit angesprochen werden. Zum anderen betreffen sie diverse Facetten der geführten Debatte. Implizite Normen sind allen vorgeschlagenen Verknüpfungen mit Agro-Gentechnik zu entnehmen. Denn jede Äußerung, in der auf ein Verhältnis zwischen Agro-Gentechnik und einer anderen Entität (wie z. B. in der Aussage: „Agro-Gentechnik gefährdet Biodiversität") hingewiesen wird, kann als ein Versuch interpretiert werden, diese Entität als relevant, bedeutsam, von Wert für die Debatte herauszustellen. Dies gilt umso mehr, als dass das zu versammelnde Kollektiv in öffentlichen Technologiekontroversen Gegenstand des Streits ist (siehe Abschnitt 3.2.1).

Wenn Normen hingegen explizit benannt werden, sollen sie zumeist folgende Praktiken regeln: Umgang mit Wissensquellen, Umgang mit Kompetenzen, Umgang mit Ein- und Ausschluss und Konstruktion von Argumentationsgängen. Ich möchte mich in diesem Beitrag auf jene Normierungen beschränken, welche den Umgang mit Wissensquellen, Beweisen bzw. Garantien für geäußerte Behauptungen ansprechen. In den impliziten wie expliziten Normen, die die Art, Qualität und Quantität der Beweise betreffen, wird die Ausblendung des politischen Moments der Debatte sichtbar. Als erstes stelle ich im Folgenden dar, wie die Teilnehmer_innen der von mir untersuchten Debatten die Wissensquellen entlang der Trennung ‚wissenschaftlich'/ ‚nicht wissenschaftlich' bewerten und normieren.

3.3.2. Wie durch die Kategorie ‚wissenschaftlich' politische Momente verworfen werden?

Die Teilnehmer_innen der öffentlichen Debatten formulieren Normen dafür, was als Beweis gelten soll – ein Phänomen, das im Rahmen dieser Debatten wenig reflektiert wird. Diese Normen kommen zumeist in Bewertungen von Äußerungen anderer Teilnehmer_innen zum Ausdruck. D. h., einer Bewertung ist in der Regel eine Normierung inhärent. So z. B. in der Aussage des Professors und Leiters des Zentrums für Neue Technologien an der Universität Warschau:

„Und, auf der Welt, so ein Hauptguru Anti-GVO ist Herr Jeffrey Smith aus dem Bundesstaat Iowa in Amerika. Und er ist, von der Ausbildung her, ein Tänzer, er ist ein Tanzlehrer. Er hat ein sehr gutes Buch geschrieben ‚Trojanische Saaten‘, ‚Seeds of deception‘ und dann ‚Genetisches Roulette‘. Diese ‚Trojanische Saaten‘ wurden gedruckt, übersetzt ins Polnische und es ist wirklich ein sehr gutes Buch. Das überzeugt … Sehr viele Personen, sogar im wissenschaftlichen Umfeld in Polen, das weiß ich, glauben jedes Wort, das dort enthalten ist. Und dieses Buch ist vollständig unwahr. Es gab vier wissenschaftliche Mitteilungen zur Schädlichkeit von GVOs aus vier Einrichtungen" (Tagung im Sejm 2012: 02:51:32-02:52:33).[9]

Professor Piotr Węgleński konstruiert die Person Jeffrey Smith als einen Guru der Agro-Gentechnik-Gegner_innen weltweit. Seine Bücher werden damit zu bedeutenden Wissensquellen der Anti-GVO-Bewegung. Im nächsten Schritt vollzieht er die Abwertung dieser Wissensquelle: Die Abwertung beruht u. a. auf der Nennung der beruflichen Ausbildung des Autors („Tänzer", „Tanzlehrer"), die im Kontrast zu der eigenen Identitätskonstruktion des Sprechenden als Experte steht. Einige Minuten zuvor erläutert er:

„1975 im Frühling fand in Asilomar eine Tagung statt, genau zu der Sicherheit von Biotechnologie. 140 Wissenschaftler, Ärzte aus der ganzen Welt, vor allem aus den Staaten … Ich habe damals in den Staaten gearbeitet, im MIT […]. Und drei Tage lang haben wir über alle möglichen schrecklichsten Szenarien nachgedacht, was könnte passieren, wenn wir diese Gene manipulieren werden" (ebd.: 2:33:09-2:33:48).

In dieser kurzen Erzählung verdeutlicht der Professor seine Zugehörigkeit zu einem exklusiven Kreis von „Wissenschaftlern und Ärzten aus der ganzen Welt", die ausgewählt wurden, um über die Sicherheit einer neuen Technologie zu debattieren und über ihre Weiterentwicklung zu entscheiden.[10] Damit konstruiert er

---

[9] Alle zitierten Aussagen wurden von mir aus dem Polnischen ins Deutsche übersetzt. Die Übersetzungen haben einen dokumentarischen Charakter, der die Form und den Inhalt des Ausgangstexts weniger an die Konventionen der Zielsprache anzupassen, sondern die Besonderheiten des Ausgangstextes möglichst getreu abzubilden sucht (vgl. Wettemann 2012: 109f.). Bei der Übersetzung wurden die originalen Transkriptionsnotationen (Wortunterbrechungen, Pausen, Betonungen, außersprachliche Handlungen) nicht übernommen.

[10] Die erwähnte Tagung, die 1975 im *Asilomar Conference Center* in Pacific Grove (Kalifornien) stattfand, wird als ein zentrales Ereignis für die Entwicklung der Biotechnologie angesehen (vgl. Wright 1994: 144), nachdem Anfang der 1970er Jahre die ersten Experimente der Übertragung von der DNA eines Virus in das Erbgut eines Bakteriums durchgeführt worden waren (vgl. ebd.: 77ff.). Der Charakter der Tagung wird je nach Perspektive unterschiedlich beschrieben. Einerseits gilt die Zusammenkunft als ein Paradebeispiel für Vorausschau und Selbstkontrolle der wissenschaftlichen biotechnologischen *Community* (wie in der oben zitierten Aussage). Andererseits wird sie als eine Veranstaltung angesehen, die vornehmlich auf die Befriedung der antizipierten Kritik und damit auf die Legitimation weiterer Forschung und kommerzieller Nutzung abzielte. Diese letztere Sichtweise

ein Bild von sich als einer Person, die zu den wenigen gehört, welche die Geschichte der Biotechnologie und damit gleichzeitig die Entwicklung von Gesellschaft insgesamt mitgeprägt haben.

Die Bezeichnungen als „Tänzer" oder „Tanzlehrer" im vorletzten Zitat muss vor dem Hintergrund einer so aufgebauten Kompetenz nicht weiter explizit als defizitär herausgestellt werden. Die defizitäre Fachkenntnis des Gegenübers erscheint im Kontext des Beitrags des Professors selbstevident. Die explizite Abwertung erfolgt, indem das Buch von Jeffrey Smith als „vollständig unwahr" bezeichnet und von „wissenschaftlichen Mitteilungen" abgegrenzt wird. Was und wer als ‚wissenschaftlich' gilt, bekommt hiermit die Berechtigung zur Beteiligung an der Debatte. Umgekehrt wird solchen Wissensquellen, die dieser Klassifikation nicht entsprechen – wie etwa den Büchern „eines Tanzlehrers" –, diese Berechtigung abgesprochen. Mit der Abwertung des Autors von „Seeds of deception" wird somit gleichzeitig eine Norm eingefordert – die Norm, nur „wissenschaftliche Mitteilungen" als Basis der Debatte zuzulassen.

Hierbei bleibt offen, wie und von wem die ‚wissenschaftlichen' Wissensquellen ins Kollektiv einberufen, oder mit anderen Worten, für die Debatte als bedeutsam herausgestellt werden sollen. Dieses Moment der Entscheidbarkeit lagert Professor Węgleński in seiner anschließenden Aussage vielmehr aus der Debatte aus:

> „Wissenschaftliche Mitteilungen zur Schädlichkeit von GVOs gab es vier aus vier Einrichtungen. Pusztai aus Großbritannien, Ermakova aus Moskau, Seralini aus Caen in Frankreich und Zentek aus Wien. In allen Fällen, außer bei Ermakova, wurden diese Studien … die sollten angeblich von der Schädlichkeit von GVOs zeugen … sie wurden disqualifiziert. Im Fall von Pusztai durch die Royal Society, im Fall dieses Wieners, dieses Zentek, durch die dortige Wissenschaftsakademie" (ebd.: 2:52:24-02:53:09).

Die Entscheidbarkeit scheint woanders zu liegen (vgl. Mol 1999: 80), sie ist an einem anderen Ort vorhanden bzw. anderen Akteuren vorbehalten. Diese treffen ihre Entscheidungen nach spezifischen Kriterien, die nicht Gegenstand der öffentlichen Debatte sind. Gleichwohl werden diese „woanders" getroffenen Entscheidungen innerhalb dieser Debatte wirksam. Durch die hier vorgestellte explizite Normierung der Art von Wissensquellen wird gleichzeitig das Moment der Entscheidbarkeit darüber, welche Wissensquellen als gültig anerkannt werden, einer engen Gruppe von Akteuren, einigen wissenschaftlichen Gremien, zugestanden. Somit werden Fragen beispielsweise danach, wie die Qualität von Wis-

---

wird von dem exklusiven Charakter dieser Veranstaltung verstärkt, den u. a. Susan Wright (1994: 144ff.) und Sheldon Krimsky (2005: 313ff.) beschreiben.

sensquellen zu bewerten ist, aus der öffentlichen Debatte weitgehend ausgeklammert. Noch weiter wird die Optionalität in Bezug auf Wissensquellen durch
eine spezifische Verwendung des Adjektivs ‚wissenschaftlich' eingeschränkt, die
ich als emblematisch bezeichne und im Folgenden darstelle.

Während der zitierte Professor noch in der Qualität wissenschaftlicher Forschung differenziert, indem er aufzeigt, welche vier „wissenschaftlichen Mitteilungen" zur Schädlichkeit von GVOs als ungültig bewertet werden können und
warum, wird die ‚Wissenschaftlichkeit' als Kategorie sonst von ihren Verwen-
der_innen nur selten weiter ausdifferenziert. Sie wird in diesem Aggregations-
bzw. Allgemeinheitsgrad für die Formulierung von Normen verwendet. Dies
möchte ich beispielhaft anhand folgender Äußerung verdeutlichen:

> „Wo kommen wir denn hin? Wir kommen zu einer absurden Situation, irgendeiner
> Dichotomie, wo mit … wo sich Fiktion mit Fakten vermischt, wo wissenschaftli-
> chen Argumenten … dokumentierten … worüber heute hier die Rede war … Zei-
> tungswissen, Zeitungswissen gegenübergestellt wird, häufig gefärbt mit so extremen
> negativen Emotionen. […] Und es gibt nicht den kleinsten Beweis, der bestätigen
> würde, … und dies beweisen wissenschaftliche Institutionen und die Europäische
> Behörde für die Lebensmittelsicherheit, dass genetisch modifizierte Lebensmittel
> kein größeres Risiko mit sich bringen als Lebensmittel überhaupt" (Tagung im Sejm
> 2012: 04:15:51-04:16:52).

Der ehemalige polnische Landwirtschaftsminister Stanisław Zięba nimmt hier
explizit eine Trennung zwischen Fakten und Fiktionen vor. Fakten werden als
„wissenschaftliche Argumente, die dokumentiert sind" spezifiziert, die durch
„wissenschaftliche Institutionen" und die Europäische Behörde für die Lebensmittelsicherheit (EFSA) geliefert und garantiert werden. Dem wird „Zeitungswissen" als Repräsentant der Kategorie Fiktion entgegengestellt. Die Abwertung
stützt sich hier auf die gesellschaftlich kultivierte Einordnung der Wissenschaft
„an der Spitze der Hierarchie der Wissensformen" (Mellor 2003: 519). „Zeitungswissen" ist in dem Zusammenhang ein pejorativer Ausdruck, der diese Art
von Wissen als defizitär und als Grundlage für die Entscheidung über die Einführung von Agro-Gentechnik ungeeignet herausstellt. Zugleich wird als zulässi-
ge bzw. erwünschte Wissensquelle der Debatte Zeitungswissen aus- und wissenschaftliches Wissen eingeschlossen. Dieser gleichzeitige Ein- und Ausschluss
wird dabei als Norm etabliert.

Diese verbreitete Art von Abgrenzungsarbeit (*Boundary Work*), in der zwischen der Kategorie ‚wissenschaftlich' und ihrem Gegenteil unterschieden wird,
bietet in den untersuchten Debatten die Grundlage für Praktiken der Abwertung
und für die ihnen immanenten Normierungen. Die Abgrenzungsarbeit und die
aus ihr folgenden Normen scheinen sogar gerade deswegen möglich zu sein, weil

die Sprechenden mit solchen hoch aggregierten Klassifizierungen wie ‚wissenschaftlich' hantieren. Aggregiert bedeutet hierbei, dass eine Kategorie vielfältige Einzelfälle auf eine Art und Weise einschließt, die die Vielfalt dieser Einzelfälle unsichtbar macht. Die Bezeichnung ‚wissenschaftlich' wird zu einem Qualitätsmerkmal per se und ‚Wissenschaft' im Singular als eine homogene Größe konstruiert.[11] Diese Art von Verwendung der Kategorie ‚wissenschaftlich' bezeichne ich als emblematisch, da sie hier wie eine Art Emblem bzw. Etikett oder Abzeichen verwendet wird.

Durch die konstruierte Homogenität von ‚Wissenschaftlichkeit' als Kategorie können nicht nur die Vielfalt von Wissensquellen in zwei hierarchisierte Bereiche geteilt werden, sondern auch ganze Gesellschaften. Eine Homogenisierung zieht weitere Homogenisierungen nach sich. Wie bereits in den zitierten Aussagen angeklungen werden die Agro-Gentechnik-Gegner_innen durch die beschriebene Abwertungspraxis nach dem *Deficit Model* konstruiert. So behauptet der ehemalige Landwirtschaftsminister in seiner Äußerung einen wissenschaftlichen Konsens über die Unbedenklichkeit von GVOs. Es scheint, als ließen Fakten und dokumentierte wissenschaftliche Argumente nicht den geringsten Zweifel daran, dass GVOs kein Risiko darstellen. Damit werden gleichzeitig Gegner_innen von Agro-Gentechnik als eine homogene Gruppe konstruiert, die ihre Position auf Zeitungswissen gründet. Denn wer sich auf Fakten stützt, müsse erkennen, dass GVOs unbedenklich seien, so die Argumentation. Nicht selten fallen Gegner_innen und ‚die Öffentlichkeit' bzw. ‚die Gesellschaft' in eins, da es als anerkannt gilt, dass die Mehrheit der polnischen Bevölkerung Agro-Gentechnik skeptisch gegenübersteht (vgl. Eurobarometer 2010: 19ff.). Auf der Basis dieser Trennung können etablierte Werte wie der der Wahlfreiheit oder mehrheitliche Stimmungsbilder als Grundlage der Entscheidungsfindung infrage gestellt werden.

Dies wird deutlich in der Konstruktion von Öffentlichkeit entlang des *Deficit Models* in der Aussage von Aleksandra Małyska vom Institut Technischer Biochemie an der Politechnischen Universität Łódź:

„Sehr oft sind hier Aussagen über die Wahlfreiheit gefallen und über die Möglichkeit, eine bewusste Wahl zu treffen. Aber man muss die Frage beantworten, auf welcher Basis die Gesellschaft einen solchen und nicht einen anderen Standpunkt präsentiert. Nun, es gibt keinen realen Zugang zu zuverlässigen Informationen, die dieser Thematik gewidmet sind. Die meisten Informationen und Meinungen, die von der Gesellschaft geäußert werden, beruhen auf medialen Mitteilungen, die sehr oft unzuverlässig, unwissenschaftlich sind – denn es sind Alltagsmeinungen – sowie auf

---

[11] Ein solcher Gebrauch des Adjektivs ‚wissenschaftlich' wird auch aus der Perspektive des Konzepts der *Membership Categories* beforscht (vgl. z. B. Lynch 2006).

sehr starken Kampagnen gegen GVOs. Aktuell gibt es in Polen keine Informations-kampagne – ich spreche nicht von einer Kampagne, die GVOs propagiert, aber von einer Informationskampagne –, die darin bestehen würde, die Gesellschaft darüber zu informieren, was GVOs wirklich sind. Und solange es so eine Kampagne nicht geben wird und solche Bildungsaktivitäten, wird der Anteil der Gegner von GVOs höchstwahrscheinlich gleich bleiben oder er wird weiterhin ansteigen. Deswegen ist die Bildung von Gesellschaft wichtig – um ihr eine bewusste Wahl zu sichern. Und eine bewusste Wahl besteht darin, dass wir unsere Anschauung nicht auf Gerüchten, Denunziationen und falschen Informationen gründen, sondern auf Fakten" (FDP 2012: 61)[12].

Ähnlich wie in den bereits zitierten Aussagen wird die epistemische Qualität von Wissensquellen anhand der Unterscheidung ‚wissenschaftlich'/ ‚unwissenschaft-lich' bewertet. Die Gesellschaft wird mit den als ‚unwissenschaftlich' abgewerte-ten Wissensquellen verknüpft und damit gleichzeitig als eine homogene Gruppe dargestellt. Zugleich konstruiert die Sprecherin einen Zusammenhang zwischen dem Zugang zu zuverlässigen und wissenschaftlichen Wissensquellen bzw. dem Stand des Wissens zu Agro-Gentechnik und der Akzeptanz dieser Technologie in der Gesellschaft. Hierbei wird die Gleichung des Deficit Models angewendet: Mehr Wissen führt zu mehr Akzeptanz. Am deutlichsten wird diese Gleichung in der Feststellung, dass ohne entsprechende Bildungsaktivitäten, welche die Spre-chende jedoch ausdrücklich nicht als eine Kampagne für Agro-Gentechnik ver-standen wissen will, die Anzahl der Gegner_innen konstant bleibt oder ansteigt. Aufbauend auf dieser Erklärung der ablehnenden Position der Gesellschaft ge-genüber der Gentechnik stellt die Sprechende den Wert der Wahlfreiheit, der vornehmlich von den Agro-Gentechnik-Gegner_innen herbeizitiert wird, infrage. Implizit wird damit auch das Urteilsvermögen der Gesellschaft und somit ihre Eignung als Instanz hinterfragt, die ein Stimmungsbild für etwaige politische Entscheidungen liefern kann. Im letzten Satz der zitierten Aussage expliziert Anna Małyska eine Norm, die sie zu Beginn ihres Statements implizit voraus-setzt: Eine Wahl gilt als bewusst, wenn sie sich auf „Fakten" und nicht auf „Ge-rüchten", Anzeigen oder „falschen Informationen" gründet.

Die politischen Momente werden im obigen Beispiel auf zweierlei Art ver-worfen, von denen die erste nicht unmittelbar die Optionalität in Bezug auf Wis-sensquellen und Beweise betrifft. Zum einen wird der Öffentlichkeit bzw. den Gegner_innen von Agro-Gentechnik ihre Entscheidungsfähigkeit abgesprochen. Damit wird gleichzeitig das mehrheitliche Stimmungsbild der polnischen Bevöl-kerung als Grundlage für eine kollektive politische Entscheidung gegenüber der landwirtschaftlichen Nutzung von GVOs als unzulässig erklärt. Die Entscheid-

---

[12] FDP steht hier für *Forum Debaty Publicznej* (Forum Öffentlicher Debatte).

barkeit, möge sie auch innerhalb der Debatte vorhanden sein, bleibt der Öffentlichkeit aufgrund von vermeintlich mangelndem Urteilsvermögen vorenthalten: Auch wenn sie etwas entscheiden dürfte, würde sie nach der obigen Aussage zu keiner rational begründeten Entscheidung kommen, weil sie ihre Meinung auf „falsche Informationen" und nicht auf „Fakten" stützen würde.

Zum anderen bleibt aufgrund der Homogenität der Kategorie ‚wissenschaftlich' das Spektrum von differenzierten Normen hinsichtlich der Wissensquellen verschlossen. Obwohl stets vielfältige Wissensquellen zitiert und epistemische Garantien gegeben werden, ist die dominante Norm für die Verwendung dieser Wissensquellen, dass das Entscheidende ist, dass sie ‚wissenschaftlich' sein sollen. Auf die Art und Weise werden vielfältige Aspekte der Nutzung von Beweisen kaum zum Thema, obwohl sie stets von vielen Debattenteilnehmer_innen verwendet werden. So werden zwar ‚wissenschaftlich' fundierte Beweise eingefordert, ohne jedoch Fragen beispielsweise darüber aufzuwerfen, wie die Qualität bzw. Glaubwürdigkeit der ‚wissenschaftlichen' Beweise zu bewerten ist, wie viele Beweise ausreichend und für welche Behauptungen sie zu erbringen sind. Indem diese Entscheidungsmomente nicht sichtbar gemacht werden, bleibt ihre Entscheidbarkeit verborgen. Wenn solche politischen Momente identifiziert werden, sind es vor allem die Agro-Gentechnik-Gegner_innen, welche die Black Box ‚Wissenschaftlichkeit' aufzumachen versuchen. Die folgenden Abschnitte zeigen, wie die Entscheidbarkeit der drei oben gestellten Fragen (Wie sollen Evidenzen bewertet werden? Wie viele Evidenzen sind genug? Für welche Behauptungen sollen Evidenzen nötig sein?) in einigen Fällen sichtbar gemacht wird und in anderen der Verhandlung entgleitet.

Wie sollen Wissensquellen bewertet werden?

Eine verbreitete Praxis, die ‚Wissenschaftlichkeit' aus ihrer emblematischen Verwendung herauszuführen, besteht, neben der Unterteilung in akzeptierte und disqualifizierte Forschung, wie im ersten Zitat von Professor Węgleński, in dem Verweis auf die Abhängigkeit von Forschungsinstitutionen, Forscher_innen und somit auch der Forschungsergebnisse von ihren Finanzierungsquellen:

> „Es gibt Publikationen, deren Autoren beweisen, dass alles in Ordnung ist, aber viele dieser Publikationen stammen aus Forschungslaboren der gleichen biotechnologischen Firmen, die transgene Pflanzen produzieren und die am Verkauf transgenen Saatguts verdienen. Das stellt also die Unparteilichkeit dieser Forschung infrage" (Öffentliche Anhörung 2010: 7).

Die Homogenität der Kategorie ‚Wissenschaftlichkeit' wird hier von Professorin Katarzyna Lisowska aufgebrochen: Es werden weitere Charakteristika angesprochen, anhand deren die Art von ‚wissenschaftlich' fundierten Wissensquellen differenziert werden kann. Damit können beispielsweise Publikationen nicht nur anhand der Dualität ‚wissenschaftlich'/ ‚unwissenschaftlich' bewertet werden, sondern innerhalb der Kategorie ‚wissenschaftlich' entsteht ein weiteres Differenzierungs- und Bewertungskriterium. Mit solchen Aussagen wie der oben zitierten wird eine weitere Norm etabliert – die Norm, die Unabhängigkeit von Wissensquellen und einzelner Personen überprüfbar zu machen, um auf Interessenkonflikte und damit verbundene potenzielle Einflussnahme auf Forschungsergebnisse schließen zu können. Auf diese Norm wird in einer Äußerung explizit eingegangen: Der bereits zitierte Professor Węgleński bekräftigt seine Behauptung über die Unbedenklichkeit von GVOs durch ein Dokument der Europäischen Kommission und weist ausdrücklich auf die Unabhängigkeit der dort vorgestellten Forschungsergebnisse hin:

> „Ich halte in der Hand einen Bericht der Europäischen Kommission über Forschung finanziert durch die EU in Jahren 2001-2010 mit EU-Geld – also nicht mit dem Geld der Konzerne – das heißt 200 Millionen Euro. Was ist die Schlussfolgerungen dieses Berichts? Nun: In GVOs gibt es nichts Schädliches für Menschen und für die Umwelt" (FDP 2012: 38).

Durch die Problematisierung der Abhängigkeit von Studienergebnissen zu Auswirkungen von GVOs auf die menschliche Gesundheit und auf die Umwelt gelingt es, ein weiteres Entscheidungsmoment zu identifizieren. Während Wissensquellen überwiegend anhand des Antagonismus ‚wissenschaftlich'/ ‚unwissenschaftlich' bewertet und als zulässig oder eben unzulässig markiert werden, zwingt die Aufmerksamkeit für Interessenkonflikte zur Entscheidung darüber, welchen ‚wissenschaftlichen' Quellen vertraut werden soll. Darin besteht das politische Moment der hier eingeforderten Norm.

Wie viele Beweise sind genug?

Die zuletzt zitierte Aussage von Professor Węgleński ist ein geeignetes Beispiel, um ein weiteres ausgeblendetes politisches Moment zu beschreiben, nämlich die Entscheidbarkeit über das Ausmaß der Sicherheit bzw. die Quantität der zu erbringenden Nachweise. Der Sprecher stützt sich auf eine Zusammenstellung von Forschungsergebnissen. Der weiter oben zitierte Ex-Landwirtschaftsminister beteuert, es gebe „nicht mal den kleinsten Beweis" für die Schädlichkeit von GVOs. Der Präsident der Wirtschaftskammer Adam Tański stellt wiederum fest, dass es eine vollständige Sicherheit nicht geben könne:

„Die Pflicht vor allem der Wissenschaftsvertreter – ich appelliere an sie, weil sich hier Experten äußern sollen – ist es, vorzustellen, was ist wirklich die wissenschaftliche Wahrheit und was sind die rationalen Prämissen. Nie werden wir eine hundertprozentige Sicherheit haben, deswegen sind wir zur Umsichtigkeit verpflichtet, aber wir können nicht emotional oder irrational handeln" (ebd.: 21).

In der Aussage wird der Sicherheitsgrad von Beweisen festgelegt: Eine hundertprozentige Sicherheit ist hiernach nicht erreichbar. Aus diesem Grund weist der Sprechende auf die Norm hin, dass die Entscheidung über die Einführung von Agro-Gentechnik auf rationaler Basis getroffen werden soll. Hiermit erkennt er an, dass „wissenschaftliche Wahrheiten" womöglich keine Gewissheiten liefern und daher nicht ausreichen, um eine Entscheidungsfindung zu ermöglichen. Damit eröffnet sich ein Entscheidungs- und Verhandlungsraum, in dem über den Umgang mit der bleibenden Unsicherheit umsichtig, nicht jedoch emotional und irrational, entschieden werden soll. Hier kann der Umgang mit Ungewissheit jedoch sowohl zur Befürwortung wie zur Ablehnung von Agro-Gentechnik führen. Für einige bedeutet die Ungewissheit grünes Licht für Agro-Gentechnik, für andere wiederum eine zumindest temporäre Ablehnung oder Aufschiebung im Sinne des Vorsorgeprinzips (siehe beispielsweise das folgende Zitat). D. h., Ungewissheit wird als unabdingbar vorausgesetzt und ihr Ausmaß steht nicht zur Disposition. Das politische Moment wird beim Umgang mit der so ontologisch konstruierten Ungewissheit verworfen. Mit anderen Worten bedürfte die negative Formulierung – „Wir werden nie hundertprozentige Sicherheit haben" – einer Umkehrung in Form der Frage: Wie viel Gewissheit ist ausreichend?

Während im vorherigen Zitat die Ungewissheit als etwas Normales, Ontologisches konstruiert wird, wird sie von Professorin Lisowska als etwas Besonderes angesehen:

„Es gibt auch Arbeiten, in denen gezeigt wurde, dass gentechnisch modifizierte Nahrung schädlich für Versuchstiere ist und einige innere Organe oder das Immunsystem schädigen kann. Dass diese Arbeiten weniger zahlreich sind, heißt nicht, dass man sie unterschätzen kann. In jeder anderen Wissenschaftsdisziplin in einer Situation, wo wir so widersprüchliche Forschungsergebnisse haben, würden die Wissenschaftler beurteilen, dass das Problem komplex ist und weiterer Forschung bedarf. Sie würden befinden, dass im Moment der wissenschaftliche Standpunkt nicht klar bestimmt werden kann und festgestellt werden kann, ob etwas sicher ist oder nicht, nicht wahr?" (Öffentliche Anhörung 2010: 7)

Die Ungewissheit bekommt hier eine spezifische Form: die der „so widersprüchlichen Forschungsergebnisse". Professorin Lisowska weist darauf hin, dass über Gewissheiten verhandelt und entschieden wird. Auch wenn diese Entscheidbarkeit eher woanders als innerhalb der laufenden öffentlichen Debatte zu liegen scheint („in jeder anderen Wissenschaftsdisziplin"), wird der Grad der Gewissheit als grundsätzlich verhandelbar dargestellt. Ihre Aussage thematisiert also implizit die Frage nach dem Ausmaß der (Un)Gewissheit.

In den von mir untersuchten Debatten werden permanent zumeist implizit Fragen nach der Quantität der Beweise bzw. nach dem Ausmaß der (Un)Gewissheit tangiert. Gänzlich abwesend ist jedoch in allen Debatten eine explizite Thematisierung der Frage, wie viele Beweise ausreichend sind.

Für welche Behauptungen sollen Beweise nötig sein?

Bei der Forderung nach ‚Wissenschaftlichkeit' bleibt auch unausgesprochen, welche Behauptungen überhaupt ‚wissenschaftlich' belegt sein sollen. Denn mit der Behauptung eines wissenschaftlichen Konsenses über die Unbedenklichkeit von GVOs ignoriert der ehemalige Landwirtschaftsminister eine Reihe von Forschungsarbeiten, die auf mögliche Risiken hinweisen (vgl. z. B. Breckling et al. 2008; Breckling/ Verhoeven 2010 oder ein Gutachten von Lisowska 2010, das für eine der hier untersuchten Debatten vorbereitet wurde). Es stellt sich hier die Frage, welchen epistemischen Status die Aussage selbst hat. Anscheinend muss die These, dass sich GVO-Befürworter_innen mit auf Fakten basierenden und GVO-Gegner_innen mit fiktionalen Argumenten im öffentlichen Disput zu Agro-Gentechnik gegenüberstehen, nicht durch weitere Belege bewiesen werden. Hiermit wird eine Entscheidung implizit getroffen und eine Norm eingeführt bzw. eine Konvention bestätigt: Aussagen über die Qualität der Wissensquellen der Beteiligten müssen nicht durch ‚wissenschaftliche' Argumente belegt werden. Das Entscheidungs- und Verhandlungsmoment, das politische Moment also, bleibt in der Aussage unsichtbar.

Die an der Debatte beteiligten Personen liefern die Beweise für ihre Aussagen nicht systematisch, sondern abhängig vom Gegenstand ihrer Behauptung. Es scheint selbstverständlich, dass für Aussagen über die Auswirkungen von GVOs auf die menschliche Gesundheit, auf die Umwelt oder auf die Einkommen polnischer Landwirtschaftsbetriebe Belege erbracht werden sollen und dass die Qualität dieser Belege ‚wissenschaftlich' sein soll. Von einem solchen Anspruch sind Behauptungen über die Beteiligten der Debatte und ihre Wissensquellen i. d. R. befreit. Nun kann eingewendet werden, dass es in der Agro-Gentechnik-Debatte doch bloß um besagte Auswirkungen geht und nur diese umstritten seien. Wie mein Beitrag und viele frühere zeigen (siehe Abschnitt 3.2), besteht jedoch die Austragung der Agro-Gentechnik-Kontroverse nicht selten darin, die Wissensquellen und Kompetenzen der Sprechenden zu bewerten. Ob Behauptungen durch Verweise auf Wissensquellen aufgewertet werden oder nicht, scheint spezifischen Mustern zu folgen. Diese Muster verbleiben jedoch außerhalb des Bereichs des Entscheidbaren.

3.4. Fazit: Der Vielfalt von Wissensquellen und ihren Herstellungspraktiken gerecht werden

In diesem Beitrag habe ich gezeigt, wie mit Politik Natur und wie mit Natur Politik gemacht wird. Die beiden Kategorien werden oft in sozialwissenschaftlichen Beschreibungen öffentlicher Technologiekontroversen als ein Gegensatzpaar konzipiert, das das Spektrum der Entscheidbarkeit markiert. So steht die Natur – bzw. so stehen ihre „Bauchrednerinnen" 8Haraway 1995b: 38) in Gestalt der Wissenschaften – für die normative Kraft des Faktischen. Wenn Forschungsergebnisse als unumstößliche Fakten verstanden werden, lässt sich über sie nicht entscheiden. Umgekehrt bezeichnet das Politische die Momente, in denen die Optionalität für die Zusammensetzung einer gemeinsamen Welt anerkannt wird.

Das permanente Oszillieren zwischen den so verstandenen Phänomenen Politik und Natur kann als ein zentrales Merkmal öffentlicher Technologiekontroversen betrachtet werden. Die Entscheidbarkeit wird damit zum umkämpften Raum. Basierend auf der Untersuchung öffentlicher Debatten über Agro-Gentechnik in Polen habe ich hier eine der Möglichkeiten beschrieben, den Raum der Entscheidbarkeit einzuschränken. Die zentrale Rolle schreibe ich hierbei der emblematischen Bewertungspraxis entlang der Unterscheidung zwischen ‚wissenschaftlich' und ‚unwissenschaftlich' zu. Sie besteht darin, das Adjektiv ‚wissenschaftlich' bzw. das Substantiv ‚Wissenschaft' als eine Art Emblem (Abzeichen) zu verwenden, mit dem Mitglieder des zu versammelnden Kollektivs, seien es menschliche oder nicht menschliche Akteure, verknüpft bzw. von dem sie auf Distanz gehalten werden. Die Voraussetzung für diese emblematische Verwendung der Kategorie beruht darauf, dass zumeist keine weiteren Facetten dessen, was als ‚wissenschaftlich' bezeichnet werden kann, genannt werden. D. h. die beschriebene Bewertungspraxis ist dadurch möglich, dass ‚Wissenschaft' als ein hoch aggregierter, allgemeiner und nicht spezifizierter Begriff eingesetzt wird. Auf diesem Wege ist es nicht nur möglich, die Teilnehmer_innen der Debatte, die jeweils angeführten Belege oder die ganze Gesellschaft Polens in Kategorien ‚wissenschaftlich' und ‚unwissenschaftlich' aufzuspalten. Vielmehr erschwert der emblematische Einsatz der Wissenschaftlichkeitskategorie den Zugriff auf die Vielfalt dessen, was diese Zuschreibung adressiert. So werden Fragen danach, wie innerhalb der Kategorie vertrauenswürdige und wie zweifelhafte Wissensquellen identifiziert werden, nur selten explizit formuliert. Genauso wenig steht zur Debatte, wie viel Evidenz genug ist, d. h., wie viele Beweise als Grundlage für die Diskussion über den Grad der Sicherheit von konkreten GVOs angemessen sind. Noch tiefer verborgen im Bereich der Unsagbarkeit verbleibt die Frage danach, für welche Behauptungen Beweise überhaupt für nötig erachtet werden sollen.

Indem solche Fragen aus den öffentlichen Debatten ausgeklammert werden, schwindet der Raum der Entscheidbarkeit. Mit anderen Worten: Anstatt dass Aushandlungen für die Vielfalt von Fragen bezüglich des Umgangs mit Wissensquellen bzw. Beweisen geöffnet werden, führt die emblematische Bewertungspraxis zu ihrer Schließung (vgl. Stirling 2005; Phillips 2012).
Die in diesem Beitrag dargestellten Legitimierungspraktiken zeigen, dass Debattenteilnehmer_innen permanent mit Wissensquellen hantieren, ohne jedoch differenzierte und der Vielfalt von diesen Wissensquellen gerechte Normen vorzuschlagen. Die Formulierung solcher expliziten Normen zum Umgang mit Belegen würde verdeutlichen, dass politische Momente in der Debatte vorhanden sind, selbst wenn sie ignoriert werden. Allerdings bleibt hier die Frage, die Annemarie Mol bereits 1999 nach dem Ausmaß der Explikation stellte, offen: Wenn eine Totalexplikation jedweder Optionen das Ziel sein sollte, „[w]hat it is to live things as options?" (ebd.: 80). Mit anderen Worten, wie verändert sich der Alltag und die Politik, wenn sie weniger von vermeintlichen Sachzwängen, sondern vielmehr von der Wahrnehmung explizierter Wählbarkeit geprägt sind?

4. Demokratisierung gesellschaftlicher Naturverhältnisse durch Widerstand und Gegenmacht

Die Bewegung gegen Agro-Gentechnik als Teil einer neuen Demokratiebewegung

Daniela Gottschlich

4.1. Einleitung[1]

Von Vertreter_innen der Sozialen Ökologie wird die Krise der gesellschaftlichen Naturverhältnisse explizit auch als eine „Krise des Politischen" (Becker 2006: 53) verstanden. Wenngleich eine nähere Bestimmung dieser Krise des Politischen von den Mitarbeiter_innen des Frankfurter Instituts für Soziale Ökologie selbst nicht vorgenommen wird, so finden sich im Nachhaltigkeitsdiskurs andere Autor_innen, die diese Krise des Politischen dahin gehend bestimmen, dass die bestehenden politischen Institutionen zur Bewältigung von sozial-ökologischen Herausforderungen nicht ausreichen (vgl. dazu exemplarisch Massarrat 2006: 224). Ausgehend von der Kritik an bestehenden politischen Strukturen wird im Nachhaltigkeitsdiskurs nach alternativen und nicht krisenhaften Regulationsformen gesucht, um gesellschaftliche Naturverhältnisse demokratisch zu gestalten. Sowohl auf theoretisch-konzeptioneller wie auch auf politisch-praktischer Ebene wird dafür die Partizipation aller gesellschaftlich relevanten Akteure als wesentlich erachtet. Ein solches partizipatives, partnerschaftliches und dialogorientiertes Politikverständnis, das ich an anderer Stelle untersucht habe (Gottschlich 2013a), ist weitestgehend Konsens im politisch-institutionellen Nachhaltigkeitsdiskurs. Auch in der sozial-ökologischen Forschung ist die Ausrichtung an dialogischen, auf Konsens und Kooperation ausgerichteten Politikformen unter Einbeziehung der verschiedensten Stakeholder vielfach als Innovation klassifiziert worden (vgl. z. B. Kluge et al. 2006: 359; kritisch-reflexive Überlegungen

---

[1] Abgesehen von den Ausführungen zu Demokratie und Nachhaltigkeit (Abschnitt 4.2) entspricht dieser Beitrag (mit Modifikationen insbesondere in Abschnitt 4.1) der Veröffentlichung „Widerstand als Form innovativer Governance?" (Gottschlich 2016).

zum Zusammenhang von Nachhaltigkeit und Partizipation finden sich bei Baranek et al. 2005).

Längst ist die Einbeziehung von Stakeholdern in Planungsprozesse zu einem wichtigen Bestandteil von Governance für Nachhaltigkeit geworden, die auf allen Ebenen des politischen Mehrebenensystems nach Lösungen für sozial-ökologische Probleme sucht. Gerade von feministischen Vertreter_innen ist die Bedeutung von Partizipation als entscheidende Bedingung für Empowerment insbesondere für Gruppen, die sonst von Entscheidungs-, Planungs- und Umsetzungsprozessen ausgeschlossen werden, betont worden (vgl. Sen/ Grown 1987: 89; Wiltshire 1992: 21f.). Aber „[b]edeutet ,Governance' [immer] Partizipation – und Partizipation [immer] ,Empowerment'?", wie Uta von Winterfeld (2013: 320ff.; Erg. D. G.) fragt. Ein solches Hinterfragen der sowohl im politischen wie im wissenschaftlichen Nachhaltigkeitsdiskurs vorherrschenden Kopplung von Governance, Partizipation und Empowerment und der vermeintlich inhärenten Orientierung von Governance am Gemeinwohl eröffnet neue Denk- und Handlungsräume und lenkt den Blick auf die Schattenseite von Governanceprozessen: auf das Ausblenden von Herrschaftsfragen (vgl. Braunmühl/ Winterfeld 2003: 13ff.; Winterfeld 2013: 325) und damit auf „den grundlegend antagonistischen Charakter bestimmter gesellschaftlicher Verhältnisse" (Jessop 2011: 48). Denn nicht alle Interessen lassen sich versöhnen und auch nicht alle Vorstellungen zur Gestaltung gesellschaftlicher Naturverhältnisse sind miteinander vereinbar. Nur wenn Partizipation über die Partizipation am Vorhandenen hinausweist, nur wenn auch der Partizipationsgegenstand selbst mit verhandelt werden kann, ist (sozial-ökologische) Transformation möglich (vgl. Winterfeld 2013: 328); nur dann wird aus „der Partizipation an bereits beschlossenen Veränderungen […] veränderndes Partizipieren" (ebd.). Doch der Versuch, Veränderungen in Richtung Nachhaltigkeit durch Partizipation herbeizuführen, ist in den letzten 25 Jahren vielfach an Grenzen gestoßen (vgl. exemplarisch Wichterich 2015).

Dies zeigt auch die Analyse des Widerstands der Bewegung gegen den Einsatz von Gentechnik in der Landwirtschaft (im Folgenden: Agro-Gentechnik), die im Zentrum meines Beitrags steht. Der Widerstand gegen Agro-Gentechnik in Deutschland und in Polen sowie die mit ihm verknüpften Natur-, Ökonomie- und Politikverständnisse sind Forschungsgegenstand meines kumulativ angelegten Habilitationsvorhabens und wurden von mir im Rahmen des Forschungsprojekts „PoNa – Politiken der Naturgestaltung" untersucht. Grundlage für die folgenden Ausführungen sind u. a. die Auswertung von 14 qualitativen Interviews[2]

---

[2] Bei der Quellenangabe steht IP als Abkürzung für Interviewpartner_in. Die Interviewtranskripte sind durchnummeriert (IP1, IP2 etc.). Statt einer Seitenangabe wird die genaue Zeilenangabe dieser internen Dokumente vermerkt.

sowie von zwei Workshops, die mit Praxispartner_innen aus Deutschland und aus Polen durchgeführt wurden.[3]

In meiner Analyse komme ich zu dem Ergebnis, dass es nicht zuletzt konfrontative Politikformen sind, die Gestaltungsspielräume für sozial-ökologische Transformationen (nicht nur in der Landwirtschaft) erhalten, und dass gerade über vielfältige Widerstandsformen und -praktiken politische Aushandlungsräume über die Fragen, welche Natur und welche Formen von Landwirtschaft gesellschaftlich gewollt sind, überhaupt erst eröffnet werden.

Für eine Demokratisierung gesellschaftlicher Naturverhältnisse ist eine solche Politisierung von Themen und Praktiken von entscheidender Bedeutung. Allerdings steht die demokratietheoretische Auseinandersetzung bezogen auf Gesellschaft-Natur-Verhältnisse in der sozial-ökologischen Forschung noch am Anfang. Vielversprechende Ansätze bieten kritische, insbesondere poststrukturalistische und feministische Demokratietheorien und -ansätze, auf die ich in Abschnitt 4.2 eingehe.

In Abschnitt 4.3 werte ich Erfahrungen unterschiedlicher Akteure aus der Bewegung gegen Agro-Gentechnik aus, die zeigen, dass Landwirtschaft(spolitik) – soll sie in eine nachhaltige Richtung verändert werden – auf Mehrfachstrategien angewiesen ist und dass es dafür Protest (einschließlich des Hinterfragens der Problemdefinition) und zivilen Ungehorsam braucht. Gerade weil *Mitmacht* (verstanden als Transformation durch Partizipation) nicht immer oder nur bedingt möglich ist, erscheinen *Widerstand* und die Bildung von *Gegenmacht* als wichtige Bestandteile einer solchen politischen Mehrfachstrategie für den Wandel in Richtung Nachhaltigkeit. Um die Bedeutung von Widerstand und Gegenmacht herauszuarbeiten, fokussiere ich – in Anlehnung an Theodor Eberts Stufenkonzept der Aktionsformen des gewaltfreien Widerstands (vgl. Ebert 1983) – einerseits die Protestformen im Kampf gegen Agro-Gentechnik in ihren unterschiedlichen Ausprägungen. Andererseits gehe ich auf die neuen kooperativen institutionellen Arrangements in diesem Bereich ein, in denen sich Gegenmacht manifestiert: Alternativen, die aufgebaut werden; neue Netze, die entstehen; alte Trennungen, die überwunden werden. Wie diese Formen des Widerstandes und der Gegenmacht mit Blick auf eine Demokratisierung der Gestaltung gesellschaftlicher Naturverhältnisse einzuordnen sind, thematisiere ich im Fazit (Abschnitt 4.4).

---

[3] Die Tonaufnahmen der Workshops wurden transkribiert, die polnischen Passagen ins Deutsche übersetzt.

4.2. Demokratie und Nachhaltigkeit

Die Forschung zum expliziten Zusammenhang von Demokratie und Nachhaltigkeit stellt ein relativ neues, im Wachstum begriffenes Forschungsfeld dar (vgl. Gottschlich/ Hackfort 2016). Themen wie die Krise der Demokratie, die Grenzen der Demokratie oder die Frage nach den Bedingungen globaler Demokratie werden mittlerweile nicht nur im Diskurs um zeitgenössische Demokratietheorie, sondern auch im Diskurs um Nachhaltigkeit adressiert und bearbeitet (vgl. z. B. Massarrat 2006; Dietz 2011). In aktuellen Sammelbänden wie „Kann Demokratie Nachhaltigkeit?" (Gesang 2014) wird die Notwendigkeit neuer Institutionen etwa von Zukunftsräten, Ombudspersonen für künftige Generationen oder eines Weltgerichtshof für die Zukunft diskutiert, um der Zukunftsverantwortung von Demokratie gerecht zu werden. Die Friedrich Ebert Stiftung hat 2012 eine Veranstaltungsreihe zum Thema „Nachhaltigkeit und Demokratie" ins Leben gerufen.[4] Und im März 2013 wurde unterstützt von Erstunterzeichner_innen aus 25 Ländern ein „Manifest für Demokratie und Nachhaltigkeit" veröffentlicht, in dem „die Einrichtung einer Parlamentarischen Versammlung bei den Vereinten Nationen als ein erster Schritt hin zu einem System globaler Demokratie" (FDSD 2013) gefordert wird. Auch die Zeitschrift „Politische Ökologie" hat den Höhen und Tiefen der als schwierig identifizierten Beziehung von Naturschutz und Demokratie eine Ausgabe gewidmet (vgl. oekom e.V. 2014), und Mitte November 2014 fand ein Workshop zum Thema Postwachstum, Demokratie und Naturverhältnissen an der Universität Jena statt, organisiert vom Kolleg Postwachstumsgesellschaft der Deutschen Forschungsgemeinschaft (DFG).

Die Beantwortung der Frage nach dem Verhältnis von Demokratie und Nachhaltigkeit bzw. danach, wie gesellschaftliche Naturverhältnisse demokratisch gestalten werden können, hängt nicht zuletzt davon ab, welches Demokratieverständnis zugrunde gelegt und welches Demokratiemodell verfolgt wird, welche demokratietheoretischen und -politischen Aspekte in den Vordergrund gerückt und welche vernachlässigt werden:

> „Im Sinne elitistischer und ökonomischer Theorien ist Demokratie primär zu begreifen als ein Verhältnis von Eliten und Massen und als regelmäßiger Konkurrenzkampf um Zustimmung, der die Auswahl der politischen Führung ermöglicht" (Marti 2006: 97).

Max Weber und Joseph Schumpeter können als Ahnen, Giovanni Sartori kann als lebender Verfechter dieses Modells von Demokratie gelten, in dem davon ausgegangen wird, dass mit der wachsenden Komplexität moderner Gesellschaf-

---

[4] Vgl. www.fes-sustainability.org/de/nachhaltigkeit-und-demokratie.

ten die Wissensanforderungen an die politische Steuerung steigen, die wiederum nur von Eliten zu garantieren sei. Für Sartori (zit. n. Seifert 2002: 11) bilden das „allmächtige Unwissen der Vielen", der politische Druck einer affektiven Öffentlichkeit, Unentschlossenheit, Kurzsichtigkeit, Ineffizienz und Entscheidungsblockaden die Hauptprobleme der modernen Demokratie. Durch die „Wissenskrise" sei „das wertvollste Gut der Demokratie gefährdet: effizientes Regieren" (ebd.).

Eine Variante dieses sogenannten Elitenmodells ist die „Konkordanzdemokratie" (Lijphart 1984), als deren zentrales Merkmal Seifert (2002: 11) „ihre Konfliktscheue" identifiziert. Um offene Konflikte zu vermeiden, werden möglichst alle „maßgeblichen Gruppen" (ebd.) beteiligt. Deren Interessen werden von Eliten vertreten. „Der Vermeidung offenen Konflikts dient auch die Vermeidung von Öffentlichkeit" (ebd.: 12).

Im Nachhaltigkeitsdiskurs ist hingegen das elitistische Verständnis von Demokratie kritisiert worden, das vorrangig auf Expert_innen, auf technokratische Steuerung und Vermeidung von Konflikten durch politische ‚Hinterzimmergespräche' setzt (vgl. exemplarisch Brand/ Görg 2002). Mit Blick auf die Steuerungsdefizite wurde daher die Relevanz von Partizipation (siehe Abschnitt 4.1) als Charakteristikum einer partizipatorischen Demokratie und als Bestandteil einer Governance für nachhaltige Entwicklung betont.

In die Kritik sind die derzeitigen modernen repräsentativen Demokratien aber vor allem auch geraten, weil sie und ihre kapitalistisch organisierten Wirtschaften auf einem „Externalisierungsprinzip" (Biesecker et al. 2012; Biesecker/ Winterfeld 2014) beruhen. Mohssen Massarrat (2006) spricht daher auch von „Externalisierungsdemokratien" (ebd.: 232). Damit beschreibt er Demokratien, die auf der Basis eines breiten gesellschaftlichen Konsenses zum Zweck des eigenen Wohlstands, des gesellschaftlichen Interessensausgleichs und der inneren Stabilität die eigenen ökonomischen, sozialen und ökologischen Kosten und Konflikte räumlich und zeitlich externalisieren bzw. zu externalisieren versuchen.

Im Zuge des Nachdenkens über Demokratie und sozial-ökologische Transformation(en) mehren sich daher die Stimmen, dass eine Demokratisierung gesellschaftlicher Naturverhältnisse sowohl in Bezug auf die institutionelle Ebene als auch in Bezug auf die vertretenen Inhalte nur über die Thematisierung von Machtverhältnissen erreicht werden kann und auf das unentwegte Infragestellen der gegenwärtigen Herrschaftsverhältnisse angewiesen ist.

Von mir selbst ist an verschiedenen Stellen auf das in diesem Sinne inspirierende Demokratieverständnis von Derrida verwiesen worden (Gottschlich 2013a; 2014; Gottschlich/ Hackfort 2016). In Derridas (2006: 129) Verständnis bleibt Demokratie immer „unerledigt". Sie hat keinen „eigentlichen, stabilen und eindeutigen Sinn" (ebd.: 53). Das bedeutet aber nicht, dass keine Inhalte mit dem

Begriff verbunden sind, sondern dass seine Inhalte erstens als spezifisch historische, im Wandel begriffene verstanden werden müssen und dass diese zweitens nicht verordnet werden können und dürfen, sondern nur diskursiv zu bestimmen sind. Demokratie wird nie ganz erreicht, sie bleibt im Kommen, sie behält ihren utopischen Charakter. Derridas Begriff der „kommenden Demokratie" *(démocratie à venir)* betont nicht nur den prozesshaften, unabschließbaren Charakter von Demokratie, sondern der Ausdruck steht gleichzeitig „für eine kämpferische und schrankenlose politische Kritik oder verlangt doch danach" (ebd.: 123). Ausgehend von diesem Verständnis erscheint dann das Bestreben einer Demokratisierung gesellschaftlicher Naturverhältnisse nicht nur als unabschließbarer, offener gesellschaftlicher Suchprozess, sondern immer auch als umkämpft, als nicht konflikt- und nicht machtfrei. D. h., es geht um eine Auseinandersetzung, was Demokratie ausmacht, wie eine Demokratisierung z. B. der Gesellschaft-Natur-Verhältnisse aussehen könnte und welche politischen Rahmenbedingungen dafür förderlich sind. Es geht sowohl um ein Hinterfragen des Gegebenen als auch um eine Verteidigung dessen, was durch soziale Kämpfe in der Vergangenheit erreicht worden ist – und zwar nicht nur bezogen auf nationalstaatliche, sondern auf alle Ebenen im politischen Mehrebenensystem.

Anknüpfungspunkte für solch ein kritisches Neu- und Andersdenken von Demokratie liefert auch die feministische Demokratietheorie (vgl. z. B. Holland-Cunz 1998) sowie in jüngster Zeit die feministischen Debatten um eine „Caring Democracy" (Tronto 2013). Tronto thematisiert *Care* aus politikwissenschaftlicher Perspektive als gesellschaftliche Praxis. Damit lässt es sich auch als Prinzip zur Regulierung gesellschaftlicher Naturverhältnisse begreifen, das einen (vor)sorgenden Umgang mit Natur einschließt (vgl. hierzu und im Folgenden Gottschlich et al. 2014b). Die Anerkennung der sozial-ökologischen Relevanz von *Care* ist nicht nur unverzichtbar für eine andere Form des Wirtschaftens, sondern auch um politische Systeme zu verändern. Tronto (2013) fokussiert in ihrer Arbeit zu *Caring Democracy* entsprechend den Umbau von Demokratie selbst – getragen von dem Prinzip des „Caring with" (ebd.: x). Dieses *Caring with* ist vergleichbar mit dem von Hannah Arendt (1970) formulierten Gedanken der „Macht miteinander" – jener Macht, die nicht zerstörerisch, sondern gestalterisch wirkt und die das Zusammenwirken von freien Menschen im politischen Raum zugunsten des Gemeinwesens beschreibt. D. h., es geht nicht um die Durchsetzung privater Interessen, sondern um die Übernahme von Verantwortung für sich und andere und damit für die Demokratie selbst. Der Gedanke eines *Caring with* bedeutet einen Paradigmenwechsel, er braucht und begründet eine neue politische Kultur:

„It requires that citizens care enough about caring – both in their own lives and in the lives of their fellow citizens – to accept that they bear the political burden of caring for the future. That future is not only about economic production but also about caring for the values of freedom, equality, and justice. That future is not only about oneself and one's family and friends, but also about those with whom one disagree, as well as the natural world and one's place in it. That future requires that we think honestly about the past and accept some burdens and responsibilities that have been deflected or ignored, realizing that if all such responsibilities are reconsidered, democracy will function more justly" (Tronto 2013: xii).

Mein vorläufiges Fazit zu der gerade begonnenen Debatte um Demokratie und Nachhaltigkeit lautet: Zu den entscheidenden Voraussetzungen für die Demokratisierung gesellschaftlicher Naturverhältnisse – verstanden als „die Schaffung, Ausweitung und Verteidigung von Strukturen und Prozessen, Voraussetzungen und Praktiken der Selbstregierung" (Brand 2014) – gehören: Herrschaftskritik, eine Aufhebung des Externalisierungsprinzips (nicht zuletzt durch Formen von Wirtschaftsdemokratie), ein Paradigmenwechsel zu einer „Culture of Care" (Dankelmann 2012) sowie eine Thematisierung von Konflikten. Dass gerade in konfrontativen Proteststrategien Potenzial für sozial-ökologische Transformation liegt, werde ich im Folgenden zeigen.

4.3. Widerstand und die Bildung von Gegenmacht im Politikfeld Agro-Gentechnik

Der Einsatz von Agro-Gentechnik gehört in Europa zu den kontroversesten Praktiken in der Landwirtschaft und in der Lebens- und Futtermittelindustrie. Der Widerstand richtet sich sowohl gegen die konkrete landwirtschaftliche Praktik des Inverkehrbringens gentechnisch veränderter Pflanzen von einzelnen Landwirt_innen als auch gegen die politischen strukturgebenden Entscheidungen auf nationaler und internationaler Ebene, die Agro-Gentechnik ermöglichen und befördern. Die Bewegung bedient sich dabei einerseits kritisierender und verneinender Widerstandsformen, andererseits konstruktiver, visionärer und bejahender Formen der Gegenmachtbildung – wobei beide Typen zur Durchsetzung der politischen Ziele von Bedeutung sind und in wechselseitiger Beziehung zueinander stehen. Nicht nur in der Selbstwahrnehmung der Akteure der Bewegung, sondern auch in der politikwissenschaftlichen Theoretisierung werden in diesen vielfältigen politischen Formen von Widerstand und Gegenmacht unterschiedliche Eskalationsstufen festgemacht. Die folgende Systematisierung entlang dreier „Eskalationsstufen" von Theodor Ebert (1983: 36ff.) zur gewaltfreien Aktion (siehe Tab. 1) wurde von mir auf die Analyse des Widerstandes gegen Agro-

Gentechnik und der von der Bewegung favorisierten Alternativen übertragen und angepasst.

Tabelle 1: Formen gewaltfreier Aktion nach Theodor Ebert (1983: 37ff.)

Aktionsformen des gewaltfreien Widerstands		
Eskalationsstufe	**Subversive Aktion[5]**	**Konstruktive Aktion**
1. Stufe	***Protest*** z. B. Flugblätter, Märsche, Mahnwachen	***Funktionale Demonstration*** z. B. Seminare, Erklärungen, die die angestrebten Alternativen deutlich machen
2. Stufe	***Legale Nichtzusammenarbeit*** z. B. Wahlboykott, Bummelstreik, Zurückweisung ziviler oder militärischer Ämter	***Legale Rolleninnovation*** z. B. Gründung eigener Bildungsstätten, Zeitungen, Hilfsfonds
3. Stufe	***Ziviler Ungehorsam*** z. B. offene Missachtung von Gesetzen in Form von Steuerverweigerung, Sitzstreik, Generalstreik	***Zivile Usurpation*** z. B. Besetzung von Land oder Häusern, Sit-in an ‚verbotenen' Orten, Einrichtung von Selbstverwaltungsorganen

Ebert identifiziert auf der ersten Stufe Protest als „subversive Aktion" und die „funktionale Demonstration" – also das Aufzeigen von besseren Möglichkeiten z. B. in Seminaren – als „konstruktive Aktion". Auf der zweiten Stufe gehört die „legale Nichtzusammenarbeit" für ihn zur subversiven, die „legale Rolleninnovation", die auf Erneuerung und Praktizieren von Erkenntnissen zielt, zur konstruktiven Aktion. „Ziviler Ungehorsam" stellt für ihn die dritte Stufe der subversiven Aktion dar und „zivile Usurpation" – als Form ziviler Selbstverwaltung – das

---

[5] Der Begriff der „subversiven Aktion", den Ebert verwendet, verweist auf das Infragestellen und letztlich auf das Zerstören einer bestimmten sozialen Ordnung. Die Verwendung des Begriffs ist jedoch insofern missverständlich, als dass die darunter gefassten Maßnahmen gerade meist nicht im Verborgenen geplant und durchgeführt werden. Vielmehr handelt es sich um öffentliche und Öffentlichkeit herstellende Interventionen. Im Folgenden verwende ich nur dort, wo ich Ebert zitiere beziehungsweise paraphrasiere, die Bezeichnung „subversiv" und nutze ansonsten als Oberbegriff für solche Aktionen, die das Ziel haben, den Einsatz von Agro-Gentechnik zu stoppen beziehungsweise zu verhindern, den Begriff der „intervenierenden Aktion".

entsprechende konstruktive Pendant (vgl. ebd.: 37). Jede dieser drei von Ebert benannten Stufen enthält einerseits Elemente der Kritik (Elemente der Verneinung), andererseits aber auch Überlegungen zur Einrichtung alternativer Strukturen (Elemente der Bejahung). Nicht immer sind die Begriffe dafür bei Ebert wirklich trennscharf gewählt. Es sind vor allem die Perspektiven (Verneinung vs. Bejahung), durch die sich die subversive Ausrichtung von der konstruktiven unterscheidet. Die Begründung für die Durchführung von gewaltfreien Aktionen auf allen Stufen erklärt sich durch einen Mangel an Legitimität, den das Bestehende aufweist. Daher wird der Widerstand gegen das Bestehende kombiniert mit dem Aufbau von Gegenmacht für mögliche alternative Transformationspfade.

4.3.1. Stufe 1: Protest als radikale Kritik und das Aufzeigen von Alternativen

Noch Ende der 1990er Jahre stellte sich aus Sicht der Bewegungsforschung die Frage, warum der gesellschaftliche Mobilisierungsgrad rund um das Thema Gentechnik eher gering sei und eine Politisierung ausbliebe. Gründe für „Barrieren für eine Anti-Gen[technik]-Bewegung" (Hoffmann 1997; Erg. D.G.) wurden im als schwierig eingestuften Verhältnis von theoretischer Kritik und politischem Widerstand gesehen (vgl. ebd.). Mittlerweile hat zwischen diesen beiden Bereichen längst eine Verknüpfung stattgefunden. Die Bewegung gegen Agro-Gentechnik agiert auf allen Ebenen des politischen Mehrebenensystems. Der Protest gegen Agro-Gentechnik ist dabei Teil einer Protesthaltung gegen eine agroindustrielle Zurichtung von und für eine bäuerlich geprägte, ökologische Landwirtschaft. Er setzt zum einen auf lokaler Ebene an – vor Ort, auf den Feldern, in den Dörfern – und ist damit nicht zuletzt als Reaktion auf die Verlagerung von Entscheidungsprozessen über die Zukunft der Landwirtschaft in die ländlichen Räume zu verstehen (vgl. Plieninger et al. 2007: 13; Friedrich 2015; siehe auch Kapitel III.2). Von Bedeutung sind dabei vor allem die Aktivitäten der unmittelbar Betroffenen: Land- und Forstwirt_innen, Gärtner_innen und Imker_innen. So erklärte ein interviewter Landwirt, dass manchmal schon ein Anruf von Berufskollege zu Berufskollege gereicht hätte, um einen Landwirt, der eine Fläche für den Anbau von gentechnisch veränderten Pflanzen angemeldet hatte, von diesem Vorhaben wieder abzubringen (vgl. IP3 2011, Z. 16-19). Manchmal wären es organisierte öffentliche Protestfahrradtouren von Feld zu Feld gewesen, die einzelne Landwirte zum Umdenken bewegten, wie ein anderer Landwirt, der sich gegen Agro-Gentechnik engagiert, berichtete:

„Dann der zweite Genmaisacker, den wir ansteuern wollten, den gab es zu der Zeit gar nicht mehr. Das ist dann der, den wir verhindert haben, und zwar als wir diese Radtour angekündigt haben, da ging in einem Dorf [...] gleich die Panik los. Äh, da haben sie gedacht, jetzt kommen hier irgendwelche gewaltbereiten Chaoten, Castordemonstranten, Steineschmeißer, weiß ich was" (IP4 2011, Z. 139-144).

Statt Steinen hinterließen die Fahrrad-Demonstrant_innen „Keine Gentechnik"-Aufkleber auf Briefkästen und knüpften Luftballons – als Symbol für die Unkontrollierbarkeit von Pollen – mit Informationsmaterial an Zäune (ebd., Z. 179ff.).

Die am Widerstand gegen Agro-Gentechnik Beteiligten nehmen neben der konkreten lokalen Ebene auch die Ebene der Bundesländer in den Blick. Sie wehren sich dabei gegen eine Anbau- und Forschungspraxis, die auf einer symbolischen Ebene an der ‚Normalisierung' und Akzeptanzbeschaffung arbeitet und auf einer materiellen Ebene Fakten schafft, indem irreversible Auskreuzungen von gentechnisch verändertem Pollen und somit Verunreinigungen von ursprünglich gentechnikfreien Pflanzen potenziell in Kauf genommen oder bewusst intendiert werden, wie ein ökologisch wirtschaftender Landwirt kritisiert:

„Ich habe mich irgendwann mal dafür interessiert, in welchen Bundesländern wieviel Forschungsmais schon ausgebracht worden ist, und da gab es ein Jahr, ich glaube 2006 oder 2007, da gab es für Forschungszwecke, also nicht als Anbau, sondern als Freisetzung im Standortregister etwas über hundert Standorte in Deutschland, davon achtzehn in Bayern. Und da habe ich gedacht: Das kann doch nicht wahr sein, [...] dass unsere Bayern so stark Versuchsanbau in den sieben Regierungsbezirken verbreitet haben, dass man zwingend immer wieder irgendwo eine gewisse Verseuchung hat oder dass man zwingend immer wieder auch die Möglichkeit von den Ämtern hatte: Seht her, hier steht der Mais, der nicht gespritzt werden muss. Und dann ist langsam so eine Logik daraus geworden: Okay, die scheinen hier bewusst mit staatlicher Unterstützung Anschauungsmodelle in die Landschaft gestellt zu haben, [denn] um Forschung zu machen, muss ich nicht an so vielen Standorten etwas machen" (IP1 2011, Z. 113-128).

Der Protest setzt ebenso auf nationaler Ebene als Lobbypolitik für eine andere Landwirtschaft an. Etablierte politische Protestformen wie Demonstrationen sind dabei ein zentrales Mittel, um Öffentlichkeit herzustellen. Beispielsweise nahmen am 17. Januar 2015 über 50.000 Menschen an der Demonstration „Wir haben es satt!" in Berlin teil. Bereits in den Jahren zuvor hatte es Demonstrationen unter demselben Motto gegeben. Angeführt von Dutzenden Traktoren zogen die Demonstrant_innen vor das Kanzleramt und forderten einen Kurswechsel in der Agrarpolitik. Zu den Forderungen dieser fünften „Wir haben es satt!"-Demonstration gehörte u. a., dass statt der Förderung von Gentechnik auf dem Acker und im Stall, die Bundesregierung sich für die Förderung gentechnikfreier regionaler Futtermittelerzeugung einsetzen solle (vgl. Meine Landwirtschaft 2015). Bereits im Vorjahr hatte das Bündnis „Meine Landwirtschaft" die Bundesregierung aufgefordert, sich für eine soziale, tiergerechte und ökologische Agrarwende einsetzen und auch bei der Abstimmung in Brüssel Ende 2014 über die Zulassung des gentechnisch veränderten Maises 1.507 mit einem Nein zu stimmen (vgl. Meine Landwirtschaft 2014). Auf europäischer Ebene richtet sich der von Nichtregierungsorganisationen (NGOs), Lobbygruppen und den verschiedensten Bündnissen organisierte Protest in Form von Unterschriften- oder Postkartenaktionen, Demonstration oder Informationsveranstaltung gegen (neue) Zulassungen zum Import oder zum Anbau von gentechnisch veränderten Pflanzen. Schließlich adressiert die Bewegung gegen Agro-Gentechnik auch die Ebene globaler Politik und kritisiert beispielsweise das zwischen der EU und den USA geplante Transatlantische Freihandelsabkommen (TTIP), das Risiken berge, u. a. weil bisher unklar sei, welche Zulassungsprozesse letztlich gelten werden, und plädiert gleichzeitig für eine solidarische Haltung gegenüber bäuerlicher Landwirtschaft überall auf der Welt (vgl. exemplarisch BUND o. J.a).

Neben den Protesten gegen den Einsatz von Agro-Gentechnik wird innerhalb der Bewegung aber auch immer wieder auf Alternativen hingewiesen. Diese bestehen z. B. in bestimmten landwirtschaftlichen Praktiken wie alternative Bodenbearbeitungsmethoden und Fruchtfolgewechsel, mit denen der Maiszünsler wirksam bekämpft werden kann, oder im Pflanzen, Vermehren, Genießen und Tauschen des samenfesten Traditionsmais Golden Bantam[6] in Kampagnen für echte Vielfalt beim Saatgutangebot und gegen Agro-Gentechnik, aber auch gegen Hybridzüchtungen, die jedes Jahr den Neukauf von Saatgut erforderlich machen.

Das Hinterfragen der inhaltlichen und strukturellen Rahmung des Diskurses um Agro-Gentechnik lässt sich sowohl als Teil der radikalen Kritik (Protest) als auch als Teil des Aufzeigens von Alternativen (funktionale Demonstration) betrachten.[7] Den Aktivist_innen geht es also immer sowohl um die Eröffnung von diskursiven Räumen als auch um die Frage, *wie* über Agro-Gentechnik debattiert wird, *was* gesagt werden darf und was nicht, was als Konflikt und Problem definiert wird (siehe dazu auch Kapitel III.3). Im Zentrum der Kritik steht dabei das Koexistenzprinzip. Dieses zentrale Prinzip der europäischen Gesetzgebung zur Agro-Gentechnik[8] zielt darauf ab, die Trennung von landwirtschaftlichen Syste-

---

[6] Vgl. www.bantam-mais.de.

[7] Auch Ebert (1983: 38f.) war der Auffassung, dass sich bei den Aktionen auf allen drei Eskalationsstufen nicht immer genau trennen lässt zwischen Widerstandshandlungen und konstruktiven Aktionen.

[8] Vgl. für die EU-Ebene die Koexistenzleitlinie der EU-Kommission von 2003 (Europäische Kommission 2003).

men mit und ohne Gentechnik zu etablieren, sodass es entlang der gesamten Produktionskette nicht zu unkontrollierten Vermischungen kommt: angefangen bei der Erzeugung von Saatgut über Anbau, Ernte, Transport und Lagerung bis zur Verarbeitung durch die Lebens- und Futtermittelindustrie. Wichtige Akteure im Widerstand gegen Agro-Gentechnik wie die Arbeitsgemeinschaft bäuerliche Landwirtschaft (AbL), aber auch kritische Wissenschaftler_innen wie Birgit Peuker (2010: 219) haben jedoch darauf hingewiesen, dass Koexistenz allenfalls temporär möglich ist und dass das Ausmaß der Vermischung mit zunehmendem Anbau von gentechnisch veränderten Pflanzen und steigender Zulassung von neuen Sorten gentechnisch veränderter Organismen (GVOs) zunimmt. Es gehört daher zur Krisendiagnostik der Bewegung, dass der Kompromiss der EU-Kommission und der Mehrheit der Regierungen der Mitgliedsländer keine nachhaltige Antwort auf die Frage nach der Nutzung von Agro-Gentechnik darstellt, denn die gentechnikfreie Landwirtschaft, insbesondere der ökologische Landbau, werde durch das institutionalisierte Koexistenzprinzip gefährdet (IP5 2011, Z. 45ff.). Insbesondere bei der Analyse und Bewertung von politischen Maßnahmen gewinnen die Arbeiten solcher kritischer Wissenschaftler_innen, die sich als Teil der Bewegung verstehen oder mit ihr sympathisieren, an Bedeutung – etwa wenn sie zeigen, dass es sich bei dem Koexistenzprinzip um ein politisches Konstrukt handelt, bei dessen Entwicklung es nie um den Anspruch auf zu 100 Prozent gentechnikfreie Produkte ging, sondern darum, Einkreuzungen oder Vermischungen auf ein – mit politischen Mehrheiten festgelegtes – Maß zu reduzieren (vgl. z. B. Binimelis 2008; Lee 2008; Peuker 2010; Gottschlich et al. 2011; siehe auch Kapitel III.1). In der EU ist dieses Maß für konventionell hergestellte Produkte der Schwellenwert von 0,9 Prozent – in der ökologischen Landwirtschaft gilt eine Nulltoleranz. Das bedeutet, dass das, was unter Koexistenz verstanden wird und welche GVO-Beimischungen zu tolerieren sind, in der EU politisch (gesetzlich) festgelegt und damit veränderbar ist.[9] Zudem zeigen die unterschiedlichen Schwellenwerte für konventionell und ökologisch hergestellte Produkte, dass das Koexistenzprinzip unterschiedliche Grade der Verunreinigung bedeuten kann. Bei dieser politischen Konstruktion ist relevant, dass es sich dabei um die Koexistenz von verschiedenen Wirtschaftsformen handelt. Die Entscheidung über die Frage ‚GVOs ja oder nein' wird von der politischen Ebene in die Sphäre

---

[9] Allerdings schaffen politische Entscheidungen Fakten und beeinflussen gesellschaftliche Naturverhältnisse maßgeblich. Denn je mehr GVOs angebaut werden, umso geringer sind die Möglichkeiten der Veränderung der Grenzwerte in ihrer praktischen Umsetzung wegen bereits stattgefundener Auskreuzungen. Ausgehend von dieser materiellen Veränderung lässt sich beispielsweise zwar theoretisch der Grenzwert von 0,9 auf 0,1 absenken, in der Realität wird dieser Wert jedoch kaum einzuhalten sein – spätestens dann nicht mehr, wenn zuvor weitere Zulassungen von GVOs erfolgt sind. Mit anderen Worten: Es gibt zwar viele Optionen für die Veränderung von politischen Entscheidungen, aber nicht unendlich viele beliebige Optionen.

der Wirtschaftsakteure verlagert: auf Landwirt_innen, Zwischenhändler_innen, Lebensmittelhersteller_innen und Konsument_innen. Zur Verlagerung in die ökonomische Sphäre gehört auch, dass sowohl die Haftungsregeln (für feststellbare Verunreinigungen auf angrenzenden Feldern haftet der_die Landwirt_in, der_die GVOs ausbringt) als auch die Abstandsregeln nur für Flächen zum kommerziellen Anbau von Nahrungsmitteln gelten. Ein Landwirt berichtete beispielsweise von einem privaten Garten, der durch eine angemeldete Fläche mit gentechnisch verändertem Mais, die an den Hausgarten grenzt, betroffen war (IP 2011, Z. 410-425). Der Antrag der betroffenen Person beim Bundesamt für Verbraucherschutz und Lebensmittelsicherheit, den Abstand zu ihrem Garten entsprechend des Gesetzes zu vergrößern, wurde mit der Begründung abgelehnt, dass dieses Gesetz nur für die gewerbliche Nutzung gedacht sei. Da die Antragstellerin aber keinen erwerblichen Nutzen von ihrem im Garten angebauten Süßmais habe, sei sie auch nicht geschützt (ebd.). Genau dieses Sichtbarmachen des ökonomischen Charakters des Koexistenzprinzips gehört zu jenen „funktionalen Demonstrationen", die Ebert (1983) als konstruktive Aktion der ersten Stufe charakterisiert.

Tabelle 2: Widerstand und Gegenmacht der Bewegung gegen Agro-Gentechnik auf der ersten Eskalationsstufe (eigene Zusammenstellung)

Aktionsformen der Bewegung gegen Agro-Gentechnik		
Eskalationsstufe	**Widerstand (intervenierende Aktion)**	**Gegenmacht (konstruktive Aktion)**
1. Stufe	***Protest als radikale Kritik*** z. B. Flyer, Informationsmaterial, Protestfahrradtouren, Telefonate, Treckerdemonstrationen, Protest auf die Straße tragen, Unterschriften-, Luftballon- und Postkartenaktionen	***Aufzeigen von Alternativen*** z. B. alternative Bodenbearbeitungsmethoden und Fruchtfolgewechsel, Kampagnen für echte Vielfalt beim Saatgutangebot, Sichtbarmachen des ökonomischen Charakters des Koexistenzprinzips

4.3.2. Stufe 2: Verweigerung der strategischen Einbindung über Runde Tische und Aufbau eigener Informationssysteme

Runde Tische gehören zu jenen Governanceverfahren, die im Nachhaltigkeitskontext bei der Suche nach Problemlösungen in den letzten Jahren vermehrt Anwendung gefunden haben:

„[D]urch die Beteiligung aller (aktiven, betroffenen) Gruppen und der Vertreter der entscheidenden politischen Kräfte [soll] eine möglichst einvernehmliche Lösung (‚am runden Tisch‘) erzielt werden, die möglicherweise dann den politisch zuständigen Entscheidungsgremien vorgelegt wird" (Schubert/ Klein 2006: 257f.).

Auch zu Fragen rund um den Einsatz von Gentechnik hat es verschiedene Runde Tische in der Bundesrepublik Deutschland gegeben: Bereits 2001 initiierte die damalige Verbraucherschutzministerin Renate Künast einen Runden Tisch zu Fragen der Kennzeichnungspflicht (vgl. Genfood? Nein danke 2009). 2009 startete die damalige Bundeslandwirtschaftsministerin Ilse Aigner gemeinsam mit der damaligen Bundesforschungsministerin Annette Schavan eine vierteilige Veranstaltungsreihe „Runder Tisch Pflanzengenetik" (BMEL 2009; BMBF 2014), nachdem in Deutschland von Aigner ein Anbauverbot für den Mais MON810 beschlossen worden war und die Kontroverse um Agro-Gentechnik sich verschärfte. Doch schon die Analyse der Besetzung dieses Runden Tisches – die Befürworter_innen von Agro-Gentechnik waren in der Mehrzahl – zeigt eine der Problematiken, die bei diesem Partizipationsformat auftauchen können: „Bei diesem runden Tisch handelt es sich […] um eine extrem einseitige Veranstaltung" – so der Vorsitzende des Bundes Ökologische Lebensmittelwirtschaft (BÖLW) Felix Prinz zu Löwenstein (zit. n. Schmid 2010). Bei der dritten Veranstaltung am 8. Juni 2010 verweigerten schließlich alle beteiligten Umweltverbände (Deutscher Naturschutz-Ring (DNR), BÖLW, Naturschutzbund Deutschland (NABU), Bund für Umwelt und Naturschutz Deutschland (BUND) und Greenpeace) sowie die Vereinigung Deutscher Wissenschaftler und Wissenschaftlerinnen (VDW) ihre weitere Mitarbeit und stiegen aus dem Runden Tisch aus. Diese „legale Nichtzusammenarbeit", wie Ebert (1983: 37) es nennt, begründeten die Verbände damit, dass die Anmerkungen des Bundesministeriums für Bildung und Forschung (BMBF) (2010) zu ihrem vor dem zweiten Runden Tisch eingebrachten „Neun-Punkte-Katalog zur ökologischen Sicherheitsforschung" weder in Inhalt noch in der Form akzeptabel seien. Die Verbände hätten ihre Forderungen in diesem Neun-Punkte-Katalog mit wissenschaftlichen Quellen untermauert, während das BMBF lediglich Behauptungen dagegen gesetzt habe, die mit keiner einzigen Quelle belegt würden (DNR et al. 2010: 1). Wenn jedoch sowohl die Sichtweisen auf den Gegenstand als auch die Vorstellungen darüber, wie ein partizipatives Verfahren ablaufen sollte, so unterschiedlich sind, kann es keinen gemeinsamen Output geben.

Die Verbände DNR, NABU, BÖLW und VDW beließen es aber nicht bei ihrem medienwirksam verbreiteten Ausstieg, sondern reagierten auch öffentlich auf die Anmerkungen des BMBF. Der Behauptung des BMBF, es sei „nicht Aufgabe des Staates, die Nützlichkeit oder Erwünschtheit gefahrlosen gesellschaftlichen Handelns, wie die Erforschung und die Nutzung der Grünen Gentechnik, zu bewerten" (BMBF 2010: 8), hielten sie entgegen, dass es laut Artikel 20a Grundgesetz (GG) sehr wohl Aufgabe des Staates sei, die Allgemeinheit vor nicht vertretbaren Risiken und Gefahren zu schützen. Das Vorsorgeprinzip und die Orientierung an Nachhaltigkeit seien gesetzlich festgeschrieben. Auch sei die Frage, ob es sich um gefahrlose Dinge handele, ja gerade Gegenstand des Erkenntnisprozesses selbst und könne nicht bereits vor dem Vorliegen entsprechender Forschungsergebnisse postuliert werden. Sie argumentierten weiter, dass sowohl in der EU-Gesetzgebung (Richtlinie 2001/18/EG) als auch im nationalen Gentechnikrecht davon ausgegangen werde, dass es sich bei Gentechnik um eine Risikotechnologie handele, die einer besonderen gesetzlichen Regelung unterliege. Indem das BMBF die Gentechnik per se als gefahrlos hinstelle, verfehle das Ministerium seine Aufgabe der Förderung wissenschaftlicher Erkenntnis (vgl. DNR et al. 2010: 1).

Am 24. November 2010 wies der Erste Senat des Bundesverfassungsgerichts mit Bezug auf denselben Grundgesetzartikel eine Klage des Landes Sachsen-Anhalt ab, das über ein Normenkontrollverfahren eine Lockerung des deutschen Gentechnikgesetzes erreichen wollte:

> „Angesichts eines noch nicht endgültig geklärten Erkenntnisstandes der Wissenschaft bei der Beurteilung der langfristigen Folgen eines Einsatzes von Gentechnik trifft den Gesetzgeber eine besondere Sorgfaltspflicht, bei der er den in Art. 20a GG enthaltenen Auftrag zu beachten hat, auch in Verantwortung für die künftigen Generationen die natürlichen Lebensgrundlagen zu schützen" (BVerfG 2010: 2. Leitsatz).

Diese Auseinandersetzungen um die Rolle und Aufgaben des Staates verdeutlichen, dass Politiker_innen als Repräsentant_innen des Staates in einem Spannungsfeld organisierter gesellschaftlicher Interessen handeln. Gerade weil nicht davon auszugehen ist, dass sie per se das Allgemeinwohl vertreten, sind Gewaltenteilung und Formen der Herrschaftskontrolle von unten wichtige Bestandteile eines demokratisch verfassten politischen Systems, das sich der Notwendigkeit permanenter Demokratisierungsprozesse bewusst ist.

Zur Herrschaftskontrolle von unten gehört u. a. auch die Etablierung einer Gegenöffentlichkeit durch den Aufbau eigener Informationssysteme, an dem die Bewegung gegen Gentechnik schon seit Jahren arbeitet (obwohl dies bisweilen nicht so wahrgenommen wurde; vgl. dazu Hoffmann 1997 und siehe auch Abschnitt 4.3.1). So erscheint beispielsweise der Gen-ethische Informationsdienst (GID)[10] seit 1985 alle zwei Monate und informiert als einzige Zeitschrift in Deutschland regelmäßig über sämtliche Gebiete der Gen- und Fortpflanzungs-

---

[10] Vgl. www.gen-ethisches-netzwerk.de/gid.

technologie, einschließlich aktueller Ereignisse aus den Bereichen Landwirtschaft und Lebensmittelherstellung und -verarbeitung. Die Unabhängige Bauernstimme[11] wird als Monatszeitung von der AbL herausgegeben. Sie berichtet darüber, was Bäuer_innen und Verbraucher_innen, Tier- und Umweltschützer_innen gemeinsam erreichen können, auch im Widerstand gegen Agro-Gentechnik und zeigt nachhaltige Zukunftsperspektiven für Landwirtschaft(spolitik) auf. Schließlich haben Umwelt-, Wirtschafts-, Verbraucher- und Bauernverbände zur Unterstützung derjenigen, die sich in Stadt und Land für die Sicherung der gentechnikfreien Landwirtschaft und Ernährung engagieren, den Informationsdienst Gentechnik[12] ins Leben gerufen. Dieser stellt in seinem Newsletter und auf seiner Internetseite aktuelle Nachrichten zur Agro-Gentechnik bereit unter besonderer Berücksichtigung von Meldungen aus den gentechnikfreien Regionen. Neben zahlreichen Argumenten und Aktionsmöglichkeiten für eine gentechnikfreie Landwirtschaft und Ernährung sind dort auch konkrete Informationen zur praktischen Umsetzung einer gentechnikfreien Landwirtschaft zu finden sowie Beiträge, die sich kritisch mit den Pro-Gentechnik-Argumenten auseinandersetzen oder wissenschaftliche Studien zu fachspezifischen Themen.

Tabelle 3: Widerstand und Gegenmacht der Bewegung gegen Agro-Gentechnik auf der zweiten Eskalationsstufe (eigene Zusammenstellung)

Aktionsformen der Bewegung gegen Agro-Gentechnik		
Eskalationsstufe	**Widerstand (intervenierende Aktion)**	**Gegenmacht (konstruktive Aktion)**
2. Stufe	*Legale Nichtzusammenarbeit* z. B. Verweigerung der strategischen Einbindung über Runde Tische unter Verweis auf das Vorsorgeprinzip in Art. 20a GG	*Legale Rolleninnovation* z. B. Aufbau eigener Informationssysteme (wie GID, Unabhängige Bauernstimme, Informationsdienst Gentechnik)

---

[11] Vgl. www.bauernstimme.de/unabhaengige-bauernstimme.html.
[12] Vgl. www.keine-gentechnik.de/infodienst-gentechnik.html.

4.3.3. Stufe 3: ‚Freiwillige Feldbefreiungen' als Akte zivilen Ungehorsams und kooperative Bündnisse gegen Agro-Gentechnik

Im Widerstand gegen Agro-Gentechnik stellt das Zerstören von gentechnisch veränderten Pflanzen auf Feldern für den kommerziellen Anbau oder zu Versuchszwecken die höchste Eskalationsstufe dar (vgl. Ebert 1983: 38ff.). Solche „freiwilligen Feldbefreiungen" oder die „vorzeitige Ernte der transgenen Pflanzen" (Potthof 2008a: 36), wie die Feldzerstörungen auch genannt werden, werden i. d. R. angekündigt und öffentlich und von kollektiven Akteuren (siehe Kapitel III.2) durchgeführt. Bisweilen erfolgen sie aber auch in Nacht-und-Nebel-Aktionen, anonym und individuell. Seit 2001 hat diese Widerstandform zugenommen (vgl. BDP 2010). Sie wird in Deutschland sowohl von Agro-Gentechnik-Befürworter_innen[13] wie auch von Gegner_innen[14] als (mit)entscheidend dafür angesehen, dass 2009 der kommerzielle Anbau von Mais der Sorte MON 810 in Deutschland verboten wurde und 2013 beispielsweise nur eine einzige Versuchsfläche zu Freisetzungszwecken angemeldet wurde.[15]

De jure erfüllt eine ‚freiwillige Feldbefreiung' den Straftatbestand der Sachbeschädigung. Sind die Felder zudem gesichert, etwa durch Zäune oder Wachpersonal, handelt es sich sogar um Hausfriedensbruch. Doch Gentechnik-Gegner_innen betrachten das Herausreißen von gentechnisch veränderten Pflanzen als notwendigen Akt von zivilem Ungehorsam, um der Ausbreitung von gentechnisch verändertem Pollen auf den Feldern Einhalt zu gebieten:

> „Feldbefreiung ist [...] das Mittel der Wahl, wenn das Zeug auf dem Acker wächst und wenn es droht, demnächst zu blühen und dann die Pollen auch noch in die ganze Umgebung [...] zu verteilen" (IP2 2011, Z. 106-109).

Ob Widerstand gegen bestehendes Asylrecht (z. B. durch Kirchenasyl), gegen Castortransporte oder eben gegen Gesetze, die die Nutzung von Agro-Gentechnik ermöglichen: Ziviler Ungehorsam lebt vom Regelverstoß, mit dem die Öffentlichkeit erreicht werden soll (vgl. Steven 2012: 332). Genau zu diesem Zweck wurde 2005 das überregional organisierte und lokal agierende Bündnis „Gendreck weg" von Imker_innen und Bäuer_innen ins Leben gerufen. Seit in Deutschland nach dem EU-Moratorium (das die Einfuhr und den Anbau von

---

[13] Vgl. z. B. die Aussage von Uwe Schrader, Vorsitzender von InnoPlanta e.V., zit. n. Höhne (2013: 7) in der Frankfurter Rundschau vom 13. März 2013: „Wenn die Arbeit von Jahren in einer Nacht zerstört wird, dann ziehen sich die Unternehmen irgendwann zurück."

[14] Vgl. z. B. www.schrotundkorn.de/lebenumwelt/lesen/201306p01.html.

[15] Vgl. dazu die Einträge im Standortregister: http://apps2.bvl.bund.de/stareg_web/showflaech en.do?year=2013.

GVOs von 1998 bis 2002 verbot) gentechnisch veränderter Mais kommerziell angebaut wurde (bis zu seinem erneuten Verbot in 2009), engagieren sich in diesem Bündnis Menschen, die schon im Frühjahr ihre Absicht erklären, zu einem angekündigten Termin gemeinsam auf ein Feld zu gehen und die gentechnisch veränderten Pflanzen öffentlichkeitswirksam zu zerstören (vgl. Gendreck weg o. J.a):

> „[J]ede dieser großen Feldbefreiungsaktionen [hat] es in die bundesweite Presse geschafft und […] das hat auch dazu geführt, dass wirklich klar war, man kann über das Thema nicht hinweg zum Alltag gehen, sondern man muss sich damit nochmal auseinandersetzen" (IP2 2011, Z. 71-75).

Alle, die sich an dieser demonstrativ und öffentlich begangenen Rechtsverletzung beteiligen, bringen die Bereitschaft mit, sich ggf. strafrechtlichen Konsequenzen zu stellen wie etwa Gerichtsprozessen, Geld- oder sogar Haftstrafen. Die Nachbereitung und die Verarbeitung möglicher juristischer Folgen einschließlich der dafür notwendigen Zeit- und Geldressourcen werden von den Aktivist_innen als ebenso wichtig wie die Aktion selbst eingeschätzt, denn auch die Gerichtsverhandlungen werden als Foren sowohl für die Darlegung des eigenen Anliegens, als auch für die Darstellung der gewählten Methoden (wie das Prinzip der Gewaltfreiheit) genutzt (vgl. Gendreck weg o. J.b; Friedrich 2015).

Angesichts der mit dieser Technologie verbundenen Risiken verweisen die Aktivist_innen darauf, gar nicht anders handeln zu können. Eine Aktivistin führt dazu aus:

> „Wir wollen die Regierenden mit dem entschlossenen Widerstand der Bevölkerung konfrontieren. Die Feldbefreiung macht sichtbar, dass die Gentechnik keine Akzeptanz hat und geächtet wird, ähnlich der Ächtung der Atombombe. Unser politisches Ziel ist es, der Bundesregierung, die gegen die Interessen der Bevölkerung vorgeht, die Legitimation ihrer Pro-Gentechnikpolitik zu entziehen" (Gendreck weg o. J.b).

Die Bereitschaft der Feldbefreier_innen, für ihren Widerstand auch die juristischen Konsequenzen zu tragen, nötigt vielen Menschen Respekt ab. Gleichzeitig ist diese Widerstandsform auch in der Bewegung gegen Gentechnik nicht unumstritten und ruft sowohl Distanzierung als auch Unterstützung hervor (vgl. Potthof 2008a: 37). Gerade für Landwirt_innen, die selbst Felder bestellen, geht das Zerstören von Pflanzen bisweilen an die Grenze des Zumutbaren, wie ein Landwirt erklärt:

> „Da war eine Zeit, wo ich auch überlegt habe, als die Feldbefreier bei uns waren, da auch aktiv mitzumachen. Habe aber dann lange überlegt, weil ich gesagt [hab], das

kann auch nicht sein, dass ein Bauer beim anderen Bauern was kaputt macht weil, das wollen wir selber auch nicht. Andererseits geht das mit den Genpflanzen einfach weiter, weil die einfach auch andere dann betreffen und das darf eigentlich auch nicht sein, das ist ein Zwiespalt für mich" (IP3 2011, Z. 35-41; vgl. auch IP1, Z. 277ff.).

Gleichwohl erhalten sowohl Feldbefreier_innen als auch Feldbesetzer_innen, die sich für einen längeren Zeitraum auf einer Fläche niederlassen, um zu verhindern, dass gentechnisch verändertes Saatgut überhaupt ausgebracht wird, immer wieder auch große Unterstützung aus Teilen der Bevölkerung (vgl. Potthof 2008a: 37). Insbesondere in den letzten Jahren scheint auch das Verständnis für die Wichtigkeit unterschiedlicher Strategien für das gemeinsame Anliegen in der Bewegung gegen Agro-Gentechnik selbst zu wachsen.

Auf die Versuche der Gentechnik-Befürworter_innen, die Handlungen nicht als Notwehr anzuerkennen, sondern zu kriminalisieren und damit zu delegitimieren, reagieren Initiativen wie „Gendreck weg" zum einen auf der materiellen Ebene mit ziviler Ursupation, indem sie neue, nicht gentechnisch veränderte Pflanzen als Ersatz für die zerstörten gentechnisch veränderten Pflanzen einpflanzen oder ‚Gegensaaten' ausbringen – als Zeichen dafür, dass es ihnen nicht per se um eine Zerstörung von Pflanzen geht. Zum anderen verknüpfen sie ihre Aktionen fast immer mit „symbolisch-diskursiven Praktiken" (Friedrich 2015: 20): So führen sie Gespräche mit den gentechniknutzenden Landwirt_innen, veranstalten Podiumsdiskussionen, geben Presseerklärungen heraus, um ihre Beweggründe öffentlich darzustellen (vgl. ebd.; sowie IP2 2011, Z. 41ff.). Sie verweisen darauf, dass die „Gewalt [...] von den Agro-Konzernen ausgeht" (Gendreck weg o. J.b), da durch den Einsatz von Agro-Gentechnik eine Wirtschaftsform wie die ökologische Landwirtschaft unmöglich gemacht werde. Genauso wichtig wie die materielle Praktik des sichtbaren und öffentlichen Zerstörens von GV-Pflanzen ist für die Aktivist_innen somit der Widerstand auf der symbolisch-diskursiven Ebene, der eine andere Problemsicht stark macht und der die politisch-ökonomischen Zusammenhänge thematisiert, die maßgeblich darüber entscheiden, welche konkrete Ausformung gesellschaftlicher Naturverhältnisse sich manifestiert.[16]

---

[16] So kritisierten beispielsweise Aktivist_innen, die ein Feld mit gentechnisch veränderten Pflanzen der Universität Gießen zerstört haben, die Behauptung des hessischen CDU-Fraktionschefs, es ginge um den Hochschulstandort Gießen, der beschädigt worden sei. Sie hielten dagegen, dass das angekündigte Versuchsfeld der Universität vielmehr den kommerziellen Interessen des Konzerns Monsanto diene. Gleiches gelte für die schon seit 2006 laufende Sicherheitsforschung mit gentechnisch veränderter Gerste. Sie diene letztlich deren Markteinführung. „Hier wird Akzeptanzforschung im Interesse von Firmen betrieben – aber mit Steuergeldern", so formulierten die Feldbefreier_innen ihre Kritik (Projektwerkstatt 2007).

Zivile Ursupation zeigt sich auch darin, dass seit dem Ende des Moratoriums der Widerstand gegen den Einsatz von Gentechnik in der Landwirtschaft überall in der EU zum Aufbau von Gegenmacht und zur Ausbildung von Gegenstrukturen beigetragen hat.[17] Vorreiterinitiativen kamen zunächst aus Ländern mit kleinräumiger Landwirtschaft wie Österreich.[18] Doch mittlerweile sind in der gesamten EU gentechnikfreie Höfe, Regionen und Kommunen entstanden, in denen auf land- und forstwirtschaftlichen Flächen keine gentechnisch veränderten Pflanzen angebaut werden. Und auch in der Tierhaltung wird vielerorts auf GVO-haltige Futtermittel verzichtet. Allein in Deutschland existieren mittlerweile 211 gentechnikfreie Regionen und 329 gentechnikfreie Kommunen. Über 30.000 Landwirt_innen haben eine Einzelerklärung abgegeben, dass sie gentechnikfrei wirtschaften (Stand: Februar 2014; vgl. BUND o. J.c). Diese Gegenstrukturen werden auch auf Länderebene aufgebaut – etwa, wenn in Deutschland neun Bundesländer zum Netzwerk gentechnikfreie Regionen Europas beitreten oder wenn sich in Polen Wojewodschaften[19] zu gentechnikfreien Zonen erklären – und lassen damit die Bewegung gegen Agro-Gentechnik zu einem politischen Akteur auf allen Ebenen im politischen Mehrebenensystem werden.

Die Gegenstrukturen für die Formulierung und Umsetzung einer Vision für eine andere Landwirtschaft beruhen auf Bündnissen: Bündnissen zwischen Produzent_innen und Konsument_innen; Bündnissen zwischen ökologisch und konventionell wirtschaftenden Landwirt_innen; Bündnissen, die aus einer Vielzahl von Akteuren und Vereinen, Bauernverbänden, Natur- und Verbraucherschutzorganisationen, Parteien sowie Kirchen bestehen; Bündnissen, die Brücken über alte politische Gräben hinweg bauen. So berichtet eine Aktivistin (IP11 2012) aus Polen, dass sie anfangs fast selbst überrascht war, wer den Protest gegen den Einsatz von Agro-Gentechnik alles mittrage und wie ein Verständnis füreinander entstehen könne, das Raum lässt für Neues und dabei hilft, alte Vorurteile zu überwinden – etwa auch gegenüber der konservativ geprägten polnischen Regierung. Zusätzlich würden die Kampagnen, wie sie finde, einen Beitrag zur Weiterentwicklung der polnischen Zivilgesellschaft leisten, weil sie das Schweigen der Medien über so wichtige Fragen kritisierten, weil sie Bürger_innen und Politiker_innen in Kontakt brächten. *GMO to nie to*[20], das relativ junge Bündnis gegen Gentechnik in Polen, in dem sie aktiv ist, rief beispielswei-

---

[17] Die folgenden Ausführungen zu kooperativen Bündnissen im politischen Mehrebenensystem als Formen kollektiven Widerstands beruhen u. a. auf Gottschlich et al. (2014a: 39ff).

[18] Zivile Ursupation ist von Ebert als nicht zum Staat gehörend konzipiert, sondern sie richtet sich gegen staatliche Politik und baut Alternativen dazu auf. Im Fall von Österreich gibt es ein Bündnis zwischen dem zivilgesellschaftlichen Widerstand gegen Agro-Gentechnik und denjenigen politischen Vertreter_innen, das sich gegen die Agro-Gentechnik ermöglichende EU-Politik richtet.

[19] Siehe hierzu Kapitel II.3, Fußnote 2.

[20] Übersetzung: „GVOs – das ist es nicht".

se Menschen dazu auf, ihre lokalen Abgeordneten anzusprechen – Aktionen, wie sie auch von Amnesty International oder Greenpeace bekannt sind. Für viele Menschen war dies der erste Kontakt mit einem Politiker oder einer Politikerin, die sie an ihre Aufgaben erinnerten, die Interessen der polnischen Bevölkerung zu vertreten, wie die Aktivistin berichtete (ebd.). Veränderungen seien möglich, wenn Menschen nicht locker ließen, sie einzufordern und selbst Teil der Umsetzung würden. Die Bewegung gegen Gentechnik in Polen kann somit als Teil einer Bewegung, die Demokratie gleichsam von unten stärkt, identifiziert werden, auch indem sie hilft, einen engen, nur auf Institutionen bezogenen Politikbegriff zu erweitern. Im Widerstand gegen Agro-Gentechnik wird deutlich, dass die Themen Ernährung bzw. Erzeugung von Lebensmitteln auch politische Themen sind und dass diese Themen geeignet sind, neue Verbindungen zwischen verschiedenen, bisher getrennten Akteuren herzustellen. Wichtig werden dabei gerade Bündnisse zwischen Produzent_innen und Konsument_innen, zwischen Landwirt_innen, verarbeitenden Betrieben, Lieferant_innen und der Gastronomie. Ein Beispiel hierfür ist die gentechnikfreie Gastronomie, die sich seit 2009 in Mecklenburg-Vorpommern entwickelt. Unter dem Motto „Regional ist genial" sichern Gastronom_innen Landwirt_innen aus der Umgebung, die ihre Tiere gentechnikfrei füttern, eine regelmäßige Abnahme ihrer Produkte zu. So entsteht ein Netzwerk von Landwirt_innen, verarbeitenden Betrieben, Lieferant_innen und der Gastronomie, „das dem Wunsch vieler Menschen nach Information, Transparenz und Sicherheit im Umgang mit gentechnisch veränderten Lebensmitteln nachkommt" (BUND o. J.b). Im Sinne eines nachhaltigen Wirtschaftens verbindet diese Initiative dabei in der Region Klützer Winkel regional wichtige Wirtschaftszweige wie den Tourismus und die Land- und Lebensmittelwirtschaft.

Zu dem Aufbau der eignen Strukturen als Aktionsform der Gegenmacht gehören darüber hinaus die freiwillige Kennzeichnung von Produkten mit dem Label „Ohne Gentechnik" sowie der Aufbau eigener unabhängiger Forschungszusammenhänge wie etwa über Testbiotech e. V.[21], der 2008 von einer Gruppe kritischer Expert_innen als Kompetenzzentrum und Institut für unabhängige Risiko- und Begleitforschung gegründet wurde. Agro-Gentechnik bildet einen zentralen Forschungsschwerpunkt von Testbiotech e. V.: Bearbeitet werden Fragen z. B. zu Risikoforschung, sozio-ökonomischen Auswirkungen (wie Patentierung von Saatgut oder Nutztieren), Weiterentwicklung gesetzlicher Regelungen und züchterischen Alternativen zu GVOs. Dazu erstellt Testbiotech e. V. selbst Studien oder vergibt Forschungsaufträge an Expert_innen und stellt die Ergebnisse der Öffentlichkeit vor.

---

[21] Vgl. www.testbiotech.org/testbiotech.

Tabelle 4: Widerstand und Gegenmacht der Bewegung gegen Agro-Gentechnik auf der dritten Eskalationsstufe (eigene Zusammenstellung)

Aktionsformen der Bewegung gegen Agro-Gentechnik		
Eskalationsstufe	**Widerstand** **(intervenierende Aktion)**	**Gegenmacht** **(konstruktive Aktion)**
3. Stufe	***Ziviler Ungehorsam*** z. B. offene Missachtung von Gesetzen in Form von Zerstörungen von Feldern, auf denen GVOs wachsen	***Zivile Usurpation*** z. B. Besetzung von Feldern und Ausbringen von ökologischem Saatgut (als ‚Gegensaat'), Bildung von Bündnissen als Gegenstruktur einer anderes Landwirtschaftspolitik von unten

4.4. Fazit

Die Bewegung gegen Agro-Gentechnik ist, wie die Auswertung der Empirie verdeutlicht, in Deutschland und Polen zu einem entscheidenden politischen Akteur geworden, der Veränderungen in diesem Politikfeld sowohl auf europäischer als auch auf nationaler Ebene (mit)bewirkt hat: So wachsen, abgesehen von einigen wenigen Freisetzungsversuchen, in Deutschland und Polen aktuell keine gentechnisch veränderten Pflanzen; so hat beispielsweise der Chemiekonzern BASF 2012 seinen Rückzug aus dem Gentechnikgeschäft in Deutschland mit dem Verweis auf die fehlende Akzeptanz für die Technologie bei der Mehrheit der Verbraucher_innen, Landwirt_innen und Politiker_innen erklärt; auch der Schaugarten in Üpplingen, wo gentechnisch veränderte Pflanzen gezeigt wurden, blieb aufgrund der „restriktiven politischen Rahmenbedingungen und kriminellen Feldzerstörungen in Deutschland" (VBIO 2012) geschlossen: „Fehlende Zulassungen für neue gentechnisch veränderte Pflanzen" hätten den „Spielraum, Neues zu zeigen, [...] so stark eingeschränkt", dass die Betreiber_innen des Schaugartens beschlossen, 2012 und 2013 „auf die Anlage eines solchen Schaugartens zu verzichten" (ebd.).

Die Widerstandsformen haben zwar einerseits nicht dazu geführt, dass auf den Einsatz gentechnisch veränderter Pflanzen in Europa gänzlich verzichtet wird. Andererseits ist der Kampf um die Etablierung von Agro-Gentechnik und um die Zulassung weiterer gentechnisch veränderter Pflanzen in der EU weder gewonnen, noch verloren. Gelungen ist eine breite Politisierung des Themas, deren Kern die vielfach gestellte Frage bildet, welche Form der Landbewirtschaftung von wem gewollt wird und wer darüber die Kontrolle bekommen soll und darf. Wenn die eingangs erwähnte Krise des Politischen auch als eine Krise der parlamentarischen Demokratie verstanden wird, dann lässt sich die Bewegung gegen Gentechnik in der Landwirtschaft auch deshalb als Teil einer „neuen europäischen Demokratiebewegung" (Haerlin 2013: 45) identifizieren, weil hier „Agrarpolitik zu einer Bürgerangelegenheit" (ebd.: 47) wird. Die Auseinandersetzungen um Agro-Gentechnik verweisen damit gleichzeitig auf den Raum des Politischen als dynamische Variable und auf die immer neuen Grenzziehungen dessen, was als Gegenstand des Politischen gilt und was nicht. Die Bewegung gegen Agro-Gentechnik hat es erreicht, dass erstens das Thema Ernährung bzw. die Erzeugung von Lebensmitteln als ein politisches Thema wahrgenommen wird (über das nicht vorrangig eine europäische Behörde wie die Europäische Behörde für die Lebensmittelsicherheit (EFSA) entscheiden kann), dass sich zweitens breiter gesellschaftlicher Widerstand dagegen regt, dass eine Risikotechnologie über den Markt reguliert werden soll und dass drittens die Frage, wer eigentlich wie Entscheidungen treffen darf, die Auswirkungen auf die gesamte Gesellschaft einschließlich zukünftiger Generationen haben, Teil der öffentlichen Auseinandersetzung wurde – mit dem Ergebnis, dass sich der Widerstand auch dagegen richtet, dass die Entscheidungen für den Einsatz von Agro-Gentechnik individuell von Landwirt_innen getroffen werden dürfen (und die Folgen für Natur, Mensch und Gesellschaft aber dabei externalisiert werden). Mit anderen Worten: Die Bewegung gegen Agro-Gentechnik richtet sich gegen Bürokratisierung, Ökonomisierung und Individualisierung.

Der Konflikt um Agro-Gentechnik fungiert gewissermaßen als „Demokratiekatalysator" (Seifert 2002: 274). Es ist den politischen, ökonomischen und wissenschaftlichen Eliten, die den Einsatz von Gentechnik in der Landwirtschaft befürworten, nicht gelungen, den Widerstand gegen Agro-Gentechnik als bloße ‚Meinungsmache' irrationaler, unwissender Bürger_innen abzuqualifizieren. Vielmehr wurde und wird der Konflikt in seiner Komplexität zum Gegenstand der öffentlichen Auseinandersetzung. Die Kritik an Agro-Gentechnik (eingebettet in die Kritik an industrialisierter Landwirtschaft und krisenverursachenden weltwirtschaftlichen Zusammenhängen) bildet den gemeinsamen herrschaftskritischen Fokus, an dem sich die oben beschriebenen Allianzen bilden und Gegenmacht aufbauen konnten (vgl. dazu auch ebd.: 275f.).

Sowohl im Widerstand als auch in der Bildung von Gegenmacht gegen (supra)staatliche Politik, die Agro-Gentechnik ermöglicht, wurde und wird dabei deutlich, dass das ‚Gemeinwohl' weder per se existiert, noch dass es zwangsläufig vom Staat repräsentiert und anvisiert wird, sondern dass es eine Frage politischer Auseinandersetzungen ist. In der Frage der Gestaltung gesellschaftlicher Naturverhältnisse ist der Staat also nicht als neutraler Akteur zu verstehen. Er muss vielmehr in seiner Ambivalenz als umkämpftes Terrain, dessen Inbesitznahme zur Durchsetzung der Interessen von politischen, ökonomischen und wissenschaftlichen Eliten dienen kann, konzeptuell-theoretisch erfasst werden, um politisch-praktische Punkte für eine Auseinandersetzung zu identifizieren (vgl. auch Demirović 2011) – eine Auseinandersetzung, die zugleich die Frage nach den notwendigen Transformationen von Ökonomie zu einer (vor)sorgenden Ökonomie und von Demokratie zu einer (vor)sorgenden Demokratie selbst miteinschließt. Die Widerstands- und Gegenmachtformen der Bewegung gegen Agro-Gentechnik sind Beispiele dafür, dass sozial-ökologische Transformationen Mehrfachstrategien brauchen, dass sie nicht zuletzt auch auf Kämpfe gegen eine Politik von oben angewiesen sind, um Gestaltungsspielräume beispielsweise für ökologische, gentechnikfreie Landwirtschaft als Bewirtschaftungsform, die für nachhaltige Entwicklung maßgeblich ist, zu erhalten oder gar erst zu schaffen. Statt Bürokratisierung, Ökonomisierung und Individualisierung sind es Prozesse der Politisierung, die Wege aus sozial-ökologischen Krisen möglich machen.

5. Fazit zum Politikfeld Agro-Gentechnik

Umkämpfte Naturgestaltung, umkämpfte Politikgestaltung

Daniela Gottschlich, Jędrzej Sulmowski und Beate Friedrich

In den vorangegangenen drei Beiträgen zu lokalen und regionalen Konflikten um Agro-Gentechnik, zu Fragen nach den politischen Momenten in öffentlichen Agro-Gentechnik-Debatten sowie zum Widerstand gegen Agro-Gentechnik als Teil einer neuen sozialen Bewegung für mehr Demokratie wurden unterschiedliche Aspekte im Politikfeld Agro-Gentechnik analysiert. Wenngleich die Beiträge sich hinsichtlich der untersuchten Themen, der räumlichen Zuordnung sowie ihrer theoretischen Zugänge unterscheiden, so sind doch die Gemeinsamkeiten der Beiträge größer als ihre Unterschiede: Einem sozial-ökologischen Zugang folgend fragen alle drei Autor_innen nach Politiken der Naturgestaltung und legen dar, dass Agro-Gentechnik als ein Praxisfeld gesellschaftlicher Naturverhältnisse stets durch Macht- und Herrschaftsverhältnisse, aber auch durch Widerstand und Widerspenstigkeit geprägt ist. Diese offenbaren sich erstens in herrschaftlichen Umgang von Mensch/ Gesellschaft über Natur (Pflanzen, Tiere, Böden bzw. Landschaften). Der Einsatz von Agro-Gentechnik ist Teil der sich seit den 1960er Jahren über Prozesse der Rationalisierung und Intensivierung vollziehenden Transformation des Agrarsektors in ein industriell-kapitalistisches System, das Natur den Gesetzen des Marktes zu unterwerfen versucht (vgl. Morgan et al. 2006). So gelingt beispielsweise im Fall von MON810 die Umwandlung von Maispflanzen in „Chemiefabriken [...], indem diese nun selbst die Pestizide [...] produzieren, die ihnen bis dato von außen zugeführt wurden" (Gill/ Schneider 2014: 17) und damit eine enorme chemische Zurichtung von Natur. Diese Praktiken der Naturbeherrschung sind jedoch gleichzeitig gerade im Bereich Agro-Gentechnik mit widerspenstiger Naturproduktivität konfrontiert, die zur Folge hat, dass gentechnikveränderte, aber eben immer noch (re)produktive Natur durch Auskreuzung gentechnikfreie Natur kontaminiert (siehe Kapitel III.1 und III.2). Machtverhältnisse zeigen sich zweitens im Verhältnis zwischen den verschiedenen an der Kontroverse beteiligten Gruppierungen. Dabei spielt nicht zuletzt auch die Macht darüber, wie über Agro-Gentechnik debattiert werden kann und soll, was gesagt werden darf und was nicht, eine entscheidende Rolle (siehe Kapitel III.3) – nicht nur für die Gestaltung der gesellschaftlichen Naturverhältnisse, sondern auch für die Gestaltung des Politischen selbst. Denn die (reflexive) Ausdehnung der Räume des Politischen stellt die verbindende Klammer für Prozesse der Politisierung dar, die einen Beitrag zur Demokratisierung gesellschaftlicher Naturverhältnisse leisten: Dazu gehören sowohl die Politisierung des Ackers als materieller Raum, in den Politik verlagert wird, als auch die Eröffnung neuer diskursiver Räume (unter Nutzung bestehender politischer Strukturen), durch die Prozessen der Entpolitisierung und Bürokratisierung entgegengewirkt werden kann (siehe Kapitel III.4).

Agro-Gentechnik ist für Forschungen im Bereich nachhaltiger Entwicklung sowie Sozialer und Politischer Ökologie seit Jahren ein Thema, anhand dessen sowohl Aspekte der „Risikogesellschaft" (Beck 1986) als auch soziale, ökologische und (tier- und natur)ethische Fragen der Industrialisierung von Landwirtschaft untersucht und thematisiert werden. Neben agrarsoziologischen (vgl. Gill/ Schneider 2014) und umwelt- bzw. techniksoziologischen Arbeiten (vgl. Peuker 2010) machen insbesondere Arbeiten zu Technikfolgen und Technikethik einen Großteil der Forschung aus (vgl. Ausschuss für Bildung, Forschung und Technikfolgenabschätzung 2006; Albrecht 2013; Grunwald 2013). Bis heute besteht kein wissenschaftlicher Konsens über die Frage nach den Risiken von gentechnisch veränderten Organismen (GVOs) (vgl. Hilbeck et al. 2015), auch wenn das Narrativ der Sicherheit und substantiellen Äquivalenz[1] im Diskurs von Wissenschaftler_innen, die den Einsatz von GVOs befürworten, immer wieder vorgebracht wird. Angesichts von Unsicherheit, Nicht-Wissen und widersprüchlichen Ergebnissen scheint es daher entsprechend wichtig, dem Vorsorgeprinzip Rechnung zu tragen (vgl. ebd.). Eine ökologische Wirkungspfadanalyse, die im Rahmen des Sozial-ökologischen Forschungsprojekts *GeneRisk* erstellt wurde, kam beispielsweise zu dem Ergebnis, dass der Anbau gentechnisch veränderter Nutzpflanzen auf allen systemaren Organisationsebenen Umwelteffekte verursacht (vgl. Breckling et al. 2012). Bereits 2004 ergab eine Bestandsaufnahme des Rates von Sachverständigen für Umweltfragen, dass durch den Einsatz von Agro-Gentechnik (nicht gentechnisch veränderte) Natur geschädigt und die gentechnikfreie Landwirtschaft, insbesondere der ökologische Landbau, beeinträchtigt werden können (vgl. SRU 2004: 440).

---

[1] Substantielle Äquivalenz ist ein umstrittenes Prinzip, das als Basis zur Bewertung der Sicherheit von GVOs dient. Es wurde in den 1990er Jahren in die Risikobewertungsverfahren in den USA und der EU implementiert und seitdem mehrfach modifiziert (vgl. Levidow et al. 2007: 28ff.). Ursprünglich besagte das Prinzip, dass, wenn eine gentechnisch modifizierte Pflanze sich von der ursprünglichen Pflanze nicht substantiell unterscheidet (etwa hinsichtlich der chemischen Zusammensetzung oder der Nährwerte), sie im Hinblick auf Sicherheit wie die letztere behandelt werden kann (vgl. ebd.: 34).

Die Forschung der Nachwuchsgruppe „PoNa – Politiken der Naturgestaltung" macht deutlich, dass die Konflikte um Agro-Gentechnik als Konflikte um die politische Gestaltung gesellschaftlicher Naturverhältnisse beschrieben werden können. In dem Widerstand, der sich gegen Agro-Gentechnik richtet, finden sich zugleich solche Verständnisse von Natur und Landwirtschaft, die Ansatzpunkte für eine nachhaltige Gestaltung von gesellschaftlichen Naturverhältnissen bieten (vgl. Potthast 2011; Potthast/ Meisch 2012; Volling/ Nürnberger 2014; Nürnberger/ Volling 2015; Then 2015; Volling 2015). Sowohl um Elemente der Kritik, die sich vor allem am Koexistenzprinzip entzündet, als auch um visionäre Momente, die durch Prozesse der Politisierung möglich werden und durch die die Räume des Politischen demokratisiert und reflexiv ausdehnt werden (können), wird es im Folgenden gehen. Dafür systematisieren wir die theoretischen und empirischen Ergebnisse unserer Arbeiten (Kapitel III.2 bis III.4) nach politischen Inhalten, Strukturen und Prozessen.

Inhaltliche Dimension (Policy)

Es gehört zur Krisendiagnostik des Teilprojekts Agro-Gentechnik, dass der Kompromiss der EU-Kommission und der Mehrheit der Regierungen der EU-Mitgliedsländer, gleichzeitig einerseits den Anbau von GVOs und andererseits eine gentechnikfreie Landwirtschaft zu ermöglichen, nicht funktioniert (vgl. Gottschlich et al. 2011).

Gerade in den Regionen in Deutschland, wo das Nebeneinander dieser beiden Landwirtschaftsformen bis zum Anbauverbot von GVOs stattfand, zeigen sich die Probleme dieser Situation deutlich: Die Koexistenz von gentechnikfreier und gentechniknutzender Landwirtschaft ist weder auf einer materiell-stofflichen Ebene noch in Bezug auf das soziale Miteinander in den Dörfern praktikabel. Der soziale Friede in den Dörfern ist durch das politische Konzept der Koexistenz bedroht (siehe Kapitel III.1 und III.2). Wie sich der Einsatz von Gentechnik auf Kultur- und Naturlandschaften auswirkt, steht stellvertretend für die Frage, welche Zukunft die bäuerliche, ökologische Landwirtschaft im Verhältnis zur industriellen Agro-Landwirtschaft hat. Da Agro-Gentechnik „in ihrer gegenwärtigen Form strukturell auf die Absatzerfordernisse chemischer Großindustrie und die agronomischen Probleme industrieller Landwirtschaft zugeschnitten" (Gill/ Schneider 2014: 13) sei, sprechen Gill und Schneider „auch von einer Gefangenschaft in einem ‚agro-industriellen Komplex'" (ebd.). Dieser umfasse „nicht nur die unmittelbare landwirtschaftliche Praxis der Bauern, sondern auch die Zulieferindustrien für Maschinen, Saatgut und Pestizide sowie die Weiterverarbeitung in der Nahrungsmittelindustrie und die Distribution durch große Handelskonzerne und Supermarktketten" (ebd.).

Im Konflikt um Agro-Gentechnik spiegeln sich allerdings nicht nur die teils antagonistischen Vorstellungen von Landwirtschaft wider, sondern auch die unterschiedlichen Verständnisse von Natur. Diesen Befund von PoNa teilt auch ein Projekt der Ludwig-Maximilians-Universität München (vgl. Meyer/ Schleissing 2014). Wenngleich nach deutschem Gentechnikgesetz einerseits „die Umwelt in ihrem Wirkungsgefüge, Tiere, Pflanzen und Sachgüter vor schädlichen Auswirkungen gentechnischer Verfahren und Produkte" bewahrt werden sollen (GenTG: § 1), so verschiebt sich mit den Koexistenzbestimmungen der Fokus andererseits auf das Ökonomische. Lemmen (2014) weist darauf hin, dass dieser Verschiebung ein spezifisches Naturverständnis zugrunde liegt:

> „Dass tatsächlich eine einschneidende neue Wertentscheidung getroffen wurde, wird an der Umsetzung des Koexistenzziels deutlich, insbesondere indem in § 36a GenTG eine verschuldensunabhängige Haftung des GVO anbauenden Landwirtes normiert wird. Infolge dieser Haftungsregelung riet der Deutsche Bauernverband, wie erwartet, von der Anpflanzung von GVO ab, weil ein unkalkulierbares und nicht versicherbares Risiko bestehe. Die Haftungsregelung bevorzugt – durchaus gewollt – die konventionelle und ökologische Landwirtschaft. Beide Landwirtschaftsformen erscheinen dem Gesetzgeber ‚natürlicher' als die ‚künstliche' gentechnische Landwirtschaft. Dieses Bild von ‚Natur' und ‚Natürlichkeit' ist in der ursprünglichen Fassung des GenTG so nicht zu erkennen" (ebd.: 162).

Zu diesen unterschiedlichen Naturverständnissen in der Agro-Gentechnik-Debatte gehört somit u. a. auch die Dichotomie ‚natürliche' Natur versus ‚unnatürliche' Natur, die sich nicht nur im obigen Gesetzestext, sondern insbesondere in der Argumentation der Gentechnik-Gegner_innen feststellen lässt (vgl. auch Sulmowski et al. 2014; Gottschlich et al. 2015). In den deutschen Ausführungen zur Koexistenz manifestiert sich zudem ein utilitaristisches Naturverständnis von Natur als kontrollierbarer und formbarer Ressource: Sowohl gentechnisch veränderte Pflanzen als auch die nicht gentechnisch veränderte Natur scheinen durch Wissenschaft beherrschbar. Die Koexistenzregeln als Bestandteil von guter fachlicher Praxis sollen helfen, die Auskreuzung von GVOs zu vermeiden (Gentechnik-Pflanzenerzeugungsverordnung – GenTPflEV.). Christoph Görg (2012) beschreibt ein solches Naturverständnis als „reflexive Naturbeherrschung" (Görg 2012: 178). Bei dieser wird zwar anerkannt, dass die ‚natürliche' Natur von der ‚unnatürlichen' Natur bedroht wird. Doch dieses Eingeständnis hat keine systemkritische Stoßrichtung. Denn die Zweifel an der Beherrschbarkeit der gentechnisch veränderten Natur werden lediglich für die Forderung nach besseren Prognoseverfahren und einer verbesserten wirtschaftliche Praxis genutzt, mit deren Hilfe man die möglichen unerwünschten Folgen noch besser einzudämmen versucht. Mit anderen Worten, der Gedanke der Beherrschbarkeit von Natur wird nicht aufgegeben, sondern umgeschrieben. Wenngleich im Widerstand gegen Agro-Gentechnik eine Vielzahl von Naturverständnissen vertreten wird, so findet sich dort aber auch ein Naturverständnis, das eine Alternative zur Beherrschbarkeit von Natur bietet, indem es die Lebendigkeit und Produktivität von Natur hervorhebt und daraus die Notwendigkeit für landwirtschaftliche Alternativen ableitet, bei denen soziale und ökologische Qualitäten erhalten und neu hergestellt werden.

Institutionelle Dimension (Polity)

Der Widerstand gegen Agro-Gentechnik setzt auf allen Ebenen im politischen Mehrebenensystem an, wie Daniela Gottschlich gezeigt hat (siehe Kapitel III.4). D. h., die Bewegung gegen Agro-Gentechnik nimmt in ihren Kämpfen strategisch auf unterschiedliche politische und räumliche Ebenen (*Scales*) Bezug. Doch Akteure, die im Widerstand gegen Agro-Gentechnik aktiv sind, sind nicht (nur) Teil einer Mehrebenen-Governance, die darin besteht, in Brüssel und auf dem lokalen Acker zu protestieren. Vielmehr stellen die Akteure die „politics of scale[2]" (Wissen et al. 2008b) selbst infrage, indem sie erstens versuchen, politische Entscheidungskompetenzen und damit politische Macht von einer auf eine andere Ebene zu verlagern (etwa die Verlagerung der Entscheidung über den Anbau von GV-Pflanzen von der europäischen wieder auf die nationale Ebene) und indem sie zweitens danach streben, neue Ebenen zu schaffen, auf denen die Frage nach dem Einsatz von Gentechnik artikuliert und bearbeitet werden kann. Die institutionelle und die prozedurale Dimension des Politischen hängen hier unmittelbar zusammen: Die Widerstandsaktivitäten gegen Agro-Gentechnik sind sowohl eine Kritik an bestehenden Strukturen als auch „politische Kämpfe um skalare Arrangements" (Dietz/ Engels 2014b: 88), die wiederum zur Herausbildung neuer Strukturen und institutioneller Arrangements führen (können). Ein aktuelles Beispiel für einen Prozess des „re-scaling" (ebd.) stellt die Anfang 2015 beschlossene Ausstiegsklausel (*Opt-out-Klausel*) dar, die den EU-

---

[2] Mit dem Begriff *Politics of Scale* wird in der kritischen Geographie (*Radical Geography*) untersucht, welche Machtwirkungen die unterschiedlichen Maßstabsebenen territorialer Organisation haben. Die Politics of Scale-Forschung hat gezeigt, „dass es sich dabei nicht um ‚neutrale' Kategorien gesellschaftlicher Strukturierung handelt, sondern um Formen von Herrschaft und Kontrolle" (Gebhardt et al. 2011: 792; vgl. auch Swyngedouw 1997; Brenner 2009). Im Mittelpunkt stehen Fragen danach, wie sich gesellschaftliche Machtverhältnisse in politischen Prozessen der Globalisierung, in denen die Ebene des Nationalstaats als zentrale Referenzebene brüchig wird, durch das veränderte Verhältnis der Räume der Regulation verschieben (vgl. Wissen 2008: 8ff.). Dabei geht es im Kern um Fragen nach skalaren Strategien von politischen Akteuren und wie es diesen gelingt, durch „die Produktion und Veränderung räumlicher Maßstabsebenen Machtverhältnisse zu festigen, zu verschieben oder zu bekämpfen" (Wissen et al. 2008a: 7).

Mitgliedstaaten die Möglichkeit einräumt, nationale Anbauverbote für in der EU zugelassene GV-Pflanzen auszusprechen. Ein Beispiel für neu geschaffene Strukturen sind die gentechnikfreien Kommunen und Regionen, die sowohl als Form der (strukturellen) Gegenmacht von unten identifiziert werden können, aber auch als (Struktur gewordene) Kritik an den politischen strukturgebenden Entscheidungen auf nationaler und internationaler Ebene, die Gentechnik befördern. Kritik an bestehenden Strukturen inklusive der in sie eingeschriebenen Rationalitäten macht insgesamt einen entscheidenden Anteil im Politikfeld Agro-Gentechnik aus. In konkreten Fällen, die Beate Friedrich untersuchte (siehe Kapitel III.2), ist die Kritik an Strukturen jedoch kaum von der Kritik an einzelnen Landwirt_innen zu trennen, was teilweise an der Verschiebung der Entscheidung über die Ausbringung von GVOs von der nationalen auf die individuellen Ebene liegt. Bei der Entscheidung für oder gegen den Einsatz von GVOs in der Landwirtschaft liegt zumindest dann eine Individualisierung vor, wenn eine prinzipielle Anbauzulassung besteht – so z. B. in Deutschland für die GV-Maissorte MON810 zwischen 2005 und Anfang 2009. Durch den Entscheidungsspielraum, der einzelnen Landwirt_innen damit zugeschrieben wird, entsteht in den Konflikten um Agro-Gentechnik ein Spannungsfeld zwischen Politisierung und Personalisierung: Die Kritik an bestehenden Strukturen hat in diesen Konflikten zwar einen festen Platz, dennoch werden einzelne Landwirt_innen als ‚die Schuldigen' adressiert (vgl. Friedrich 2015: 160ff.). In der Analyse der Konflikte um Agro-Gentechnik, die in den Anbauregionen auftreten, kommt Beate Friedrich zu dem Schluss, dass diese Konflikte strukturelle Ursachen haben. Zu diesen Ursachen gehört (neben den Regelungen durch das bereits beschriebene Koexistenzprinzip) die wirtschaftliche Wachstumsorientierung der Gemeinsame Agrarpolitik (GAP) der EU, die durch das Prinzip „Wachse-oder-Weiche" die Situation von landwirtschaftlichen Betrieben maßgeblich beeinflusst. Auch hier stehen Strukturen und Prozesse in einem Wechselverhältnis: „Konflikte sind sowohl durch gesellschaftliche Strukturen geprägt als auch durch einzelne Subjekte produziert, für die – zumindest in vielen Fällen – jeweils mehrere Handlungsoptionen bestehen" (Granzow et al. 1993: 103f., zit. in Friedrich 2015: 28).

Die Auseinandersetzungen um den Umgang mit GVOs sind jedoch nicht nur strukturell gerahmt, sondern sie aktivieren ihrerseits bestimmte politische Strukturen im Prozess der Entscheidungsfindung und Willensbildung, wie Jędrzej Sulmowski mit Blick auf die Debatte um Agro-Gentechnik in Polen herausgearbeitet hat (siehe Kapitel III.3). Im Zuge der Vorbereitung eines Gesetzes in Polen, das den Umgang mit GVOs umfassend regeln sollte, schafften die Proteste wie z. B. von *GMO to nie to*[3] eine mediale Öffentlichkeit für das The-

---

[3] Übersetzung: „GVOs – das ist es nicht".

ma. Auf diese Politisierung wiederum reagierte der polnische Präsident Bronisław Komorowski und verstärkte sie durch seinen Rückgriff auf eine bestehende Struktur (das „Forum öffentliche Debatte"), die er selbst zuvor geschaffen hat: Er erklärte das Thema GVOs zum Gegenstand jener Veranstaltungsreihe, in der brennende nationale Fragen aufgriffen und diskutiert werden, und initiierte damit auf nationaler Ebene eine „Gestaltungsöffentlichkeit" (Böschen 2005: 244).

Prozedurale Dimension (Politics)

Das Politikfeld Agro-Gentechnik ist von einer starken Dynamik geprägt. Veränderungen in den strukturellen Rahmenbedingungen (etwa durch neue Zulassungen von GV-Sorten, durch neue Züchtungsverfahren oder durch eine formalisierte Konzernbeteiligung am politischen Entscheidungsprozess über nationale Anbauverbote) rufen Gegenreaktionen hervor. Insbesondere in den GVO-Anbauregionen entstehen diverse Konfliktprozesse: Bestehende Konflikte werden nicht gelöst, während neue durch das Koexistenzprinzip verursacht werden, wie Beate Friedrich herausgearbeitet hat (siehe Kapitel III.2; vgl. auch Friedrich 2015). Gleichzeitig werden aber auch neue Kooperationen angeregt und neue Allianzen zwischen Produzent_innen und Konsument_innen, über Parteigrenzen hinweg zwischen Politiker_innen und Aktivist_innen geschmiedet. Die Bewegung gegen Agro-Gentechnik ist in den letzten Jahren somit zu einem wichtigen neuen politischen Akteur in diesem Politikfeld geworden, der Inhalte und Strukturen prägt, wie Daniela Gottschlich herausarbeiten konnte (siehe Kapitel III.4).

Der dynamische und performative Charakter zeigt sich aber nicht nur in den politischen Kämpfen und in der Bildung neuer Allianzen. Jędrzej Sulmowski hat in seiner Analyse gezeigt, dass und wie die prozedurale mit der inhaltlichen Dimension des Politischen verknüpft ist. In den drei im Zusammenhang mit den legislatorischen Arbeiten zum Einsatz von Agro-Gentechnik in Polen stehenden Veranstaltungen, die er untersucht hat, ging es keineswegs nur um die Auswirkungen von GVOs auf die Umwelt oder auf die menschliche Gesundheit (siehe Kapitel III.3). Es geht auch darum, wessen Äußerungen zählen sollen und wessen nicht, welche Dokumente die Grundlage für die Debatte sein sollen und welche nicht. Ein großer Teil der Redezeit in der Auseinandersetzung um die Frage nach dem Einsatz von GVOs wurde dafür verwendet, Personen und/ oder Wissensquellen zu bewerten im Hinblick darauf, ob sie in dieser Streitfrage als geeignete, vertrauenswürdige Autoritäten gelten und als solche als Referenzen herangezogen werden können oder nicht. Jędrzej Sulmowski prägt hierfür den Begriff der „Bewertungspraxis", die so selbst (wenngleich bisher wenig untersucht und noch weniger reflektiert) zum Bestandteil der Debatte um Agro-Gentechnik wird. Eine verbreitete Praxis der Bewertung basiert auf der Trennung zwischen den Kategorien ‚wissenschaftlich' und ‚nicht-wissenschaftlich' (im deutschen Diskurs findet sich eine ähnliche Unterscheidung in Experten- und Laienpositionen): Personen oder Wissensquellen bzw. Beweise werden in diese Kategorien eingeordnet. Diese Bewertungspraxis hat zur Folge, dass bestimmte Fragen und Themen (z. B. wie viele Beweise sind ausreichend, um Agro-Gentechnik als ‚sicher' einzustufen oder für welche Behauptungen sind Beweise bzw. Wissensquellen erforderlich?) erst gar nicht zur Debatte gestellt werden. Doch weil spezifische Fragen marginalisiert und ausgeschlossen und einige Themen als nicht verhandelbar behandelt werden, kann über sie nicht gesprochen und entschieden werden. Diese Exklusionen führen wiederum dazu, dass eine Entscheidbarkeit in diesen Fragen nicht gegeben ist. Eine Entpolitisierung ist das Ergebnis.

Die Krise des Politischen konkretisiert sich im Politikfeld Agro-Gentechnik damit nicht zuletzt in Marginalisierungs- und Exklusionsprozessen, also im Ausschluss von Akteuren, die vermeintlich keine Expert_innen sind, die nicht über die entscheidende Währung ‚wissenschaftliches Wissen' verfügen. Die Ausdehnung der Räume des Politischen, gestaltet als reflexive Demokratisierungsprozesse, stellt hingegen die Vision und die verbindende Klammer in allen Qualifizierungsarbeiten im Teilprojekt Agro-Gentechnik dar. Bei den erweiterten Räumen des Politischen handelt es sich erstens um materielle Räume: Die politischen Auseinandersetzungen werden in die konkreten Orte verlagert. Es kommt über die von der geplanten oder tatsächlichen Ausbringung von GV-Saatgut betroffenen Felder zu einer Politisierung vor Ort (siehe Kapitel III.2). Der Effekt der Politisierung bleibt aber nicht nur auf die betroffenen Dörfer beschränkt, sondern wird von dort über Medien und Kampagnen auf andere Ebenen im politischen Mehrebenensystem getragen und stellt die vermeintlich fixen Entscheidungszuständigkeiten infrage. Die Bildung von Gegenmacht in und durch die Konflikte, verstanden als Politisierung anstatt als Bürokratisierung, Individualisierung und Ökonomisierung (siehe Kapitel III.4), ist Teil der von uns identifizierten Vision einer Demokratisierung gesellschaftlicher Naturverhältnisse. Zur Erweiterung der Räume des Politischen gehört zweitens eine reflexive Wissenspolitik, die die zugrunde liegenden Normen und Prämissen reflektiert und damit die implizite Entscheidbarkeit hinsichtlich der Normen der Debatte und der damit verbundenen Auf- und Abwertungen thematisiert, anstatt bestimmte Wissensformen zu marginalisieren oder gar zu exkludieren (siehe Kapitel III.3).

Teil IV: Fazit und Reflexion

1. Politiken der Naturgestaltung als Denk- und Handlungsräume für Anpassung, Kooperation, Widerstand und Alternativen

Daniela Gottschlich und Tanja Mölders

Die vorangegangenen Kapitel dokumentieren fünf Jahre theoretische und empirische Arbeit zu Politiken der Naturgestaltung. Die sozial-ökologische Forschungsperspektive und die damit verbundene Bezugnahme auf das Konzept der gesellschaftlichen Naturverhältnisse (siehe Kapitel I.1) haben diese Arbeit ebenso angeleitet wie die Entwicklung des PoNa-Nachhaltigkeitsverständnisses als eigene normative Orientierung in den Nachhaltigkeitswissenschaften (siehe Kapitel I.2). Thematische und empirische Konkretisierungen fanden in den beiden Teilprojekten sowie den darin verorteten Qualifizierungsarbeiten statt (siehe Teile II und III).

Die Verbindungen zwischen dem Allgemeinen (sei es theoretisch-konzeptionell wie dem Konzept der gesellschaftlichen Naturverhältnisse oder dem PoNa-Nachhaltigkeitsverständnis oder empirisch-gegenständlich wie der Betrachtung unterschiedlicher Politiken) und dem Besonderen (d. h. vor allem den spezifischen Fragestellungen in den Qualifizierungsarbeiten) herzustellen und nachvollziehbar auszuarbeiten, stellte eine der größten Herausforderungen des Projekts dar. Denn entweder, so scheint es, werden so umfassende Themen behandelt, dass die Schlussfolgerungen nur auf der Ebene des Generellen verbleiben können. Oder die gewählten Beispiele sind so spezifisch, dass es problematisch erscheint, allgemeingültige Aussagen daraus abzuleiten. Es ist das Ziel dieses Kapitels, sich dieser Herausforderung zu stellen. Im Sinne einer schlussfolgernden Reflexion wird dazu erstens der durchlaufene Forschungsprozess hinsichtlich seiner Themen, Methoden und Systematisierungen kritisch gewürdigt (siehe Abschnitt 1.1). Zweitens stellen wir unsere Forschungsergebnisse als Denk- und Handlungsräume für Politiken der Naturgestaltung dar, die sowohl konfliktiv als auch kooperativ ausgestaltet sein können (siehe Abschnitt 1.2). Darauf aufbauend lassen sich schließlich Empfehlungen für Denk- und Handlungsräume für nachhaltige Politiken der Naturgestaltung formulieren (siehe Abschnitt 1.3).

1.1. Politiken der Naturgestaltung – Reflexion der Themen, Methoden und Systematisierungen

Die gemeinsamen Themen der Forschungsnachwuchsgruppe firmieren unter dem Dach *„Politiken der Naturgestaltung"*. Damit sind Politik und Natur als zentrale Kategorien der Forschung bestimmt, die jedoch ihrerseits wiederum Gegenstand vielfältiger (disziplinärer) Diskurse sind. Die Fragen: Welche Politiken?, Welche Natur? wurden – insbesondere über Bezugnahme auf das Konzept der gesellschaftlichen Naturverhältnisse sowie im Rahmen des PoNa-Nachhaltigkeitsverständnisses – zu Beginn des Forschungsprozesses beantwortet. Mit diesen Antworten wurden Beiträge zum Nachhaltigkeitsdiskurs geleistet, die eine Orientierung, eine Klärung von Begriffen und Vorannahmen leisteten, die es im Laufe des Forschungsprozesses zu reflektieren galt. Es stellt sich mithin die Frage, ob sich das, was als epistemisches Objekt eingeführt wurde, unter den Eindrücken der vertieften Auseinandersetzung und empirischen Forschung verändert hat.

So wurde in der Analyse des Politikfelds Ländliche Entwicklung zunächst stark auf formale Politiken der Naturgestaltung in Form der Gemeinsamen Agrarpolitik (GAP) der EU Bezug genommen. Diese formalen Politiken einerseits in ihrer Wirkmächtigkeit anzuerkennen und andererseits zu erkennen, wo und wie(so) diese Politiken nicht wirksam sind, weil ‚Politiken von unten' entlang anderer Ziele und Rationalitäten ihrerseits Natur gestalten, stellte einen wesentlichen Lernprozess des Teilprojekts dar. D. h., wir haben es mit einer Vielzahl unterschiedlich institutionalisierter und unterschiedlich machtvoller Politiken der Naturgestaltung zu tun. Wichtig war auch die Erkenntnis, dass die Annahme einer (Raum-)Kategorie Ländliche Räume – wie sie auch den Politiken ländlicher Entwicklung zugrunde liegt – keineswegs unumstritten ist. Insbesondere die Rezeption agrarsoziologischer und humangeographischer Debatten öffnete den Blick für Fragen der Ländlichkeit als soziale und damit auch politische Konstruktion (vgl. z. B. Cloke et al. 2006; Woods 2011).

In der Auseinandersetzung mit dem epistemischen Objekt wurde im Teilprojekt Agro-Gentechnik der antagonistische Charakter des Politischen noch stärker als zu Beginn des Projekts hervorgehoben (siehe Abschnitt 1.2). Gerade intensive Konflikte über die ‚richtige', ‚nachhaltige' bzw. ‚gerechte' Form der Naturgestaltung, wie wir sie im Politikfeld Agro-Gentechnik erleben, beinhalten gleichzeitig aber immer auch emanzipatorisches Potenzial, denn sie bieten Ansatzpunkte für Alternativen zur bestehenden – soziale und ökologische Folgen externalisierenden – Ordnung (vgl. Le Billon 2015). Die vielfältigen Prozesse der Politisierung sind eine wesentliche Voraussetzung für Prozesse der Demokratisierung. Neben dieser Erkenntnis, auf die wir im Folgenden noch eingehen werden, hat sich auch die Bedeutung von Politik und Ökonomie als widersprüchlicher Einheit, die es zu berücksichtigen gilt, bestätigt. Die Konflikte um Agro-Gentechnik werden nicht nur zwischen Bürger_innen und staatlichen Akteuren ausgetragen, sondern zu einem großen Teil zwischen Bürger_innen und privatwirtschaftlichen Akteuren (vgl. Friedrich 2015: 272), wobei die spezifischen Wirtschaftsverhältnisse für beide Seiten durch staatliche Entscheidungen maßgeblich reguliert werden.

Diese Erkenntnisse und ihre Bedeutung für die thematische Rahmung von Politiken der Naturgestaltung sind insbesondere das Ergebnis der (empirischen) Untersuchungen in den Qualifizierungsarbeiten. Dabei zeigte sich die qualitative Herangehensweise, die das Ziel einer Rekonstruktionsanalyse von Politiken der Naturgestaltung verfolgte, als erkenntnisreich (vgl. Kruse 2015). Die im Projekt zum Einsatz gebrachten Methoden, die von Dokumentenanalysen, über Interviewforschung bis hin zu Bilddiskursanalysen reichen, brachten eine Fülle an Ergebnissen hervor, die das Verständnis von Politiken der Naturgestaltung kontextspezifisch begreifbar machen. Dabei kommt der Mikroebene, d. h. dem jeweiligen Projekt, Dorf oder auch Einzelpersonen, eine besondere Bedeutung zu. Es ist ein Wesensmerkmal qualitativer Forschung, Allgemeinheiten in diesen Besonderheiten zu erkennen, zu benennen und ggf. theoretisch zurückzubinden. Dies wurde sowohl in den Qualifizierungsarbeiten als auch in den Teilprojekten sowie im Gesamtprojekt geleistet.
Eine Hilfe bei diesen Rückmeldungen und Zusammenführungen (empirischer) Einzelergebnisse stellten die von Beginn an gelegten Systematisierungen dar, die sich wie ein roter Faden durch das Projekt ziehen:

1. Eine erste Systematisierung ist zunächst die bereits im Projekttitel angelegte Unterscheidung von Kritik und Vision. Unser Ausgangspunkt sind die sozial-ökologischen Krisenphänomene, die kritisch reflektiert, analysiert und interpretiert werden müssen. Zugleich gehen wir davon aus, dass bereits Visionen für nachhaltige Gestaltungen dieser in die Krise geratenen Verhältnisse existieren, die z. T. auch schon gelebte Praxis sind. Es war das Ziel des Projektes, Politiken der Naturgestaltung aus beiden Perspektiven zu betrachten. Diese Verbindung von Kritik und Vision schließt dabei an feministische Forschungsperspektiven sowie insbesondere den für uns wichtigen (Re)Produktivitätsansatz an (vgl. Biesecker/ Hofmeister 2006). Feministische Forschungen als kritische Forschung waren somit nicht nur auf einer inhaltlichen, sondern auch auf einer methodologischen Ebene bedeutsam (siehe Kapitel I.2).

2. Eine zweite wichtige Systematisierung bilden die neun, von uns im Rahmen des PoNa-Nachhaltigkeitsverständnisses identifizierten und ausgearbeiteten Kategorien (vgl. Friedrich et al. 2010; siehe Kapitel I.2). Dabei ist anzumerken, dass der Ausgangspunkt zunächst nur von den drei Kategorien Natur, Politik, Ökonomie gebildet wurde. Diese waren im gesamten Projektverlauf zentral und stellten so etwas wie den *Common Sense* der gemeinsamen Arbeit dar.

3. Eine dritte, die Projektarbeit strukturierende und Ergebnisse systematisierende Unterscheidung bezieht sich auf das Verständnis von Politik bzw. des Politischen. Hier wird zwischen Inhalten, Strukturen und Prozessen unterschieden (vgl. Nohlen et al. 1998). Diese Dreiteilung, die bereits die Zusammenführung der Teilprojektergebnisse angeleitet hat (siehe Kapitel II.5 und III.5), wird im Folgenden auch dazu genutzt, um Empfehlungen für nachhaltige Politiken der Naturgestaltung auf der Ebene des Gesamtprojekts zu formulieren (siehe Abschnitt 1.3).

1.2. Politiken der Naturgestaltung als konfliktive und kooperative Denk- und Handlungsräume

Gesellschaftliche Naturverhältnisse werden durch das Denken und Handeln unterschiedlichster Akteure bestimmt. Mit der Unterscheidung von Denken und Handeln schließen wir an die im Konzept der gesellschaftlichen Naturverhältnisse angelegte Unterscheidung und Verbindung von Materialität und Symbolik an (siehe Kapitel I.1). Kritisch-emanzipatorische Politiken der Naturgestaltung müssen folglich auch sowohl auf der symbolisch-diskursiven als auch auf der materiellen Ebene ansetzen, soll eine Transformation in Richtung Nachhaltigkeit gelingen. Sie müssen nicht nur neue, alternative, gegenhegemoniale Praktiken ermöglichen, sondern auch ebensolches Denken und entsprechende Geisteshaltungen. Symbolik und Materialität sind damit gleichermaßen relevant für die drei zuvor angeführten Systematisierungen.

Unsere Analyse im Forschungsprojekt richtete sich entsprechend einerseits darauf, wie in den Politikfeldern Ländliche Entwicklung und Agro-Gentechnik etwas *gedacht* wird. Im Zentrum standen dabei beispielsweise die Verständnisse von Natur, Politik und Ökonomie; die Rationalitäten, die mit zentralen Konzepten wie Multifunktionalität (siehe Kapitel II.1) und Koexistenz (siehe Kapitel III.1 und III.2) verbunden sind; die Dichotomisierung von Natur als Schutz-Natur versus Nutz-Natur (siehe Kapitel II.4); die diskursiven Legitimierungspraktiken und Prozesse der Öffnung und Schließung von politischen Aushandlungsräumen am Beispiel Agro-Gentechnik (siehe Kapitel III.3). Andererseits haben wir die konkreten Auswirkungen von dem, was politisch gewollt und *realisiert* wird, untersucht. Im Fokus standen hier beispielsweise die unterschiedlichen Strategien von Landwirt_innen als Reaktion auf die GAP, die von Anpassung an (ökonomische) Zwänge bis hin zu neuen Kooperationen für alternative Netzwerke reichen (siehe Kapitel II.2 und II.3); die Konflikte um den Einsatz von Agro-Gentechnik, der räumlich lokalisierbare, unmittelbar physische Widerstand und die konkreten Bündnisse als neue institutionelle Arrangements.

Bereits in unserer Broschüre „Politik machen – Natur gestalten" (Gottschlich et al. 2014a) haben wir das Denken und Handeln von Menschen vorgestellt, die Natur in einem nachhaltigen Sinn gestalten. Diese Menschen wenden sich gegen die Industrialisierung der Landwirtschaft – sei es industrielle Tierhaltung und -verarbeitung, sei es der Einsatz von Agro-Gentechnik. Stattdessen betreiben sie „eine dem Erhalt des Lebendigen zugewandte Landwirtschaft" (ebd.: 16). Sie erhalten alte Nutztierrassen und Nutzpflanzen, setzen sich somit für den Erhalt der Agrobiodiversität ein, erhöhen die sozial-ökologische Qualität sowohl von Produktionsprozessen als auch der Produkte und achten dabei Natur (nicht nur) als Grundlage allen Wirtschaftens. Symbolische und materielle Ebene, Denken und Handeln lassen sich hier nur analytisch trennen. In den von uns untersuchten Fallbeispielen greifen sie ineinander: Die Anerkennung von Natur als Ko-Produzentin auf der Ebene der Naturverständnisse geht in der Regel einher mit einer anderen fachlichen Praxis – einer Praxis, die sich nicht in „einer standardisierten, für die technische Weiterverarbeitung optimierten Lebensmittelproduktion" (ebd.: 15) ausdrückt. Und umgekehrt liegt vielfach der Praxis einer bäuerlichen, ökologischen Landwirtschaft ein anderes als ein instrumentelles Naturverständnis zugrunde, wird ein Naturverständnis bestärkt und verbreitet, das auf den Erhalt von Naturproduktivität zielt und Natur „als lebendiges Gegenüber respektiert" (ebd.: 58). Der konkrete Widerstand gegen Agro-Gentechnik, um ein weiteres Beispiel anzuführen, trägt gleichzeitig zu einem anderen diskursiven *Framing* des Problems bei. Der Konflikt um Agro-Gentechnik erscheint nicht mehr (nur) als technisches Problem von Grenzwerten, die von Expert_innen festgelegt werden, oder von Abständen zwischen Feldern, auf denen GV-Pflanzen und nicht GV-Pflanzen wachsen, sondern als politische Frage, die eine Wahl zwischen konfligierenden Alternativen erfordert, welche Art von Landwirtschaft gesellschaftlich gewollt ist. Zu der Alternative zwischen industrieller und bäuerlicher Landwirtschaft treten weitere Fragen nach Gerechtigkeit und gutem Leben hinzu: das Entstehen von *Community Supported Agriculture (CSA)* Höfen, das auf der Idee solidarischer Landwirtschaft basiert, trägt etwa dazu bei, dass die Trennung zwischen Produktion und Konsum aufweicht, ökonomische Existenzsicherung in der Landwirtschaft verbunden wird mit der Erzeugung gesunder, regionaler und ökologischer Nahrungsmittel.

Für dieses Denken und Handeln kommt der Kategorie Raum eine zentrale Bedeutung zu. Und auch hier geht es sowohl um die materiell-physische Dimension von Raum, als konkreter Ort mit seiner spezifischen Geographie, als auch um seine symbolische Dimension als sozialer und Beziehungsraum, als Raum der Kommunikation. Im Anschluss an das Konzept der gesellschaftlichen Naturverhältnisse lässt sich so ein vermittlungstheoretisches, sozial-ökologisches Raumverständnis formulieren (vgl. Hofmeister/ Scurrell 2006; Forschungsverbund „Blockierter Wandel?" 2007; Kruse 2010) und mit Blick auf Denk- und Handlungsräume in den beiden Politikfeldern Ländliche Entwicklung und Agro-Gentechnik weiter ausführen. Eine solche Erweiterung des Konzepts der gesellschaftlichen Naturverhältnisse durch raumtheoretische Perspektiven wurde während des Forschungsprozesses explizit von Beate Friedrich (2015: 33ff.) vorgenommen. Tanja Mölders entwirft im Rahmenpapier ihrer kumulativen Habilitationsschrift ein Konzept gesellschaftlicher Raumverhältnisse (vgl. Mölders 2016). Auch in fast allen anderen Qualifizierungsarbeiten spielte die Produktion von Raum (Lefebvre 1974; Belina 2011) eine wichtige Rolle. Im Sinne der Denk- und Handlungsräume standen dabei die in den Untersuchungsregionen angesiedelten Prozesse der politischen Gestaltung von Natur im Fokus, die geprägt sind durch Spannungsverhältnisse zwischen individueller und öffentlich-kollektiver Ebene, zwischen apolitischer und politischer Ausrichtung, zwischen Anpassung und Alternativen sowie zwischen Kooperation und Konfrontation.

Während im Politikfeld Ländliche Entwicklung der sozial produzierte Raum auf den ersten Blick als ein kooperativer Wirtschaftraum erschien, wurde das Politikfeld Agro-Gentechnik bereits zu Beginn des Forschungsprojekts als politisierter Konfliktraum identifiziert. Doch in beiden Politikfeldern haben wir es mit Konflikt- *und* Kooperationsräumen zu tun. Auch im Politikfeld Ländliche Entwicklung wurde das Problematische, das Konflikthafte deutlich, sobald die Mikroebene und damit die Lebenswirklichkeiten der Landwirt_innen analysiert wurden. Und im Politikfeld Agro-Gentechnik bilden sowohl die Befürworter_innen als auch die Gegner_innen vielfältige Netze der Kooperation aus.

In den empirischen Untersuchungen der Forschungsnachwuchsgruppe bildeten die Konflikte vielfach den Ausgangspunkt. In diesen Konflikten spiegelten sich nicht nur sozial-ökologische Krisen und Probleme wider, sondern in ihnen artikulierten sich nicht zuletzt auch die Kritik und die Visionen der Praxisakteure. Dem eigenen Selbstverständnis nach war PoNa sowohl theoretisch als auch institutionell in der Sozialen Ökologie verankert (siehe Kapitel I.1). Die konkrete Forschungspraxis von PoNa war jedoch genauso stark von der Politischen Ökologie geprägt wie von der Sozialen Ökologie, auch wenn dies erst gegen Ende des Forschungsprojekts explizit reflektiert wurde. Für die Ausgestaltung des Felds der sozial-ökologischen Forschung ist aber die Beschäftigung mit den Unterschieden der jeweiligen Forschungsperspektiven durchaus relevant. Die *Soziale Ökologie* geht von gesellschaftlichen Problemlagen aus, für die durch einen Prozess der Integration von inter- und transdisziplinären Wissensformen Lösungen gefunden werden sollen. Das Verständnis des Politischen in der Sozialen Ökologie in Deutschland ist dabei vorrangig ein kooperatives. Es entspricht häufig den Vorstellungen deliberativer Demokratie. Vertreter_innen dieses Demokratieverständnisses setzen auf die Überzeugungskraft rationaler Argumente in öffentlichen Debatten und vertrauen darauf, dass sich Bürger_innen im Prozess demokratischer Deliberation trotz existierender Interessenvielfalt durch konsensorientiertes, kommunikatives Handeln auf gemeinsame Ziele verständigen können und auch werden (vgl. Schultze 1998: 113). Die *Politische Ökologie* hingegen setzt an Konflikten und sozialen Kämpfen an. In ihrem Verständnis ist das Politische ein Ort von Macht, Konflikt und Antagonismus. Jede gesellschaftliche Ordnung – und damit auch die gesellschaftlichen Naturverhältnisse – ist politischer Natur und basiert, folgt man insbesondere Mouffe (2007: 27), auf einer Form der Ausschließung. „Es gibt immer andere unterdrückte Möglichkeiten, die aber reaktiviert werden können" (ebd.). Mit anderen Worten, die hegemoniale Ordnung kann herausgefordert und geändert werden – dies ist Gegenstand von Politisierungsprozessen. Der Blick auf die Politikfelder, die wir in PoNa näher untersucht haben, zeigt, dass wir hier Unterschiede feststellen konnten.

Denk- und Handlungsräume im Politikfeld Ländliche Entwicklung zwischen Anpassung und Kooperation

Im Politikfeld Ländliche Entwicklung hat die EU mit der Einführung einer zweiten Säule der GAP und dem hier denk- und handlungsleitenden Multifunktionalitätsparadigma den Versuch unternommen, die Agrarpolitik nicht allein dem neoliberalen Paradigma einer wettbewerbsfähigen Landwirtschaft zu überlassen (vgl. Feindt 2008; Woods 2011: 50ff., 249ff.). Dennoch ergaben unsere Analysen, dass das, was im Rahmen der EU-Agrarpolitik als Nachhaltigkeit angelegt ist, nicht dem kritisch-emanzipatorischen Nachhaltigkeitsverständnis von PoNa entspricht: Das Arbeitsverständnis bleibt auf Erwerbsarbeit beschränkt, Natur wird dort geschützt, wo sie nicht ‚produktiv' genutzt werden kann, sodass sich Schutz-Natur und Nutz-Natur dichotom gegenüber stehen, und ‚kleine' landwirtschaftliche Betriebe haben es nach wie vor schwer zu überleben. Ermöglicht Multifunktionalität also keine nachhaltige ländliche Entwicklung? Eine eindeutige Antwort auf diese Frage ist schwierig. Es lässt sich sowohl eine Lesart von

Multifunktionalität entwickeln, die diese als Anpassung an ein hegemoniales neoliberales Paradigma interpretiert, als auch eine solche, die ihr transformatives Potenzial in Richtung insbesondere alternativer Wirtschaftsweisen betont (vgl. Mölders 2014). Damit wird das Ökonomische zu einer zentralen Kategorie von Kritik und Vision, geht es doch darum, wie Menschen in ländlichen Räumen wirtschaften.

So berichten die interviewten Landwirt_innen in Polen von ihren Schwierigkeiten im Rahmen der europäischen Agrarpolitik nachhaltige Landwirtschaft zu betreiben und machen deutlich, dass sich ein auskömmliches Einkommen mit einer das Lebendige erhaltenden Landwirtschaft nur schwer oder gar nicht erwirtschaften lasse (vgl. Gottschlich et al. 2014a: 16; siehe Kapitel II.3). Anna Szumelda hat gezeigt, dass die Strategien der Landwirt_innen auf diese Verhältnisse zu reagieren, vielfältig sind. Eine Strategie ist die der Anpassung – eine Anpassung an eine Politik von oben, der der Einzelne scheinbar nichts entgegenzusetzen hat (siehe Kapitel II.3). Sie lässt sich als *apolitische* Strategie bezeichnen.

Eine andere Strategie ist die der Kooperation, die durchaus auch zum Aufbau von Gegenmacht und der Entwicklung (ökonomischer) Alternativen führen kann. Landwirt_innen schließen sich zusammen – etwa im Netzwerk wie der „Arche-Region Amt Neuhaus – Flusslandschaft Elbe". Das Engagement entspringt dem Wunsch, anders zu wirtschaften. Im Mittelpunkt steht „Schützen durch Nutzen" und damit das Ziel, traditionelle Bewirtschaftungsweisen und Herstellungsprozesse zu erhalten. In einer solchen Wirtschaftsweise scheint die Schutz-Nutzen-Dichotomie somit brüchig zu werden. Jedoch bestimmt auch hier die hegemoniale Ordnung die Rahmenbedingungen: Es gibt keinen Schlachthof in der Region, die Tiere müssen über weite Strecken transportiert werden. Öffentliche Fördergelder kann das Netzwerk nicht gemeinsam beantragen, weil es kein eingetragener Verein ist (vgl. ebd.: 27; siehe Kapitel II.2). Da Politisierung auf die Aktivierung der Betroffenen zielt und Passivität aufbricht (vgl. Wolf 2012: 210), kann man bei diesen Netzwerken Prozesse der Politisierung identifizieren, auch wenn es den Mitgliedern nicht vordergründig darum ging und geht, etwas in den öffentlichen Raum zurückzubringen, was diesem als Ort der Politik entzogen worden ist (vgl. ebd.).

Mit dem Politikfeld Ländliche Entwicklung wird das Wirtschaften in ländlichen Räumen – und damit die Materialität und Symbolik des Ländlichen selbst – gestaltet. Mit dem Multifunktionalitätsparadigma wird der Versuch unternommen, Diversität zu erhalten und Natur zu schützen *trotz* und *nicht anstelle* einer hegemonialen neoliberalen Wirtschaftsordnung.

Denk- und Handlungsräume im Politikfeld Agro-Gentechnik zwischen Widerstand und Alternativen

Der Versuch der Mehrheit der Regierungen der EU-Staaten und der EU-Kommission über die Einführung des Koexistenzprinzips eine Ordnung zu etablieren, in der die gleichzeitige Nutzung von gentechnisch veränderten (GV) Pflanzen und nicht gentechnisch veränderten Pflanzen zur anerkannten, unumstrittenen Norm wird, ist bisher am breiten Widerstand der Bevölkerung gescheitert (siehe Kapitel III.4). Sowohl in Deutschland und Polen als auch in anderen Ländern Europas gibt es kaum Lebensmittelhersteller_innen, die Produkte anbieten, in denen als unmittelbare Zutaten GV-Pflanzen verwendet werden. Der Grund dafür liegt nicht zuletzt darin, dass ungefähr drei Viertel der Verbraucher_innen diese nicht in ihrem Essen wollen. Diese ablehnende Haltung gegenüber Gentechnik ist in den vergangenen Jahren unverändert stabil geblieben bzw. hat teilweise noch zugenommen[1].

Das Koexistenzprinzip war ursprünglich eingeführt worden zum Schutz vor Kontamination vor dem Hintergrund der Erfahrungen, die in den USA gemacht worden sind mit einer Situation der Nichtregulierung von GVOs. De facto fungiert das Koexistenzprinzip derzeit aber genau zur Absicherung der Privatinteressen von Wirtschaftssubjekten (Landwirt_innen), während die sozialen und ökologischen Folgen von Individuen (als Bürger_innen und nicht als Wirtschaftssubjekte) und der Allgemeinheit zu tragen sind. Der Widerstand gegen Agro-Gentechnik richtet sich – neben dem konkreten Widerstand gegen jede Form der Materialität von GVOs auf Äckern und Tellern – auf der symbolischen Ebene auch gegen jene Strömung des liberalen Denkens, das die Idee des Marktes auf den Bereich der Politik überträgt und ein Demokratieverständnis begründet, das „auf einem von individueller Interessendurchsetzung geleiteten, instrumentellen Verständnis von Politik [beruht und das] die Selbstverwaltungsmöglichkeit des Menschen im Prozess demokratischer Partizipation vom eigennützigen bourgeois zum gemeinschaftlichen citoyen [bezweifelt]" (Schultze 1998: 113). Der Widerstand gegen Agro-Gentechnik kritisiert, dass der Schutz des Einzelnen und die Durchsetzungschancen seiner Privatinteressen als Wirtschaftssubjekt „Vorrang vor dem Zusammenhandeln zur Ermittlung gemeinschaftlicher Zwecke" (ebd.) habe. Die Frage nach den Möglichkeiten einer Demokratisierung der Naturverhältnisse beginnt daher mit der Kritik am hegemonialen ökonomisti-

---

[1] Die Umfragen von Marktforschungsfirma HealthFocus International aus dem Jahr 2015, vom Meinungsforschungsinstitut Forsa im Auftrag der Verbraucherzentralen ebenfalls aus dem Jahr 2015 sowie von der Gesellschaft für Konsumforschung aus dem Jahr 2014 sind über den Informationsdienst Gentechnik (2016) zu finden.

schen liberalen Demokratieverständnis. Ohne dass die Terminologie selbst von der Bewegung gebraucht wird, scheint in den Praktiken der Gegenmacht und damit im Aufbau der Alternativen (wie z. B. in den Gentechnikfreien Regionen, in den Bündnissen zwischen Produzent_innen und Konsument_innen, speziell in den Netzen der Solidarischen Landwirtschaft) die Vision einer Wirtschaftsdemokratie (vgl. z.B. Demirović 2007; 2012) auf, in der es um kollektives polit-ökonomisches Handeln ohne sozial-ökologische Externalisierung geht.

Ob eine Demokratisierung der gesellschaftlichen Naturverhältnisse gelingen kann, hängt jedoch nicht nur davon ab, ob das Ökonomische neu gedacht wird und entsprechend anders gewirtschaftet wird, sondern auch davon, ob eine Demokratisierung der Wissensproduktion selbst erfolgt (siehe Kapitel III.3). Hier geht es um die Frage, welches Wissen etwa in der Auseinandersetzung um die Implementierung europäischen Rechts im Bereich Agro-Gentechnik welche Geltung beanspruchen kann – und welches Wissen marginalisiert und letztlich exkludiert wird. In den Blick geraten damit jene Prozesse, die demokratische Aushandlungsräume öffnen oder schließen. Gegenstand der Reflexion werden damit die Maßstäbe, nach denen eine Gesellschaft kollektiv entscheidet und mit Konflikten umgeht.

Der Bewegung gegen Gentechnik in der Landwirtschaft ist eine explizite Politisierung des Themas gelungen, deren Kern die vielfach gestellte Frage bildet, welche Form der Landwirtschaft zu betreiben von wem gewollt wird und wer darüber die Kontrolle erhalten soll und darf. Sie hat nicht nur eigene Alternativen durch Kooperation hervorgebracht, sondern auch die Frage nach „der Demokratisierung der Austragung der Kontroverse selbst" (Sulmowski 2016: 204) als relevante Frage von sozial-ökologischer Transformation sichtbar gemacht.

1.3. Denk- und Handlungsräume für nachhaltige Politiken der Naturgestaltung – Empfehlungen

Basierend auf den benannten Systematisierungen und eingedenk des sowohl kooperativen als auch des konfliktiven Charakters des Politischen möchten wir abschließend Empfehlungen für nachhaltige Politiken der Naturgestaltung formulieren.

Nachhaltige Politiken der Naturgestaltung reflektieren Unterschiede und Unterscheidungen

In beiden Teilprojekten wurden Dichotomien als Inhalt von Politiken der Naturgestaltung sowie Dichotomisierungen als Prozesse ihrer Entstehung und Aufrechterhaltung kritisch reflektiert. Diese Kritik knüpft u. a. an feministische Kritik zu Dichotomien (vgl. z. B. Becker-Schmidt 1998) an und wurde aus sozialökologischer Perspektive bereits in ihrer Raumwirksamkeit analysiert (vgl. Forschungsverbund „Blockierter Wandel?" 2007). Zwei Punkte sind dabei hervorzuheben: Kritisiert wird erstens, dass ein Denken in Dichotomien der hybriden Realität oftmals nicht gerecht wird. Zweitens wird argumentiert, dass Dichotomisierungen fast immer zu Hierarchien führen und damit zu einer macht- und herrschaftsförmigen Verfasstheit von Beziehungen beitragen (s. u.). Im Projekt PoNa bestätigte sich dies in beiden Politikfeldern vor allem in Bezug auf die Kategorie Natur: Die Kritik an Agro-Gentechnik wird häufig daran festgemacht, dass gentechnisch veränderte Organismen (GVOs) nicht natürlich seien. Die Unterscheidung in vermeintlich natürliche Landwirtschaft und unnatürliche gesellschaftlich produzierte GVOs verstellt jedoch den Blick für die gesellschaftliche Produktion von Natur durch jede Form der Landwirtschaft. Im Vordergrund für PoNa steht nicht das Anliegen, das kulturell und historisch sich verändernde ‚Natürliche' vor einem Eingriff zu bewahren, sondern sowohl die Vielfalt von Kulturpflanzen und den Zugang zu ihnen für alle Menschen zu erhalten (vgl. Gottschlich et al. 2014a: 17ff.), als auch die „eigenlogische Existenz- und Handlungsweise" alles Lebendigen anzuerkennen und damit die „Subjektivität" von Natur sowie die Frage nach einer nachhaltigen „Sozialität" zu stellen (Holland-Cunz 2014: 148). Dabei dürfen sich „die Wechselbeziehungen zwischen den lebendigen Entitäten [...] nicht in erster Linie nach Bacon'schen Subjekt-Objekt-Beziehungen gestalten, sondern verweisen auf eine Ethik der Biosozialität" (ebd.: 148f.). Die Unterscheidungslinien, die für eine nachhaltige Gestaltung gesellschaftlicher Naturverhältnisse relevant sind, verlaufen damit folglich nicht nur zwischen GVOs nutzender Landwirtschaft und solcher, die es nicht tut, sondern zwischen industrieller Agrarproduktion und bäuerlicher Landwirtschaft, zwischen Patenten auf Leben und *Commons* für das Leben, zwischen instrumenteller Nutzung und der Anerkennung der Subjektivität von Natur und ihres Eigensinns. Im Politikfeld Ländliche Entwicklung werden Nutz- und Schutz-Natur unterschieden und wechselseitig voneinander ausgeschlossen: Natur wird insbesondere da geschützt, wo sie nicht ‚produktiv' genutzt werden kann. Diese Trennung setzt sich auch da fort, wo Schutz und Nutzung im Sinne einer nachhaltigen ländlichen Entwicklung integriert werden sollen (siehe Kapitel II.5). Im Anschluss an die Soziale Ökologie lässt sich damit feststellen, dass die formale Operation des Unterscheidens und Verbindens (vgl. Becker et al. 2011: 84) wesentlich für ein Verständnis der (politischen) Gestaltung gesellschaftlicher Naturverhältnisse ist.

Mit dieser Diagnose verbindet sich jedoch gerade nicht das Ende aller hierarchisierten Unterscheidungen, aller Konflikte. Für Mouffe „ist der Glaube an eine Gesellschaft ohne Antagonismus [ohnehin] eine Illusion" (Mouffe 2007: 25; siehe auch Abschnitt 1.2). Im Anschluss an Vertreter_innen der Politischen Ökologie werden damit vielmehr die Grenzen jeder Integration und Inklusion sichtbar.

Nachhaltige Politiken der Naturgestaltung setzen sich daher mit Fragen des Politischen auseinander in einem produktiven Spannungsverhältnis von Kooperation und Konflikt: Kann ein ganz und gar einschließender Konsens erreicht werden? Oder gibt es immer ein ‚Außen' und ein ‚Anderes'? Können wir die Differenz aufheben? Oder geht es nicht vor allem darum, den Umgang mit dem Anderen zu ändern, ohne es unterwerfen zu wollen, zu vernichten oder zumindest der herrschenden Vorstellung ähnlich zu machen?[2]

Nachhaltige Politiken der Naturgestaltung reflektieren entsprechend die Rationalitäten und Konsequenzen, die dem unterscheidenden und verbindenden Denken und Handeln zugrunde liegen. Sie lassen die Etablierung neuer Kategorien und hybrider Gebilde wie *Naturecultures* (vgl. Haraway 2003), (Re)Produktitivät (vgl. Biesecker/Hofmeister 2006) oder StadtLandschaften (vgl. Hofmeister/ Kühne 2016) zu und ermöglichen sie. Denn neue Zugänge, Verständnisse und Perspektivwechsel erfordern eine neue Sprache, brauchen neue Begriffe. Im Verbinden muss also Neues entstehen können. Dafür braucht es vielfach zunächst eine Transformation der zu verbindenden Gegenstände und ihrer Rationalitäten. Geschieht diese Transformation nicht, sind Verbindungen (bisweilen) unmöglich. Daher benennen nachhaltige Politiken der Naturgestaltung immer auch die Grenzen von Verbindungen, wo diese nachhaltiger Entwicklung entgegenstehen – wie z. B. über die Kritik am Koexistenzprinzip, das auf lange Sicht ökologische Landwirtschaft in ihrer jetzigen Form verunmöglicht, gezeigt werden konnte (siehe Kapitel III.1, III.2, III.5). Denn welche Hybride von wem warum favorisiert werden, stellt wiederum einen gesellschaftspolitischen Diskurs dar – eine Aushandlung darüber, welche gesellschaftlichen Naturverhältnisse wer warum will.

---

[2] Wir danken Uta von Winterfeld und Christine Katz dafür, dass sie diesen Punkt in Diskussionen mit uns immer wieder ins Zentrum gerückt haben.

Nachhaltige Politiken der Naturgestaltung kritisieren Macht- und Herrschaftsverhältnisse

Politische Inhalte, Strukturen und Prozesse sind immer auch von Dominanzen und Marginalisierungen gekennzeichnet, die immer wieder neu hergestellt werden. Das kann die beständige Gleichsetzung von Arbeit mit Erwerbsarbeit sein, die unbezahlte Arbeiten in der Ökonomie des ganzen landwirtschaftlichen Betriebes unsichtbar hält, das kann die Marginalisierung von bestimmten ‚nicht-wissenschaftlichen' Wissensformen in Aushandlungsprozessen über den Einsatz von Agro-Gentechnik sein (siehe Kapitel III.3). Diese Dominanzen und Marginalisierungen sind nicht statisch. So können, wie die Ausführungen zum Widerstand gegen Agro-Gentechnik gezeigt haben, auch gegen-hegemoniale Positionen durch Prozesse der Politisierung machtvoll wirksam werden (siehe Kapitel III.4).

Nachhaltige Politiken der Naturgestaltung kritisieren Macht- und Herrschaftsverhältnisse, die zu Marginalisierung und Exklusion führen. Dies bedeutet im ersten Schritt Machtungleichgewichte aufzudecken und zu benennen, wo sie – oftmals unter dem Deckmantel demokratischer Strukturen wie formeller Partizipationsverfahren – unsichtbar bleiben. Es gilt, einen kritischen Blick auf das zu legen, was als systemisch unhintergehbar gilt, wie etwa die Orientierung an ökonomischem Wachstum als vorrangigem Entwicklungsziel ländlicher Entwicklung. Schließlich gilt es auszuloten, ob und inwiefern neue Allianzen zwischen unterschiedlichen – und damit unterschiedlich machtvollen – Akteuren ermöglicht werden können. Kooperation ist ein wesentliches Merkmal nachhaltiger Politiken der Naturgestaltung. Doch ebenso wie Politiken der Naturgestaltung die bereits erwähnten Grenzen der Integration identifizieren, erkennen und benennen Politiken nachhaltiger Naturgestaltung auch die Grenzen der Kooperation und setzen an den vorhandenen Konflikten an, die so selbst zu Beiträgen zum Diskurs um die (politische) Gestaltung gesellschaftlicher Naturverhältnisse werden.

Nachhaltige Politiken der Naturgestaltung ermöglichen vorsorgendes Denken und Handeln

Die dargestellten Elemente nachhaltiger Politiken der Naturgestaltung, die Reflexion von Unterschieden und Unterscheidungen sowie die Kritik an Macht- und Herrschaftsverhältnissen sind eng mit Fragen nach vorsorgendem Denken und Handeln sowie einer Demokratisierung gesellschaftlicher Naturverhältnisse verbunden. Dies betrifft sowohl das Ökonomische wie auch die Inhalte, Strukturen und Prozesse von Politik.

Denn das Ökonomische im Sinne einer „engen ökonomischen Rationalität"
(Biesecker/ Kesting 2003: 196), die auf einer geldwertorientierten Kosten-
Nutzen-Rationalität beruht und durch Trennungen, Abwertungen und Ausgrenzungen gekennzeichnet ist, leitet hierarchisierende Dichotomisierungen ebenso
an, wie sie Macht- und Herrschaftsverhältnisse ermöglicht. Das herrschende
kapitalistische System basiert auf einer maß- und sorglosen Akkumulationslogik.
Nachhaltige Politiken der Naturgestaltung folgen deshalb einer anderen, einer
vorsorgenden ökonomischen Rationalität, wie sie u. a. in unterschiedlichen feministischen Ökonomieansätzen beschrieben wird (vgl. Biesecker/ Gottschlich
2013; Gottschlich 2013a). Angeleitet durch den für das PoNa-Nachhaltigkeitsverständnis wichtigen Ansatz der (Re)Produktivität (vgl. Biesecker/ Hofmeister
2006), qualifizieren wir nachhaltige Politiken der Naturgestaltung als Politiken,
die ein vorsorgendes Wirtschaften ermöglichen[3]. Bezogen auf die Inhalte der von
PoNa untersuchten Politikfelder bedeutet dies, dass nachhaltige Politiken der
Naturgestaltung solche sind, die bäuerliche, regionale, ökologische Landwirtschaft erhalten, ermöglichen und ihren Anteil an der Gesamtlandwirtschaft erhöhen. Zugleich erkennen sie an, dass ländliche Räume eben nicht mit Landwirtschaft gleichzusetzen sind und reflektieren kritisch, dass und wie sich Politik
selbst an Prozessen des *Doing Rurality* beteiligt (siehe Kapitel II.4). Bezogen auf
die Gestaltung der Prozesse sind nachhaltige Politiken der Naturgestaltung als
reflexive Demokratisierungsprozesse zu verstehen. Politiken der Naturgestaltung
thematisieren beispielsweise explizit die Maßstäbe für den Umgang mit Wissensquellen; sie reflektieren und kritisieren bewusst jene in Kapitel III.3 beschriebenen Exklusionsprozesse, die das Politikfeld Agro-Gentechnik prägen,
Bezogen auf die Strukturen tragen nachhaltige Politiken der Naturgestaltung
dazu bei, eine Ordnung zu schaffen, die sowohl „das Miteinander der Menschen
im Kontext seiner ihm vom Politischen auferlegten Konflikthaftigkeit organisiert" (Mouffe 2007: 16), die aber auch durch neue Institutionen intra- und inter-
generative Gerechtigkeit gewährleistet bzw. erhöht.

Solche nachhaltigen Politiken der Naturgestaltung tragen nicht nur zur Demokratisierung gesellschaftlicher Naturverhältnisse bei, sondern letztlich auch
zur Demokratisierung der Demokratie selbst. Als Zielwissen für die sozial-
ökologische Transformation zeichnet sich die Idee einer (vor)sorgenden Demokratie ab, die im Spannungsfeld von Kritik und Vision weiter theoretisch wie
praktisch konkretisiert werden muss: eine Demokratie, die das (Vor)Sorgen um
die sozialen und ökologischen Grundlagen ins Zentrum des politischen Gemeinwesens rückt; die die Verteilung dieser (Vor)Sorge als Gerechtigkeitsaufgabe

---

[3] VGL. zum Vorsorgenden Wirtschaften Biesecker et al. (2000); Netzwerk Vorsorgendes Wirtschaften (2013).

behandelt, die auch und gerade einer kollektiven und nicht (nur) individuellen Regelung bedarf; die dabei die menschlichen und nichtmenschlichen Eigenzeiten berücksichtigt; die dafür die Räume des Politischen erweitert und neue Aushandlungsräume eröffnet und reflexiv begleitet, nicht zuletzt eingedenk der nie restlos abzuschließenden Aufgabe, Macht- und Herrschaftsverhältnisse zu erkennen, zu benennen und abzubauen und neue, gerechtere Verhältnisse für Menschen und nichtmenschliche Natur herzustellen.

2. PoNa als inter- und transdisziplinäres Experiment in der Sozial-ökologischen Forschung

Matthias Bergmann, Daniela Gottschlich, Tanja Mölders und Engelbert Schramm

2.1. Einleitung

Das Buch „Soziale Ökologie" haben Egon Becker und Thomas Jahn, die Herausgeber aus dem Institut für sozial-ökologische Forschung (ISOE), mit dem Untertitel „Grundzüge einer Wissenschaft von den gesellschaftlichen Naturverhältnissen" (Becker/ Jahn 2006a) versehen. Da liegt es nahe, dass ein Forschungsvorhaben, das im Förderschwerpunkt Sozial-ökologische Forschung (SÖF) des Bundesministeriums für Bildung und Forschung (BMBF) gefördert wird und sich mit Politiken der Naturgestaltung befasst, das Konzept der gesellschaftlichen Naturverhältnisse und seine theoretische Rahmung nutzt.

PoNa stützt sich allerdings nicht nur auf das Konzept des ISOE, sondern nutzt andere theoretische Konzeptualisierungen von gesellschaftlichen Naturverhältnissen etwa aus dem Kontext der deutschsprachigen Politischen Ökologie, in deren Zentrum Herrschaftskritik steht (vgl. z. B. Görg 1999; Görg/ Brand 2002; Brand/ Görg 2003; Dietz/ Wissen 2009; Brunnengräber/ Dietz 2011; Wissen 2011). Aufgenommen wurden auch einschlägige Werke der Wissenschafts- und Techniksoziologie (vgl. z. B. Haraway 1995a; Latour 1999). Dabei hat PoNa sich mit der Frage auseinandergesetzt, wie krisenhafte Beziehungen zwischen Gesellschaft und Natur erkannt, begriffen und gestaltet werden können (vgl. Becker/ Jahn 2006c: 12), und diese in Beziehung gesetzt zu den beiden Politikfeldern Ländliche Entwicklung und Agro-Gentechnik.

Betrachtet man, welcher Forschungsansatz für die sozial-ökologische Forschungspraxis als angemessen und zielführend angesehen wird, so findet man sowohl in der Sozialen Ökologie als auch im Förderschwerpunkt SÖF die Transdisziplinarität als übereinstimmend gesetzte Leitlinie. PoNa vereint nun alle genannten Aspekte im eigenen Forschungsansatz: die Soziale Ökologie ebenso wie die gesellschaftlichen Naturverhältnisse und die Transdisziplinarität.

Weshalb ist PoNa also ein Experiment gewesen, obwohl es sich auf Ansätze, Konzepte und Theorien bezieht, die einerseits seit etwa zwanzig Jahren entwickelt und beschrieben wurden und sogar den durch das Förderprogramm vorgegeben Rahmen bilden?

PoNa hatte sich mit der Kombination aus

- einer sozial-ökologischen Perspektive,
- dem transdisziplinären Forschungsansatz,
- der Auswahl von gleich zwei ausgesprochen volatilen Politikfeldern, die untersucht werden sollten[1] sowie
- der Untersuchung in zwei Ländern

ein ehrgeiziges Programm gegeben. Hinzu kommt die Tatsache, dass während der Projektlaufzeit nicht allein dieses Forschungskonzept und das darauf aufbauende Projekt durchgeführt wurden, sondern auch die individuellen wissenschaftlichen Qualifizierungsarbeiten (vier Dissertationen, zwei Habilitationen) erarbeitet wurden.

Sozial-ökologische Forschungsaufgaben behandeln i. d. R. komplexe Wirkungsprozesse. Verfolgt man die Entwicklungen in beiden Politikfeldern, so erkennt man die Vielfalt von Untersuchungsdimensionen in jedem der beiden Felder – sie wurden ja schon hinreichend beschrieben (siehe die Teile II und III). Hinzu kommt, dass bei einer – in der SÖF programmatisch geforderten – transdisziplinären Herangehensweise der Anspruch besteht, in einem gemeinsamen Lernprozess zwischen Wissenschaft und Gesellschaft (vgl. Jahn et al. 2012) Wissen zu erzeugen, das „gesellschaftlich robust" ist (Nowotny 1999: 12). Wissen also, das auch außerhalb des Elfenbeinturms verlässlich und aufgrund vorangegangener Mitwirkungsprozesse weniger umstritten ist. Durch den transdisziplinären und zugleich partizipativen Ansatz besteht also eine hohe Wahrscheinlichkeit, dass dieses Wissen Transformationsprozesse im betrachteten gesellschaftlichen Problemfeld anstoßen und vorantreiben kann.

Differenzierung und *Integration* sind die beiden Bewegungen, die in einem transdisziplinären Forschungsprozess ausschlaggebend sind für die erfolgreiche Gestaltung solcher Lernprozesse. Denn vor der Integration muss zwangsläufig das Erkennen von Unterschieden in den jeweiligen fachlichen Zugängen, Begriffen, theoretischen Rahmungen und Wissensbeständen – und bei PoNa zudem noch in den kulturellen Kontexten der Praxispartner_innen – stehen; erst dann ist eine Integration überhaupt möglich (vgl. Bergmann et al. 2010: 24ff.). Zudem verweisen solche Differenzen möglicherweise auch auf ungeklärte Fragen, ganz

---

[1] In beiden Politikfeldern befanden sich während der Projektlaufzeit die politischen und gesellschaftlichen Rahmenbedingungen nicht unerheblich in Bewegung (und stellten somit ein sogenanntes *Moving Target* dar), sodass im Projekt immer wieder auf entsprechende Verschiebungen reagiert werden musste.

sicher aber auf etwas, das gleich zu Beginn des Forschungsprozesses in den Blick genommen werden muss: Unterschiede bei Konzepten und vermeintlich gemeinsam verwendeten Begriffen. Die Integration, die so zentral für den transdisziplinären Forschungsprozess ist, weil hier unterschiedliches Wissen aus Wissenschaft und gesellschaftlicher Praxis aufeinander zu beziehen und miteinander zu vereinen sind, muss genauer betrachtet werden. Zunächst geht es ja vorrangig darum, integrativ zu arbeiten und zwar zum einen zwischen den für die wissenschaftliche Durchdringung der Problemtransformation benötigten wissenschaftlichen Fächern und zum anderen zwischen den Wissensbeständen der Expert_innen aus Wissenschaft und gesellschaftlicher Praxis. Doch wenn hier ein gemeinsamer Lernprozess beansprucht wird, beschreibt eine integrative Bewegung eigentlich nicht den Kern der Aktivität. Vielmehr bezeichnet Integration[2] ein aktives Sich-Aufeinanderbeziehen der Akteure. Das kann beispielsweise das Mithineinnehmen von jemand Externem (i. d. R. Praxispartner_in / *Stakeholder*) in eine bereits bestehende Struktur sein, in ein durch Wissenschaft in Angriff genommenes Forschungsvorhaben oder auch – anders herum – von Wissenschaftler_innen in eine bereits bestehende Struktur der Praxis, etwa in die praktische Entwicklung eines Politikfelds. Ebenso wäre hier – so könnte das ideale Modell des ISOE vom transdisziplinären Forschungsprozess interpretiert werden – der Aufbruch in die gemeinsame Entwicklung eines problembezogenen Forschungsvorhabens und die entsprechende gegenseitige Öffnung der Personengruppen aus Gesellschaft und Wissenschaft möglich. Damit geht es im Idealfall um ein nicht-hierarchisches *Zusammenwirken* von verschiedenen Personen mit unterschiedlichen Wissensbeständen, welche zudem noch auf sehr unterschiedliche Weise erworben bzw. erarbeitet wurden.

Die Forschungsnachwuchsgruppe PoNa war sich dieser Herausforderungen bewusst. Spätestens auf einem Integrationsworkshop, der im Februar 2009 im Rahmen des Forschungsprojekts tdPrax[3] stattfand, bildete sich das Selbstverständnis heraus, ein inter- und transdisziplinäres Experiment in der Sozialökologischen Forschung zu sein. PoNa befand sich zu diesem Zeitpunkt in der Antragsphase und wurde selbst zum Gegenstand sozial-ökologischer Transdisziplinaritätsforschung (vgl. ebd.). Gemeinsam mit Matthias Bergmann und Engelbert Schramm vom tdPrax-Projekt ging das PoNa-Team der Frage nach, wie das Projekt im Sinne eines inter- und transdisziplinären Prozesses organisiert werden könne, d. h., wie Differenzierung und Integration in den unterschiedlichen Projektphasen inhaltlich und methodisch zu organisieren seien und welche Ergebnisse zu welchen Zeitpunkten durch wen erarbeitet werden müssten. Eine

---

[2] Aus dem Lateinischen *integrare* = wieder aufnehmen, ergänzen.
[3] Der vollständige Titel lautet: „Stärkung der transdisziplinären Forschungspraxis – Synopse und Anleitung für Konzepte, Methoden und Qualitätsmanagement (tdPrax)".

bei diesem Workshop gewonnene Erkenntnis bestand in der Einsicht, dass eine solche reflexive Integrationsarbeit, wie sie vorbereitend geleistet worden war, auch sinnvoll und notwendig für die zukünftige Zusammenarbeit in der Forschungsnachwuchsgruppe PoNa sein würde. Es wurden daher im Oktober 2011 und Juni 2013 zwei Integrationsworkshops durchgeführt. Die im Rahmen dieser Workshops diskutierten Fragen der Integrationsarbeit, des Zusammenwirkens von (disziplinärer) Qualifikation und (inter- und transdisziplinärer) Projektarbeit sowie die Erkenntnisse, die aus der Arbeit in einem interkulturellen Projekt resultieren, sind Gegenstand dieses Beitrags. Dem gemeinsamen Arbeitsprozess entsprechend berichten die Autor_innen sowohl aus einer Innenperspektive *aus* PoNa (Daniela Gottschlich und Tanja Mölders) und richten anderseits einen Blick von außen *auf* PoNa (Matthias Bergmann und Engelbert Schramm). Im Folgenden widmen wir uns den Erwartungen und Erfahrungen von PoNa sowohl im Hinblick auf Interdisziplinarität (siehe Abschnitt 2.2) als auch auf Transdisziplinarität (siehe Abschnitt 2.3).

2.2. Interdisziplinarität

Der Interdisziplinaritätsbegriff ist weder eindeutig noch einheitlich bestimmt und die „Diskrepanz zwischen Verwendungshäufigkeit und theoretischer Reflexion" (Jungert 2013: 1) ist beachtlich. Um die in der Forschungsnachwuchsgruppe PoNa gesammelten Erfahrungen interdisziplinären Arbeitens reflektieren zu können, gilt es zunächst, einige Klärungen vorzunehmen. Im Unterschied zu beispielsweise Multi- oder Pluridisziplinarität wird mit Interdisziplinarität eine fächerübergreifende Zusammenarbeit beschrieben, bei der durch die Verbindung (statt bloßer Addition) disziplinärer Zugänge und Methoden neue Forschungsgebiete erschlossen werden, sodass sich möglichweise sogar eine neue Disziplin herausbildet (vgl. Bamberg 2011: 20; Jungert 2013). Auch für die Soziale Ökologie und ihr Selbstverständnis einer „neuen Wissenschaft" (Becker 2003) ist Interdisziplinarität eine notwenige Voraussetzung: Erst die Verbindung sozial- und naturwissenschaftlicher Perspektiven ermöglicht es, sozial-ökologische Problemlagen zu erkennen, zu beschreiben und zu bearbeiten. Interdisziplinarität ist deshalb integraler Bestandteil Sozialer Ökologie, wird jedoch zunehmend seltener *an sich* diskutiert. So ist Interdisziplinarität im Band „Soziale Ökologie" (Becker/ Jahn 2006a) zwar mehrfach verschlagwortet, wird jedoch nicht unter einer eigenen Überschrift behandelt. Vielmehr wird Interdisziplinarität unter dem Schlagwort Transdisziplinarität mitverhandelt (siehe Abschnitt 2.3). Im vorliegenden Beitrag wird hingegen an der Unterscheidung zwischen Inter- und

Transdisziplinarität festgehalten und unter Interdisziplinarität wird die oben beschriebene Zusammenarbeit verschiedener Disziplinen verstanden.

2.2.1. Erfahrungen von PoNa

Als interdisziplinäres Team bestand die Forschungsnachwuchsgruppe PoNa aus einer Politikwissenschaftlerin (Daniela Gottschlich als Leitung), einer Landschaftsökologin (Anna Szumelda) sowie vier Umweltwissenschaftler_innen (Tanja Mölders als Leitung sowie Annemarie Burandt, Beate Friedrich und Jędrzej Sulmowski). An dieser Konstellation fallen gleich drei Dinge auf: Erstens, dass obwohl der Titel und die Fragestellungen des Projekts explizit Bezug auf Politik und damit auch auf politikwissenschaftliche Fragestellungen nehmen, nur eine Politikwissenschaftlerin beteiligt ist – allerdings auf der Ebene der Projektleitung. Zweitens, dass eine dezidiert naturwissenschaftliche Perspektive nicht angelegt ist. Anna Szumelda hat als Landschaftsökologin zwar die größte Nähe zu naturwissenschaftlichen Fragestellungen, arbeitet jedoch seit Längerem und auch im Forschungszusammenhang von PoNa mit sozialwissenschaftlichen Methoden. Drittens, dass die Umweltwissenschaftler_innen, die dem Anspruch nach per se interdisziplinär ausgebildet sind, deutlich in der Mehrzahl sind. Allerdings zeigte sich bald, dass unterschiedliche theoretische und empirische Schwerpunktsetzungen zu durchaus verschiedenen Verständnissen auch innerhalb der Gruppe der Umweltwissenschaftler_innen (z. B. in Bezug auf Begriffe und/ oder Methodologien) führten. Beispielsweise hatten im Teilprojekt Agro-Gentechnik Daniela Gottschlich und Beate Friedrich mit Blick auf Politik schon bald eine gemeinsame Sprache gefunden und teilten grundlegende Annahmen miteinander, während Jędrzej Sulmowski – wie Beate Friedrich Umweltwissenschaftler_in – diese Zugänge vor dem Hintergrund seiner Forschungsarbeit oftmals infrage stellte. Es wurde also die Erfahrung gemacht, dass die (inter)disziplinäre Heimat nicht grundsätzlich zu größerer inhaltlicher Nähe führt, sondern dass Letztere vielmehr über geteilte Konzepte und Theorien hergestellt wird.

Dieses als „Integration durch Begriffsklärung und Theorie" beschriebene Zusammenwirken (Bergmann et al. 2010: 51ff.) wurde zu Beginn des Forschungsprozesses bewusst eingesetzt, um erstens einen gemeinsamen analytischen Rahmen (oder eine gemeinsame Analyseheuristik) zu erarbeiten und zweitens dem Projekt eine von allen Mitarbeiter_innen geteilte normative Orientierung zugrunde zu legen. Dabei diente Nachhaltigkeit als sowohl in der Sozialökologischen Forschung zentrales als auch den Mitarbeiter_innen – wenn auch in unterschiedlicher Weise und Intensität – bekanntes Konzept als gemeinsamer Bezugspunkt. Entlang von Texten zu den zentralen PoNa-Kategorien Politik,

Natur und Ökonomie wurde ein aus neun Kategorien bestehendes PoNa-Nachhaltigkeitsverständnis entwickelt (vgl. Friedrich et al. 2010; siehe auch Kapitel I.2). Im Laufe dieses etwa sechsmonatigen interdisziplinären Verständigungsprozesses wurden zahlreiche Erfahrungen gemacht, die im Folgenden ausgeführt werden.[4]

Vom Hören und Verstehen

Es wurde die Erfahrung gemacht, dass zwischen dem Von-etwas-gehört-Haben und dem Etwas-Verstehen, also der Fähigkeit des selbstständigen Umgangs und Weiterarbeitens mit Begriffen, Konzepten und Theorien, ein großer Unterschied besteht. Diese Internalisierungslücke zeigte sich insbesondere mit Blick auf die politikwissenschaftlichen Beiträge. So war es trotz intensiver Textarbeit und Inputs von Daniela Gottschlich für die Nichtpolitikwissenschaftler_innen bis zuletzt schwierig, politikwissenschaftliche Begriffe zu unterscheiden und selbstständig mit ihnen umzugehen. Die Erkenntnis, dass sich ein politikwissenschaftliches Studium nicht innerhalb eines halben Jahres nachholen lässt, war im Grunde wenig überraschend, machte jedoch deutlich, dass bestimmte Klärungen wiederholt vorgenommen werden müssen und dass interdisziplinäres Arbeiten gegenseitiger Unterstützung bedarf, wenn man sich nicht mit einem arbeitsteiligen Vorgehen zufrieden geben will, bei dem disziplinäre (bei PoNa: politikwissenschaftliche) Fragen vor allem von der_dem jeweiligen Disziplinvertreter_in bearbeitet werden.

Das Gleiche sagen und Verschiedenes meinen

Die Mitglieder der Forschungsnachwuchsgruppe PoNa machten die Erfahrung, dass unterschiedliche disziplinäre Herkunft und Forschungsperspektiven dazu führen können, dass Wissenschaftler_innen zwar das Gleiche sagen, jedoch Verschiedenes meinen. Dies zeigte sich etwa beim Verständnis des Begriffs Subsistenz, der für die Forschungsarbeiten von Anna Szumelda und Tanja Mölders wesentlich war. Während Anna Szumelda den Begriff insbesondere im Kontext agrarpolitischer Definitionen verwendet, verbindet sich Subsistenz für Tanja Mölders in erster Linie mit dem feministischen Subsistenzansatz der Bielefelder Schule (vgl. z.B. Bennholdt-Thomsen et al. 1992). Aus diesen unterschiedlichen Verständnissen ergaben sich jeweils andere Forschungsperspektiven und normative Orientierungen. Die Klärungen dieser Unterschiede geschah in jeweils spezi-

---

[4] Andere Formen der interdisziplinären Zusammenarbeit, in denen Erfahrungen mit Differenzierung und Integration gemacht wurden, waren z. B. das gemeinsame Publizieren, Klausurphasen oder Methodenworkshops.

fischen Kontexten mit jeweils spezifischem Ergebnis – beispielsweise wurden die unterschiedlichen Begriffssysteme zum Gegenstand einer gemeinsamen Publikation gemacht (vgl. Mölders et al. 2014), in eigenen Arbeiten wurde der jeweils eigene Zugang gewählt. Voraussetzung solcher Klärungs- bzw. Entscheidungsprozesse war immer, die hinter den verwendeten Begriffen stehenden Konzepte explizit zu machen.

Verschiedenes sagen und das Gleiche meinen

Umgekehrt wurde die Erfahrung gemacht, dass Wissenschaftler_innen unterschiedlicher disziplinärer Herkunft in verschiedenen Fachsprachen sprechen, bei genauerem Hinsehen jedoch durchaus das Gleiche oder zumindest Ähnliches meinen, dass es also eine interdisziplinäre Nähe gibt, die durch die Verwendung unterschiedlicher Begriffe und den Bezug auf unterschiedliche Konzepte und Referenzen zunächst verdeckt bleibt. So ist der Landschaftsökologin Anna Szumelda die Kommunikation zwischen Pflanzen, Bodenfauna und mineralischen Bodenbestandteilen weder neu noch eröffnet sie ungekannte Forschungsperspektiven. Allerdings erfasst Anna Szumelda diese Prozesse nicht mit dem von der Politikwissenschaftlerin Daniela Gottschlich eingebrachten Begriff des „PflanzenPalavers" (Koechlin 2008), sondern beschreibt sie als Austausch zwischen Bodenlösung und Feinwurzeln. Ob und inwiefern die gleichen Inhalte aus einer jeweils disziplinären Perspektive wiederum zu unterschiedlichen Forschungsfragen führen (z. B. der Frage, ob und inwiefern Pflanzen aufgrund dieser Fähigkeiten einen Akteurstatus haben), ist dann erneut Gegenstand der interdisziplinären Verständigungsarbeit.

Die disziplinäre Perspektive zur Qualitätssicherung

Schließlich und aufbauend auf den bisher beschriebenen Erfahrungen wurde immer wieder deutlich, dass es der disziplinären Perspektive zur Qualitätssicherung bedarf. Im Projekt PoNa galt dies insbesondere mit Blick auf die politikwissenschaftliche Perspektive, aber auch darüber hinaus. So warnte Anna Szumelda davor, das Bild einer mit Löwenzahn übersäten Wiese als Sinnbild für eine nachhaltige Landwirtschaft zu verwenden, denn so schön und bunt diese Wiese auch sein möge, Löwenzahn sei vor allem ein Stickstoffanzeiger und verweise beispielsweise nicht auf eine ökologische Bewirtschaftung.

Interdisziplinarität als Prozess

Im Verlauf des Forschungsprojekts wurde die Erfahrung gemacht, dass Interdisziplinarität – d. h. die Differenzierung und Integration von Begriffen, Konzepten und Methoden – ein Prozess ist, der einem fortwährenden Wandel unterliegt. Während sich das gesamte Team einander an einigen Stellen kontinuierlich annäherte (z. B. mit Blick auf das Verständnis von Politik oder die Auswertung der Interviews), kam es an anderen Stellen zu zunehmender Ausdifferenzierung. So distanzierte sich Jędrzej Sulmowski mehr und mehr vom Konzept der gesellschaftlichen Naturverhältnisse, um stattdessen mit hybriden Naturverständnissen zu arbeiten, wie sie von Bruno Latour (z. B. 1999) oder Donna Haraway (z. B. 1995a) vertreten werden. Hieran wurde deutlich, dass auch eine geteilte Wissensbasis nicht zwangsläufig und dauerhaft als gesichert betrachtet werden kann und immer wieder zum Gegenstand des Teamdialoges gemacht werden muss.

Interkulturelle Interdisziplinarität

Im Rahmen der deutsch-polnischen Zusammenarbeit in der Forschungsnachwuchsgruppe PoNa wurde die Erfahrung gemacht, dass Interdisziplinarität auch eine (inter)kulturelle Dimension besitzt. D. h., dass bestimmte theoretische und methodische Zugänge nicht nur innerhalb einzelner Disziplinen, sondern auch länderspezifisch favorisiert werden bzw. überhaupt bekannt sind. So ergab die Recherche der beiden zu Polen arbeitenden Mitarbeiter_innen, Anna Szumelda und Jędrzej Sulmowski, dass die Soziale Ökologie im polnischen akademischen Kontext unbekannt ist. Überschneidungen ergeben sich jedoch über Theorien, auf die sich auch die Soziale Ökologie beruft oder Autor_innen, denen sie zumindest nahe ist (z. B. Haraway, Latour, Beck, Horkheimer, Adorno). Wissenschaftler_innen, die mit diesen Theorien arbeiten, sind vor allem in der Philosophie oder in den *Science and Technology Studies* verortet. Auch hinsichtlich des für das Projekt PoNa wichtigen Fachs der Agrarsoziologie bestehen zwischen Deutschland und Polen elementare Unterschiede in Sachen Selbstverständnis und institutionelle Verankerung (vgl. Laschewski et al. 2008). Nicht zuletzt ist auch die spezifische Vergangenheit von Länderbeziehungen relevant. So merkte ein Teilnehmer während eines in Warschau stattfindenden und von PoNa organisierten Workshops an, dass es unangebracht sei, in einem deutsch-polnischen Projekt unreflektiert mit Max Weber zu arbeiten, da dieser sich abfällig über Polen geäußert habe. Kritisiert wurde auch die nicht reflektierte Orientierung von Bewertungen an deutschen Verhältnissen. Als ein deutscher Wissenschaftler die Historie Polens etwas salopp als merkwürdig charakterisierte, entgegnete ein polnischer Kollege die Frage, was daran denn eigentlich ‚merkwürdig‘ gewesen sei, und formulierte die These, dass ja vielleicht Deutschland die merkwürdigere Geschichte gehabt habe …

2.2.2. Kommentar von Engelbert Schramm und Matthias Bergmann

Die Mitglieder des PoNa-Teams befanden sich von Beginn des Projekts an immer in einem Zwiespalt – sie waren einerseits eine Nachwuchsgruppe, in der sechs Wissenschaftler_innen ihre akademischen Qualifizierungsarbeiten erarbeiteten, und andererseits ein gemeinsames Forschungsprojekt, das diese Arbeiten in einem von der Gruppe geteilten Rahmen vorantrieb und erfolgreich abschloss. Das Forschungsprojekt, das im Zentrum dieses Bands steht, ist für den Prozess der interdisziplinären Wissensintegration verantwortlich; die meisten Qualifizierungsarbeiten sind zum derzeitigen Zeitpunkt eingereicht bzw. es ist absehbar, dass sie sicher abgeschlossen werden (vgl. BMBF 2002; 2007).

Aus dem benannten Zwiespalt ergibt sich eigentlich ein extremes Spannungsverhältnis: Denn an jeder konventionellen Hochschule sind Promotionen und Habilitationen fast ausschließlich disziplinär verankert. Soweit sie an fachlicher Exzellenz orientiert sind, müssen sie einen Fortschritt für das jeweilige Fach erbringen (vgl. Becker 1998; van Raan 2000). An der Leuphana Universität Lüneburg ist es eher als an anderen Universitäten möglich, Promotionen fachübergreifend zu gestalten, da dort auch Fächer wie Umwelt- bzw. Nachhaltigkeitswissenschaften studiert werden können, die selbst so etwas wie Interdisziplinen sind. Folglich kann dort die programmatische Herausforderung gut aufgehen, die aufgrund des Förderkonzepts jede Nachwuchsgruppe der Sozialökologischen Forschung zu bestehen hat: Die individuellen Qualifizierungsarbeiten in einem gemeinsamen Projekt zu bündeln und dabei heterogene Interessenkonstellationen (vgl. Laudel 1999; Scheffler 2009) nach Möglichkeit zu homogenisieren.

Durch die Verankerung an der Leuphana Universität war es möglich, dass das gemeinsame Projekt als tatsächliches Zentrum der Arbeit fungieren konnte. Es bildete einen konzeptionellen Schwerpunkt, auf den sich alle Mitglieder der Gruppe – von der Konzeptionsphase an bis zur Abschlussphase – bezogen und auf den hin sie die Inhalte ausrichteten. Als Beobachter dieses Prozesses können wir feststellen: Der vergleichsweise homogene Forschungsgegenstand wirkte hier tatsächlich als ein zentraler Attraktor. Damit trat nicht ein, was so häufig in fachübergreifend angelegten Promotionskollegs zu beobachten ist, wo das Gemeinsame und damit die Kohärenz durch Zentrifugal-Kräfte (z. B. Fach- und Individualinteressen) gestört wird und bestenfalls noch peripher in den Doktorarbeiten vorhanden ist, etwa auf den ersten Seiten der Einleitung, um ganz am Ende noch einmal knapp aufgenommen zu werden.

In der Tat gab es nicht nur mit den Politiken der Naturgestaltung ein gemeinsames Thema und ein vergleichsweise kohärentes Ziel, sondern alle Arbeiten sind deutlich interdisziplinär geprägt. Innerhalb des Projekts entwickelten sich die Mitglieder der Nachwuchsgruppe allesamt zu Personen, die die Grenzen ihrer Herkunftsdisziplin überschreiten. Beim Erarbeiten ihrer akademischen Qualifikationsarbeiten wurden sie – jeweils auf sich alleine gestellt – sogar jeweils zu jemandem, der in sich selbst Interdisziplinarität verkörpert und mittlerweile sowohl Kompetenzen aus der Umweltwissenschaft als auch aus der Politikwissenschaft aufweist, auch wenn offenbar die politikwissenschaftliche Dimension noch etwas defizitär ist.

Eine derartige Entwicklungsperspektive hin zu einer persönlichen Verkörperung von Interdisziplinarität war so keinesfalls in der BMBF-Förderung der Sozial-ökologischen Nachwuchsgruppen beabsichtigt (vgl. Becker et al. 2000; BMBF 2002; 2007). Schließlich sind auch andere Formen interdisziplinärer Forschungsprozesse möglich, z. B. wenn ein_e Politikwissenschaftler_in und ein_e Umweltwissenschaftler_in zusammenarbeiten und jeweils Teile für die Arbeit der anderen Person zuliefern, die jene dann interpretiert.[5]

Wie bereits angemerkt kann Interdisziplinarität sehr unterschiedlich gefasst und verstanden werden (vgl. Forschungsgruppe Soziale Ökologie 1987). Bei einer Orientierung beispielsweise an den empirischen Arbeiten von Heinrich Parthey (Parthey/ Schreiber 1983; 1989) steht die Problemorientierung im Vordergrund:

> „Ausgehend davon, dass Wissenschaftler sich sowohl bei der Formulierung von Problemen als auch bei der methodischen Bearbeitung von Problemen auf bestimmte Bereiche des theoretischen Wissens beziehen müssen, kann zwischen disziplinären und interdisziplinären Forschungssituationen unterschieden werden" (Parthey 2011: 10).

Mit Parthey lässt sich die folgende Unterscheidung einführen:

> „Eine Forschungssituation ist disziplinär, wenn sich sowohl die in ihr formulierten Probleme als auch die in ihr verwendeten Methoden auf ein und denselben Bereich des theoretischen Wissens beziehen, und eine Forschungssituation ist interdisziplinär, wenn Problem und Methode der Forschung in verschiedenen Theorien formuliert bzw. begründet sind" (ebd.: 13).

---

[5] Dieses Vorgehen wäre etwa vergleichbar mit dem Integrationsverfahren der „interdisziplinären Tandems" (Bergmann et al. 2010: 123).

Bei diesem Verständnis von Interdisziplinarität ist davon auszugehen, dass der Gegenstand eines Fachs (z. B. Chromosomen, eigentlich ein biologisches Objekt) mit den Methoden eines anderen Fachs (z. B. der Physik, Röntgenbeugungsmuster, die Rosalind Franklin von den Chromosomen erstellte) analysiert wird (z. B. das Modell der Doppelhelix von Watson und Crick) und damit ein Forschungsproblem des erstgenannten Fachs erfolgreich bearbeitet wird.[6] Entsprechend wäre auch in dem Fall, dass PoNa ein rein interdisziplinäres Projekt gewesen wäre, zu erwarten gewesen, dass ein politikwissenschaftliches (und gesellschaftliches) Problem mit Methoden der Umweltwissenschaften zu untersuchen gewesen wäre (oder aber anders herum).

Neben dem Problemfeld und den Methodenaspekten sind für das Gelingen des interdisziplinären Prozesses auch gesellschaftliche und sozialpsychologische Faktoren zu beachten. Zu den gesellschaftlichen Determinanten zählt hier insbesondere die Ausstattung mit Ressourcen, also die „Verfügbarkeit ideeller und materieller Mittel zur Problembearbeitung und zum anderen die Erkenntnis- und Gesellschaftsrelevanz von Forschungsproblemen" (ebd.: 12).

Bevor wir im folgenden Teil die Gesellschaftsrelevanz aufgreifen, wenn wir über transdisziplinäre Forschungsprozesse in PoNa nachdenken, soll hier noch kurz der Prozess des interdisziplinären Lernens betont werden. Mit ihm lassen sich handlungsweisende Wissensstrukturen beeinflussen, die ebenso wichtig wie die bisher genannten Bedingungen für den interdisziplinären Forschungsprozess sein können.

Unterscheidet man mit Becker (1998: 53ff.) die Prozesse interdisziplinärer Forschung nach den Komponenten Wissen, Probleme und Methoden, ergeben sich möglicherweise interessante Einsichten. Diese kognitiven Komponenten entsprechen weitgehend jenen im WPI-Komplex (Wissen, Probleme, Instrumente), den Tönebohm und Radnitzky (1971) als analytisches Modell in die Wissenschaftsforschung eingebracht haben. Es ist weiterführend, an diese Einsichten in die kognitiven und methodischen Besonderheiten des interdisziplinären Forschungsprozesses zu erinnern. Auf dieser Grundlage lässt sich mit sozialen und mit organisatorischen Methoden (vgl. Röbbecke et al. 2004) ein gemeinsames interdisziplinäres Lernen der Teams fördern, sodass die handlungsweisenden Wissensstrukturen wie bei PoNa stärker kollektive Züge aufweisen statt vorwiegend individuell bestimmt zu sein, wie das in DFG-Sonderforschungsbereichen aufgefallen ist, die entsprechende Lernprozesse vernachlässigt hatten (vgl. Scheffler 2009). Begreift man zudem mit Becker (1998: 56) eine an gesellschaft-

---

[6] Diese nach den Disziplinen hinsichtlich Problem und Methodenkomplex unterscheidende Auffassung interdisziplinärer Forschungsprozesse wird auch durch die Analysen von Sonderforschungsbereichen der Deutschen Forschungsgemeinschaft (DFG) bestätigt (vgl. Laudel 1999; Laudel/ Gläser 1999).

lichen Problemen orientierte Interdisziplinarität als wissenschaftliche Tätigkeit, so wird deutlich, dass das Modell von Interdisziplinarität ergänzt werden muss um eine transdisziplinäre Konzeption: Bereits die erste Stufe des Erkenntnisprozesses, die Umformung eines gesellschaftlichen Problems in ein wissenschaftliches, erfordert einen transdisziplinären kognitiven Rahmen, da die Probleme so nicht mehr Probleme der Disziplinen sind, sondern zwischen ihnen liegen.

2.3. Transdisziplinarität[7]

In der Nachhaltigkeitsforschung gehört transdisziplinäres Vorgehen mittlerweile vielfach zum Forschungsalltag (vgl. Bogner et al. 2010a: 7). Doch was transdisziplinäre Forschung letztlich ausmacht, ist umstritten: Unter dem begrifflichen Dach tummeln sich „unterschiedliche theoretische Konzeptionen, divergierende Problematisierungsperspektiven sowie heterogene, teils widersprüchliche Zielsetzungen in methodologischer, institutioneller und wissenschaftspolitischer Hinsicht" (ebd.). Trotz dieser offenkundigen Vielfalt dominiert ein grundsätzliches Verständnis von Transdisziplinarität den Diskurs um den neuen Wissenschaftstyp, das die gemeinsamen Lernprozesse zwischen Wissenschaft und Gesellschaft ins Zentrum rückt. Dieses Verständnis rekurriert insbesondere auf die Einbeziehung von Praxispartner_innen in den Forschungsprozess und in die Wissensproduktion, nicht zuletzt mit dem Ziel, „sozial robustes Wissen" (Nowotny 1999: 12ff.) zur Lösung gesellschaftlicher Probleme zu erzeugen. Allerdings gestaltet sich diese partizipative Forschung, die Wissensbestände aus der Praxis integriert, sehr unterschiedlich.

2.3.1. Erfahrungen von PoNa

Die Frage nach den Charakteristika transdisziplinärer Forschung hat die Vielfalt innerhalb dieser neuen Art, Wissenschaft zu betreiben, lange verdeckt. Veröffentlichungen, die sich explizit mit der „Pluralität von Transdisziplinarität" (Gottschlich/ Sulmowski im Erscheinen) auseinandersetzen, die die unterschiedlichen partizipativen Typen charakterisieren und deren unterschiedliche Qualitäten würdigen, sind bislang eher selten. Eine inspirierende Ausnahme stellt für uns die von Sabine Maasen (2010) herausgearbeitete „Typologie der Transdisziplinarität" (ebd.: 252) dar, in der allerdings ausschließlich der unterschiedliche Umgang mit Partizipation in Form von vier Typen von Transdisziplinarität er-

---

[7] Die Abschnitte 2.3 und 2.3.1 entsprechen in Teilen dem Text „Reflections on the Plurality of Transdisciplinary Processes in the Research Project PoNa. Dialogue with Practitioners on Picture-discourse-analysis as an Example" (Gottschlich/ Sulmowski im Erscheinen).

fasst wird. Maasens Vierfelderschema (siehe Tab. 1) gibt auf der horizontalen Achse an, ob die Problemformulierung vorrangig wissenschaftsextern oder wissenschaftsintern erfolgt. Die vertikale Achse zeigt an, ob die Problemlösung eher als konkretes oder abstraktes Handlungsziel erwartet wird.

Tabelle 1: „Typologie der Transdisziplinarität" von Sabine Maasen (2010: 252)

Problemformulierung Handlungsziel	extern	Intern
Konkret	intervenierende Transdisziplinarität	verteilte Transdisziplinarität
Abstrakt	explorative Transdisziplinarität	methodologische Transdisziplinarität

Maasen betont, dass sie ihre Typologie der Transdisziplinarität nicht nach der Qualität der durchgeführten Forschung ordne, „sondern eine Ordnung nach den *Arten des Umgangs* mit Partizipation" (ebd.: 254; Herv. i. Orig.) repräsentiere. Von ihren vier Typen von Transdisziplinarität sind besonders zwei für die folgende Analyse von PoNa interessant: die *intervenierende* und die *verteilte Transdisziplinarität*.[8] In Projekten der *intervenierenden Transdisziplinarität* wird ein Problem untersucht, das vor allem wissenschaftsextern als relevant erachtet wird, und damit „eine spezifische Interventionserwartung wissenschaftlicher Wissensproduktion" (ebd.) bedient: Denn es bestehen konkrete Erwartungen an die Nützlichkeit der Forschung für die Praxis. Entsprechend steht die Anwendungsorientierung als Handlungsziel im Vordergrund. Die Zusammenarbeit mit den Partner_innen aus der Praxis ist als enger Austausch konzeptualisiert (bisweilen mit Leistungsvereinbarungen zwischen beiden Seiten) und zielt i. d. R. auf die Stärkung der Praxisakteure (Empowerment, Demokratisierung). Projekte vom Typus der *verteilten (arbeitsteiligen) Transdisziplinarität* nutzen Integrationsmethoden wie beispielsweise Szenarien-Workshops oder Fokusgruppen, um das Wissen von Praxispartner_innen in den Forschungsprozess zu integrieren. Wenngleich die Partizipation von außerwissenschaftlichen Akteuren in Forschungsprojekten dieser Art eine wichtige Rolle spielt, so ist doch kennzeich-

---

[8] Zur genaueren Bestimmung von *explorativer* und *methodologischer* Transdisziplinarität vgl. Maasen (2010: 252ff.).

nend, dass die Steuerung der Wissensproduktion bei den Wissenschaftler_innen verbleibt und Praxispartner_innen eher in der Rolle als Beschaffer_innen von Informationen, insbesondere von Detailwissen integriert werden. Mit anderen Worten: Bei dieser Form von Transdisziplinarität werden „die Prozesse der wissenschaftlichen Wissensproduktion [...] unabhängig von Grad und Intensität der Beteiligung von Praxispartnern am wenigsten irritiert" (ebd.: 257).

Nach fünf Jahren transdisziplinärer Forschung im Förderschwerpunkt Sozial-ökologische Forschung können wir die Pluralität von Transdisziplinarität nicht nur zwischen verschiedenen transdisziplinären Projekten (vgl. Ruppert-Winkel et al. 2015), sondern im Falle von PoNa auch innerhalb der Forschungsnachwuchsgruppe selbst auf den verschiedenen Ebenen des Forschungsdesigns (gesamte Gruppe, Teilprojekte, Qualifizierungsarbeiten) feststellen. Und innerhalb einer Ebene gab es im Verlauf des Projekts ebenfalls Änderungen und Konkretisierungen auf verschiedene Weise, wie wir zeigen werden.

Vor Beginn der Förderung waren sich die für das BMBF tätigen Gutachter_innen nicht einig, ob PoNa überhaupt ein transdisziplinäres Projekt sei. Ausschlaggebend für diese Zweifel war die Frage, ob denn eine hinreichende Einbeziehung von Praxispartner_innen in den Arbeitsprozess der Forschungsnachwuchsgruppe gewährleistet sei. Offensichtlich setzten die Gutachter_innen die Frage nach der Partizipation mit dem oben skizzierten intervenierenden Typus von Transdisziplinarität gleich, der stark von dem Gedanken des *Co-Designs*[9] und der unmittelbaren Anwendungsorientierung getragen wird.

Eine solche Gleichsetzung von „Transdisziplinarität [...] mit Interventionsforschung" (Maasen 2010: 255) nahm jedoch auch eine Doktorandin der Forschungsgruppe selbst vor, die in einer Reflexionsrunde anlässlich der Abschlusskonferenz sagte: „Transdisziplinär hab ich in den fünf Jahren nicht gearbeitet". Ausgehend von ihrem interventionistisch geprägten Verständnis von Transdisziplinarität war sie von einer sehr viel stärkeren Einbindung der Praxispartner_innen in den gesamten Prozess der Wissensproduktion ausgegangen. Ebenfalls gegen Ende der Projektlaufzeit ergab eine Befragung durch eine Studentin, die am Beispiel von PoNa die besonderen Herausforderungen eines transdisziplinär ausgerichteten Forschungsprojekts untersuchen wollte, dass die Einschätzungen der PoNa-Teammitglieder deutlich variierten, ob und auf welche Art sie transdisziplinär gearbeitet hätten (Berndt 2014). Dieser Umstand hat nicht nur mit der subjektiven Konstruktion von Wirklichkeit zu tun oder mit einer differenten analytischen Beurteilung des gleichen Sachverhalts – die Wissenschaftler_innen von PoNa haben tatsächlich unterschiedliche Erfahrungen mit

---

[9] Enthalten beispielsweise in der Schlusspräsentation des Workshops „B2 – Beitrag der Forschung zur Nachhaltigen Entwicklung" des BMBF-Symposiums „Sustainability in Science" 2013 (BMBF 2013).

der Einbindung nicht-wissenschaftlicher Akteure gemacht, abhängig davon, ob sie im Teilprojekt Ländliche Entwicklung oder Agro-Gentechnik mitgearbeitet haben. Wenngleich beide Teilprojekte dem Typus der verteilten Transdisziplinarität zugeordnet werden können, bei dem „eine Integration von außerwissenschaftlichem Wissen in den Kern der wissenschaftlichen Forschung [...] ausschließlich in einem methodisch gesteuerten Prozess durch die wissenschaftlichen Akteure statt[findet]" (Maasen 2010: 257), so variierte der Einbezug der Praxispartner_innen in der Art, Dauer und Intensität in den Teilprojekten doch deutlich.

Im Verständnis der Leiterinnen der Forschungsnachwuchsgruppe, Daniela Gottschlich Tanja Mölders, lässt sich transdisziplinäre Forschung allerdings nicht (nur) auf den Einbezug von außerwissenschaftlichen Akteuren bei der Problembeschreibung und Formulierung der Forschungsfragen reduzieren; transdisziplinär zu forschen bedeutet auch, Themen nicht allein nach wissenschaftlichen Kriterien auszuwählen, sondern auch nach gesellschaftlicher Relevanz. Hierbei sind zwei Adressatenkreise zu bedienen: zum einen die Wissenschaft/ *Scientific Community*, zum anderen die Praxis/ außeruniversitäre Akteure (vgl. Nowotny et al. 2001; Bergmann et al. 2010; Ukowitz 2014). Politiken der Naturgestaltung zu untersuchen, also sich mit der Frage zu beschäftigen, wie die vielfältigen und wechselseitigen Beziehungen zwischen Natur und Gesellschaft durch Politik gestaltet werden, wurde von den Gutachter_innen des Forschungsantrags gleichermaßen als wissenschaftlich innovativ und als gesellschaftlich relevant eingestuft, wenn es z. B. darum geht, Zielkonflikte und Widersprüche in politischen Programmen zur nachhaltigen Gestaltung ländlicher Räume identifizieren zu können. Die Problemidentifikation und -formulierung war ein Resultat sowohl aus den Dissertationen der Projektleiterinnen als auch aus den Beteiligungen an sozialen Bewegungen und erfolgte damit an der Schnittstelle von Wissenschaft und Praxis. Während die Auswahl der Politikfelder (Ländliche Entwicklung und Agro-Gentechnik) dem Kriterium der gesellschaftlichen Dringlichkeit angesichts von Kontroversen und sozial-ökologischen Krisen in diesem Bereich folgte und im Fall von Agro-Gentechnik auch durch Begegnung mit der sozialen Bewegung aus diesem Feld beeinflusst war, so erfolgte die Formulierung der Fragestellung für das Forschungsprojekt dennoch nicht gemeinsam mit Partner_innen aus der Praxis. Aspekte der Interdisziplinarität wie die Konzeptualisierung eines gemeinsamen kritisch-emanzipatorischen Nachhaltigkeitsverständnisses (vgl. Friedrich et al. 2010), das als Analyseinstrument für die Dekonstruktion von Krisen verursachenden Dichotomien, für die Identifizierung von Natur-, Politik- und Ökonomieverständnissen, von blinden Flecken und Widersprüchen in politischen Programmen genutzt werden sollte, bildeten den Ausgangspunkt für die Steuerung des Einbezugs der Praxispartner_innen, der als

Wissenschaft-Praxis-Dialog im Rahmen von zwei von der Forschungsnachwuchsgruppe PoNa veranstalteten Konferenzen durchgeführt wurde. Dies machte es auch nötig, theoretische Begriffe und Konzepte in die Sprache der Praxis zu übersetzen. Z. T. gestaltete sich diese Übersetzungsarbeit als sehr herausfordernd (bei Textentwürfen beispielsweise für Flyer und Internetauftritt); sie gelang immer dann, wenn sie wie im Fall der Bilddiskursanalyse (auf die wir im Folgenden eingehen) auf einen konkreten Forschungsgegenstand angewendet wurde.

Das Teilprojekt Ländliche Entwicklung hatte, anders als ursprünglich geplant, wechselnde Praxispartner_innen: So fand in der ersten Hälfte des Projekts ein Austausch mit der Deutschen Vernetzungsstelle Ländliche Räume (DVS) statt, leider kam – mit Ausnahme eines kurzes Treffens in Warschau – keine Zusammenarbeit mit dem polnischen Pendant *Krajowa Sieć Obszarów Wiejskich (KSOW)*[10] zustande. Nicht zuletzt aufgrund dieser fehlenden Integration von Wissen aus der Praxis der polnischen Vernetzungsstelle, die einen Ländervergleich erschwerte, wurde in der Forschungsnachwuchsgruppe darüber diskutiert, wie transdisziplinär ein theoretisches Projekt überhaupt sein kann. Welchen Nutzen haben Praxispartner_innen beispielsweise von einem „kritisch-emanzipatorischen Nachhaltigkeitsverständnis" (Friedrich et al. 2010), das grundlegende Kategorien auch der politischen Praxis infrage stellt? Ab der zweiten Projekthälfte wurden in die Teilprojektarbeit durch neue im Laufe des Forschungsprozesses entwickelte Kooperationen auch andere Praxisperspektiven einbezogen. Zu nennen ist hier insbesondere das Forum „In und von der Landschaft Leben" in Zusammenarbeit mit der Niedersächsischen Naturschutzakademie (NNA).

Im Teilprojekt Agro-Gentechnik wurde die bereits in der Vorphase initiierte Zusammenarbeit mit der Arbeitsgemeinschaft bäuerliche Landwirtschaft (AbL) während der gesamten Projektlaufzeit fortgesetzt. Die Treffen fanden in unterschiedlichen Formaten statt, umfassten u. a. wechselseitige Beratung sowie die Teilnahme an verschiedenen Workshops. Der Austausch mit den polnischen NGOs im Widerstand gegen GVOs (*GMO to nie to* und *Naturalne Geny*[11]) fand ab 2011 bis zum Projektabschluss sowohl auf der Teilprojektebene als auch auf der Ebene der Qualifizierungsarbeiten statt. Eine Besonderheit im Teilprojekt Agro-Gentechnik stellte dar, dass die Bilddiskursanalyse als zusätzlicher Forschungsgegenstand[12] hinzugenommen wurde, der die Integration von praktischen Wissensbeständen in den Forschungsprozess erforderte und ermöglichte. Im Zentrum der Bilddiskursanalyse standen Bilder, die in öffentlichen Kampagnen

---

[10] Übersetzung: Nationales Netz Ländlicher Räume.
[11] Übersetzung: „GVOs – das ist es nicht" und „Natürliche Gene".
[12] Beide Teilprojekte haben eine Dokumentenanalyse und eine Analyse von in ihrem Politikfeld leitenden Prinzipien wie dem Multifunktionalitätsprinzip und dem Koexistenzprinzip durchgeführt.

für oder gegen Agro-Gentechnik eingesetzt wurden. Die Bilder lassen sich als *Boundary Objects* (Bergmann et al. 2010: 65, 106ff.) mit doppelter Funktion beschreiben: Sie ermöglichten gegenseitiges Lernen und einen intensiven Austausch zwischen den Wissenschaftler_innen und NGOs, die im Widerstand gegen den Einsatz von Gentechnik in der Landwirtschaft aktiv sind. Gleichzeitig erforderte dieser Austausch über die Botschaften der Bilder in den Kampagnen um Gentechnik samt der Kritik der Wissenschaftler_innen daran eine beständige, durchaus ambivalente „Grenzarbeit"[13] (Maasen 2010: 258): Die Wissenschaftler_innen wollten einerseits nicht als Auftragswissenschaftler_innen in dem politisch so kontroversen Feld in Dienst genommen werden, sie wollten ihre eigenen Fragestellungen verfolgen und auch Kritik an den Kampagnen der Gentechnikkritiker_innen äußern (können). Andererseits hatten sie aber für sich gleichzeitig den Anspruch, dass die Ergebnisse für die NGOs im Widerstand gegen Agro-Gentechnik und ihre zukünftige Arbeit nützlich sein sollten und wollten ihnen einen geschützten Raum zum Austausch, zum Lernen und für die politische Beratung bieten. Transdisziplinäre Arbeit gestaltete sich im Teilprojekt Agro-Gentechnik also als bewusst parteiische Arbeit[14], die eine wissenschaftliche Beratung von Gentechnik befürwortenden Akteuren von vornherein ausschloss.

2.3.2. Kommentar von Matthias Bergmann und Engelbert Schramm

Unterscheidet man die Prozesse des Konzipierens einer Forschungsaufgabe und des Durchführens eines Forschungsprozesses, so wird heute vielfach die Forderung nach *Problem-Ownership* (vgl. z. B. Lang et al. 2012), *Co-Design*[15] und der *Co-Production* (vgl. z. B. ebd.; Enengel et al. 2012) zwischen Wissenschaft und Praxisakteuren geäußert, wenn es um transdisziplinäre, partizipative Forschung geht und alle Forschungspartner_innen gleichberechtigt an allen Phasen der Forschung teilnehmen sollen. Eingelöst wird das bisher kaum, am wenigsten beim Co-Design, da es weitgehend an passenden Formaten und Förderstrukturen sowie am Willen weiter Teile des Wissenschaftspersonals fehlt, solche Findungs- und Gestaltungsprozesse von Forschungsaufgaben gemeinsam mit au-

---

[13] Um diese Grenzarbeit kommt nach Maasen (2010) die transdisziplinäre Forschung gar nicht herum: Es geht einerseits um „den Schutz der Wissenschaft vor politischer Indienstnahme" (ebd.: 259), andererseits aber auch um „die Erhöhung der Kommunikationschancen zwischen Akteuren unterschiedlicher Subsysteme" (ebd.). Mit anderen Worten: Grenzarbeit hat sowohl eine Schutz- als auch eine Ermöglichungswirkung.

[14] Die vom Teilprojekt Agro-Gentechnik verfolgte parteiische Wissenschaft lässt sich analog etwa zu feministischen Postulaten zur Parteilichkeit der Frauen- und Genderforschung, wie sie Maria Mies (1984) formulierte, verorten.

[15] Siehe auch Fußnote 10 in diesem Kapitel.

ßerwissenschaftlichen Akteuren durchzuführen (vgl. Bergmann 2013). Das erforderliche Zusammenwirken hat zahlreiche Facetten, die schon die Phase vor der eigentlichen Projektdurchführung betreffen und ebenso das Implementieren der Ergebnisse, das Resultat des Forschungsprozesses im klassischen Sinne. Ein *Problem-Ownership*, also die erste Initiative zur Beschreibung und Erforschung eines Problems mit dem Ziel seiner Lösung bzw. Transformation, gibt es meist nur aufseiten der Wissenschaft. Die Problembeschreibung und die Forschungsfragen sind bereits vorformuliert, bevor die Praxispartner_innen sich in den Prozess einbringen können. Doch – wem ‚gehört' ein Problem, wenn es um gesellschaftliche Probleme geht wie jene, die PoNa behandelt? Der Politik? Der Gesellschaft insgesamt oder Teilen von ihr? Oft genug trägt Wissenschaft auch zur Entstehung eines Problems bei – so auch im Fall der Genmanipulation in der Landwirtschaft, die Forschungsgegenstand in PoNa ist. Doch so eng ist *Ownership* nicht zu begreifen. Es geht in einem weiteren Sinne vielmehr um die Frage, wer artikuliert, dass zu einem Problem Forschungsbedarf besteht, um es lösen oder transformieren zu können? Diesen ersten Schritt taten im Falle PoNa sicher die Wissenschaftler_innen des Projektteams. Denn sie hatten erkannt, dass hier eine Wissenslücke besteht hinsichtlich der Frage, wie politisches und ökonomisches Handeln (bzw. Nichthandeln) in Beziehung stehen oder in Beziehung gesetzt werden können zu einem Bewusstsein über die Wirkungen auf Natur und gesellschaftliche Wertgefüge. Die gesellschaftlichen Naturverhältnisse wurden in den beiden behandelten Politikfeldern adressiert, was mit dieser Konsequenz in Studien zu nachhaltiger Entwicklung selten passiert.

Die Reduktion von Transdisziplinarität darauf, es ginge lediglich darum, außerwissenschaftliche Expertise aus dem untersuchten Handlungs- oder Politikfeld einzubeziehen, ist symptomatisch für das Missverständnis, dass allein partizipatives Vorgehen der Schlüssel zu sozial robustem Wissen sei, dass damit also gewissermaßen alle Probleme zu lösen wären. Transdisziplinär zu arbeiten schafft vielmehr zusätzliche Probleme. Das mag paradox klingen, doch wer in einem transdisziplinär konzipierten Forschungsprojekt mitgewirkt hat, das wirklich reflexiv, theorie- und methodenbasiert durchgeführt wurde, die oder der weiß, dass im Forschungsprozess plötzlich Methoden fehlen, Methoden, um mit der Partizipation – und mit der Interdisziplinarität – umgehen zu können.

Der Aspekt der Partizipation, in welcher Tiefe auch immer, ist es ja nicht allein, der den transdisziplinären Forschungsansatz ausmacht. Eine recht aktuelle, umfassende Definition davon, was Transdisziplinarität ausmacht, stammt aus einem anderen Forschungsfeld als der Nachhaltigkeitsforschung. „Transdisciplinary Public Health" ist der Titel eines Buchs, in dem u. a. solche definitorischen Fragen behandelt werden. Stokols et al. (2013) sprechen darin zunächst davon, dass Transdisziplinarität ein integrativer Prozess sei, in dem Wissenschaftler_innen und Praktiker_innen, die verschiedene Disziplinen und Epistemologien repräsentieren, zusammenarbeiten. Doch es geht noch weiter: „work jointly to develop and use novel conceptual and methodological approaches, that synthesize and extend discipline-specific theories, methods" (ebd.: 23). Denn oft – nicht immer – braucht es das Entwickeln solcher gemeinsamen, Disziplinen übergreifenden Theorien, konzeptionellen Zugänge und Methoden, um überhaupt die Hintergründe des zu untersuchenden Problems erfassen zu können. Oft müssen beispielsweise rein quantitative Methoden der einen Disziplin verbunden werden mit qualitativen der anderen – eine nicht leicht zu lösende Aufgabe.

Es ist eben das gleichzeitige Erarbeiten einer Lösung des gesellschaftlichen Problems einerseits und das Bewältigen neuer wissenschaftlicher Herausforderungen andererseits, das einen integrativen transdisziplinären Forschungsprozess ausmacht. Dabei kommt es fallbezogen zu sehr unterschiedlichen Gewichtungen dieser beiden Pfade. Abhängig vom Stand des Wissens über das Problem und der Differenzen in der Bewertung des Problems ist es mal mehr, mal weniger notwendig, sich intensiv mit dem Erarbeiten von unumstrittenem, wissenschaftsbasiertem Wissen zu beschäftigen und die Problemlösung als solche erst in zweiter Linie zu behandeln. Ist aber dieses Systemwissen vorhanden und nur Wissen zu erarbeiten, das der Transformation bzw. Lösung dient, dann wird vorrangig der andere Pfad beschritten (vgl. Jahn 2012: 55ff.).

In dem am ISOE entwickelten Schema eines idealtypischen, integrativen transdisziplinären Forschungsprozesses (siehe Abb. 1) kann dementsprechend zwischen drei verschiedenen Ansätzen unterschieden werden (vgl. Jahn 2008: 28ff.):

- einem *wissenschaftszentrierten Zugang*, der – ausgehend von einem gesellschaftlichen Problem – den in der Abbildung rechts befindlichen Pfad der Bearbeitung wissenschaftlicher Aufgaben beschreitet
- einem *lebensweltlichen Zugang* mit der Bearbeitung des linken Problemlösungspfads
- und schließlich einem *integrativen Zugang*, in dem beide Aufgaben zugleich bewältigt werden.

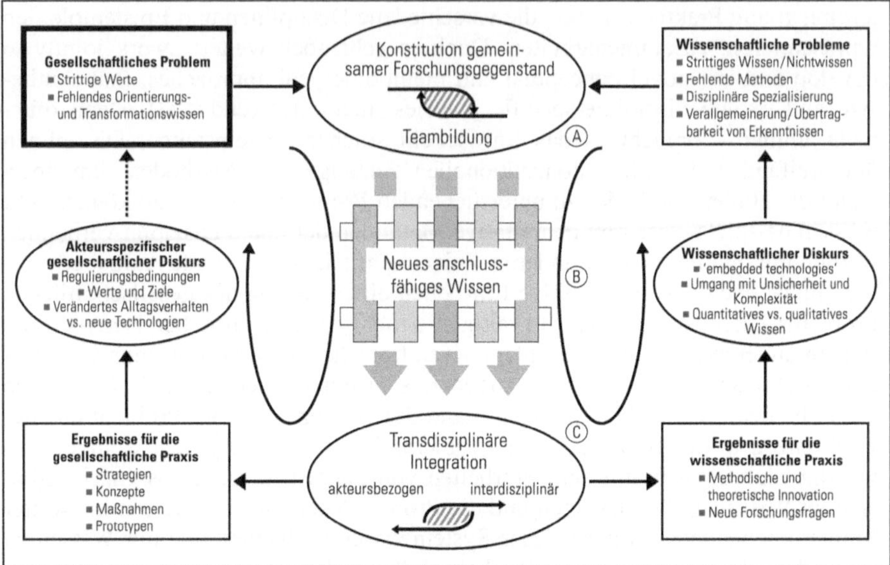

Abbildung 1: Transdisziplinärer Forschungsprozess – Integrativer Zugang
(ISOE-Modell) (Jahn 2008: 31)

Jedes transdisziplinäre Forschungsvorhaben ist in gewisser Weise ein Experiment. Zwar sind Qualitätsmerkmale (vgl. Bergmann/ Schramm 2008) und Methoden der Integration (vgl. Bergmann et al. 2010) für transdisziplinäre Forschung beschrieben. Doch der Umstand, dass die Forschung immer in einem spezifischen, quasi einzigartigen Kontext stattfindet, macht es nötig, solche wissenschaftlichen Grundlagen an den eigenen Fall anzupassen. Voraussetzung für den Erfolg solcher Experimente ist es, dass die komplizierten Aufgaben der Konzipierung eines transdisziplinären Forschungsvorhabens im sozial-ökologischen Kontext ausreichend Zeit und Mittel zur Verfügung haben. Und dass während des Forschungsprozesses immer wieder reflektiert wird, ob die Projektkonstruktion, vor allem die Zusammenarbeit stützende Strukturen und Methoden, noch angemessen sind oder angepasst werden müssen.

Die anfängliche Gutachtermeinung, dass PoNa nicht wirklich transdisziplinär sei, weist eben genau auf das in diesem Beitrag mehrfach beschriebene verkürzte Verständnis von Transdisziplinarität hin, das ausschließlich den Partizipationsgedanken im Blick hat. Damit wird den Wissenschaftler_innen – zugespitzt formuliert – die Rolle von Berater_innen in einem gesellschaftlichen Problemfeld zugewiesen. Sieht man das Verhältnis zwischen der Lösung des gesellschaftlichen Problems einerseits und dem Entwickeln neuer wissenschaftlicher Herangehensweisen andererseits als eine Waage, so senkte sich diese bei PoNa sicher auf die zweite Seite. Doch das war auch ausgesprochen sinnvoll. Denn im Vordergrund stand die Aufgabe zu verstehen, wie politisches Handeln die beiden Politikfelder einer vielfach nicht nachhaltigen Entwicklung beeinflusst. Diese Aufgabe wurde in PoNa dadurch gelöst, dass die Entwicklung eines eigenen Zugangs zum Konzept der Nachhaltigkeit, also eines eigenen, gemeinsamen theoretisch-konzeptionellen Rahmens, kombiniert wurde mit dem Einbeziehen des Wissens der Praxispartner_innen.

Autor_innenverzeichnis

Matthias Bergmann
Prof. Dr. Matthias Bergmann ist seit 2000 wissenschaftlicher Mitarbeiter des Instituts für sozial-ökologische Forschung (ISOE) in Frankfurt a. M. und arbeitet im Forschungsschwerpunkt Transdisziplinäre Methoden und Konzepte. Er war von 1998 bis 2011 am Wissenschaftskolleg zu Berlin u. a. zuständig für Qualitätsmanagement, Evaluation und Koordination interdisziplinärer Forschungsverbünde. Seit August 2011 ist er außerdem als Gastwissenschaftler an der Leuphana Universität Lüneburg (Fakultät Nachhaltigkeit) in Forschung, Lehre und Curriculumentwicklung tätig. Er unterstützte das Projekt „PoNa – Politiken der Naturgestaltung" als Mitglied des wissenschaftlichen Beirats und mit Workshops zu Fragen der inter- und transdisziplinären Wissensintegration.

Annemarie Burandt
Annemarie Burandt, Diplom-Umweltwissenschaftlerin, war wissenschaftliche Mitarbeiterin und Doktorandin im Teilprojekt Ländliche Entwicklung im Projekt „PoNa – Politiken der Naturgestaltung" an der Leuphana Universität Lüneburg. Zuvor hat sie als wissenschaftliche Mitarbeiterin in verschiedenen Forschungsprojekten an der Universität Kassel und der Leuphana Universität Lüneburg gearbeitet. Seit April 2016 arbeitet sie im Studiendekanat der Fakultät Nachhaltigkeit an der Leuphana Universität Lüneburg. Im Rahmen ihres Promotionsvorhabens untersucht sie die Möglichkeiten einer nachhaltigen Gestaltung gesellschaftlicher Naturverhältnisse am Beispiel von Agrobiodiversitätsnutzung. Zu ihren Forschungs- und Arbeitsschwerpunkten gehören gesellschaftliche Naturverhältnisse, (Agro-)Biodiversität, nachhaltige ländliche Entwicklung, soziale Netzwerke und Regionalvermarktung.

Beate Friedrich
Dr. Beate Friedrich, Diplom-Umweltwissenschaftlerin, war wissenschaftliche Mitarbeiterin und Doktorandin im Teilprojekt Agro-Gentechnik im Projekt „PoNa – Politiken der Naturgestaltung" an der Leuphana Universität Lüneburg. Sie promovierte zum Thema „Konflikte um die Gestaltung gesellschaftlicher Naturverhältnisse am Beispiel von Agro-Gentechnik". Ihre Untersuchung ist in drei unterschiedlichen Regionen in Deutschland angesiedelt. Seit Oktober 2015

arbeitet sie als Forschungskoordinatorin bei der Landesarbeitsgemeinschaft der Einrichtungen für Frauen- und Geschlechterforschung in Niedersachsen (LAGEN) mit Sitz an der Universität Göttingen. Zu ihren Forschungs- und Arbeitsschwerpunkten gehören Konfliktforschung, gesellschaftliche Naturverhältnisse, soziale Bewegungen und feministische Theorien.

Daniela Gottschlich
Dr. Daniela Gottschlich, Politikwissenschaftlerin und Germanistin, war eine der beiden Leiterinnen der Forschungsnachwuchsgruppe „PoNa – Politiken der Naturgestaltung" an der Leuphana Universität Lüneburg und verantwortlich für das Teilprojekt Agro-Gentechnik. Zuvor war sie wissenschaftliche Mitarbeiterin für Internationale Politik am Fachbereich Sozialwissenschaften der Universität Osnabrück. Nach Vertretungsprofessuren im Bereich nachhaltiger Entwicklung an der Humboldt-Universität zu Berlin und der Universität Hamburg lehrt sie derzeit Politische Ökologie an der Freien Universität Bozen, Italien. Sie ist zudem Gründungsmitglied von diversu e.V. – Institut für Diversität, Natur, Gender und Nachhaltigkeit. In ihrer Habilitation untersucht sie, inwiefern Politiken nachhaltiger Naturgestaltung einen Beitrag zur Demokratisierung der Demokratie liefern können. Zu ihren Forschungs- und Arbeitsschwerpunkten gehören Politische Ökologie und Soziale Ökologie, Demokratietheorie, Nachhaltigkeit als kritisch-emanzipatorisches Konzept, Care, feministische und postkoloniale Theorien sowie Widerstand gegen Agro-Gentechnik.

Sabine Hofmeister
Prof. Dr. Sabine Hofmeister ist seit 1999 Leiterin des Forschungs- und Lehrgebiets Umweltplanung am Institut für Nachhaltigkeitssteuerung an der Leuphana Universität Lüneburg. Von 1992 bis 1999 war sie als Oberassistentin in der Fakultät Umwelt und Gesellschaft der Technischen Universität Berlin tätig, wo sie 1997 ihre Habilitation für das Lehrgebiet „Ressourcenplanung und Umweltmanagement" erlangte. In den Jahren 1990 bis 1992 war sie als Leiterin des Umweltamtes im Bezirk Steglitz von Berlin tätig. Zu ihren Forschungs- und Arbeitsschwerpunkte gehören Soziale Ökologie, nachhaltige Raum- und Landschaftsentwicklung, Geschlechterverhältnisse und Nachhaltigkeit sowie Ökologie der Zeit. Von 2011-2014 war sie Vizepräsidentin der Akademie für Raumforschung und Landesplanung (ARL). Sie war Mitglied des wissenschaftlichen Beirats sowie Mentorin des Projekts „PoNa – Politiken der Naturgestaltung".

Tanja Mölders
Prof. Dr. Tanja Mölders, Umweltwissenschaftlerin, war eine der beiden Leiterinnen der Forschungsnachwuchsgruppe „PoNa – Politiken der Naturgestaltung" an

der Leuphana Universität Lüneburg und verantwortlich für das Teilprojekt Ländliche Entwicklung. Sie hat als wissenschaftliche Mitarbeiterin in verschiedenen Forschungsprojekten an der Leuphana Universität Lüneburg und der Universität Hamburg gearbeitet und ist seit Mai 2013 Juniorprofessorin für Raum und Gender an der Gottfried Wilhelm Leibniz Universität Hannover am Forum für GenderKompetenz in Architektur | Landschaft | Planung (gender_archland). Im Rahmen ihres Habilitationsvorhabens untersucht sie die Verbindungen zwischen gesellschaftlichen Natur- und Geschlechterverhältnissen in ländlichen Räumen. Zur ihren Forschungs- und Arbeitsschwerpunkte gehören Soziale Ökologie, gesellschaftliche Raumverhältnisse, Geschlechterverhältnisse und Nachhaltigkeit sowie nachhaltige Raumentwicklung in Stadt und Land.

Engelbert Schramm
Dr. Engelbert Schramm ist Mitbegründer des Instituts für sozial-ökologische Forschung (ISOE) in Frankfurt a. M. und seit April 2014 Mitglied der Institutsleitung. Bis März 2014 leitete er am ISOE den Forschungsschwerpunkt Wasserinfrastruktur und Risikoanalysen; auch arbeitet er zu Methoden fachübergreifender transdisziplinärer Forschung. Er unterstützte das Projekt „PoNa – Politiken der Naturgestaltung" als Mitglied des wissenschaftlichen Beirats mit Workshops zu Fragen der inter- und transdisziplinären Wissensintegration.

Jędrzej Sulmowski
Dr. Jędrzej Sulmowski, Diplom-Umweltwissenschaftler, war wissenschaftlicher Mitarbeiter und Doktorand im Teilprojekt Agro-Gentechnik im Projekt „PoNa – Politiken der Naturgestaltung". In seinem Promotionsvorhaben beschäftigte er sich mit der Agro-Gentechnik-Kontroverse in Polen. Insbesondere untersuchte er Praktiken der Bewertung und Rechtfertigung der Debattenteilnehmer_innen und die dabei hervorgebrachten Verknüpfungen heterogener Entitäten. Seit August 2015 ist er als wissenschaftlicher Mitarbeiter an der Carl-von-Ossietzky Universität Oldenburg im Wissenschaftlichen Zentrum für Genealogie der Gegenwart im Rahmen des Forschungsprojekts „Reflexive Responsibilisierung" beschäftigt. Zu seinen Forschungs- und Arbeitsinteressen gehören *Science and Technology Studies*, Soziologie der Praxis, praxeologisch orientierte Nachhaltigkeitsforschung, Akteur-Netzwerk-Theorie sowie die Beforschung und Erprobung von Möglichkeiten des graphischen Erzählens für die Vermittlung sozialwissenschaftlicher Themen.

Anna Szumelda
Anna Szumelda, Diplom-Landschaftsökologin, war wissenschaftliche Mitarbeiterin und Doktorandin im Teilprojekt Ländliche Entwicklung im Projekt „PoNa

– Politiken der Naturgestaltung". Sie promoviert zum Thema „Der Beitrag kleiner landwirtschaftlicher Betriebe zur nachhaltigen Entwicklung ländlicher Räume". Die empirische Untersuchung ist in zwei landwirtschaftlich kleinstrukturierten Gebieten in Polen angesiedelt. Von März bis August 2015 war sie Stipendiatin des Deutschen Polen-Instituts in Darmstadt, seit 2016 ist sie Mitarbeiterin im Dorfprojekt Juchowo. Zu ihren Forschungs- und Arbeitsschwerpunkten gehören nachhaltige ländliche Entwicklung und Transformationsprozesse in ländlichen Räumen (in Polen), EU-Agrarpolitik, agrarstruktureller Wandel mit besonderem Blick auf die Situation kleiner landwirtschaftlicher Betriebe sowie Postwachstumsökonomie.

Literaturverzeichnis

ABl. EU 2003 Nr. L 236, Amtsblatt der Europäischen Union vom 23. September 2003.

Adorno, Theodor W. (1990): Negative Dialektik. 6. Aufl., Frankfurt a. M.

Albrecht, Stephan (2006): Freiheit, Kontrolle und Verantwortlichkeit in der Gesellschaft. Moderne Biotechnologie als Lehrstück. Hamburg.

Albrecht, Stephan (2013): Agrartechnik. In: Grunwald, Armin (Hrsg.): Handbuch Technikethik. Darmstadt, S. 249-253.

Altieri, Miguel A. (2005): The Myth of Coexistence: Why Transgenic Crops Are Not Compatible With Agroecologically Based Systems of Production. In: Bulletin of Science, Technology & Society. Vol. 25, No. 4, pp. 361-371.

Arendt, Hannah (1970): On Violence. New York.

ARFE, Arche-Region Flusslandschaft Elbe (2013): Erlebniskarte. Von Arche zu Arche auf Radwanderwegen.
Unter: http://www.archezentrum-amt-neuhaus.de/Portaldata/41/Resources/unternehmnungen/Erlebniskarte_2013_2-Auflage.pdf (Stand: 21.05.2014).

ARFE, Arche-Region Flusslandschaft Elbe (2014): Willkommen.
Unter: http://www.arche-region-elbe.de/ (Stand: 03.09.2014).

ARiMR, Agencja Restrukturyzacji i Modernizacji Rolnictwa (2013): Średnia powierzchnia gospodarstwa. [Die durchschnittliche Größe der landwirtschaftlichen Betriebe].
Unter: http://www.arimr.gov.pl/dla-beneficjenta/srednia-powierzchnia-gospodarstwa.html (Stand: 25.05.2014).

Ausschuss für Bildung, Forschung und Technikfolgenabschätzung (2006): Bericht des Ausschusses für Bildung, Forschung und Technikfolgenabschätzung (18. Ausschuss) gemäß § 56a der Geschäftsordnung. Technikfolgenabschätzung (TA), TA-Projekt: Grüne Gentechnik – transgene Pflanzen der 2. und 3. Generation.
Unter: http://dip21.bundestag.de/dip21/btd/16/012/1601211.pdf (Stand: 04.05.2016).

Baier, Andrea/ Bennholdt-Thomson, Veronika/ Holzer, Brigitte (2005): Ohne Menschen keine Wirtschaft. Oder: Wie gesellschaftlicher Reichtum entsteht. München.

Bamberg, Eva (2011): Voraussetzungen und Hindernisse interdisziplinärer Kooperation in der Arbeitswissenschaft. In: Zeitschrift für Arbeitswissenschaft. Jg. 65, H. 1, S. 19-23.

Baranek, Elke/ Fischer, Corinna/ Walk, Heike (2005): Partizipation und Nachhaltigkeit. Reflektionen über Zusammenhänge und Vereinbarkeiten.
Unter: https://www.tu-berlin.de/uploads/media/Nr_15_Bara-Fisc-Walk_01.pdf (Stand: 27.12.2014).

Barth, Regine/ Bilz, Melanie/ Brauner, Ruth/ Clausen, Jens/ Dross, Miriam/ Heineke, Corinna/ Idel, Anita/ Isele, Judith/ Kohlschütter, Niels/ Mathes, Maite/ Meyer, Annette/ Petschow, Ulrich/ Walter, Sabine/ Vögel, Rudi/ Wissen, Markus/ Wolff, Franziska/ Wunderlich, Ulrike (2005): Agrobiodiversität entwickeln! Handlungsstrategien für eine nachhaltige Tier- und Pflanzenzucht.
Unter: http://www.agrobiodiversitaet.net/download/1Einleitung.pdf (Stand: 20.05.2014).

BASF (2014): Trockentoleranter Mais.
Unter: http://www.basf.com/group/corporate/chemistryworldtour/de/inno vationen/drought-tolerant-corn (Stand: 25.10.2014).

Bayerische Akademie der Wissenschaften (Hrsg.) (2012): Pflanzenzucht und Gentechnik in einer Welt mit Hungersnot und knappen Ressourcen. München.

BDP, Bundesverband Deutscher Pflanzenzüchter e. V. (2010): Für Fortschritt – gegen Zerstörung! Fakten & Argumente gegen Feldzerstörungen.
Unter: http://www.bdp-online.de/de/Service/Download-Center/BDP_Flyer _Gentechnik_Feldzerstoerung_Neu.pdf (Stand: 02.10.2014).

Beck, Ulrich (1986): Risikogesellschaft. Auf dem Weg in eine andere Moderne. Frankfurt a. M.

Beck, Ulrich (1988): Gegengifte. Die organisierte Unverantwortlichkeit. Frankfurt a. M.

Beck, Ulrich (1996): Weltrisikogesellschaft, Weltöffentlichkeit und globale Subpolitik. Ökologische Fragen im Bezugsrahmen fabrizierter Unsicherheiten. In: Kölner Zeitschrift für Soziologie und Sozialpsychologie. Jg. 119, H. 36, S. 119-147.

Becker, Egon (Hrsg.) (1997): Soziale Ökologie und Sustainable Development. Jahrbuch für sozial-ökologische Forschung 3. Frankfurt a. M.

Becker, Egon (1998): Therapien gegen das Veralten der Universität. In: Olbertz, Jan-Hendrik (Hrsg.): Zwischen den Fächern – über den Dingen? Universalisierung versus Spezialisierung akademischer Bildung. Opladen, S. 35-71.

Becker, Egon (2003): Soziale Ökologie: Konturen und Konzepte einer neuen Wissenschaft. In: Matschonat, Gunda/ Gerber, Alexander (Hrsg.): Wissenschaftstheoretische Perspektiven für die Umweltwissenschaften. Weikersheim, S. 165-196.

Becker, Egon (2006): Historische Umbrüche. In: Becker, Egon/ Jahn, Thomas (Hrsg.): Soziale Ökologie. Grundzüge einer Wissenschaft von den gesellschaftlichen Naturverhältnissen. Frankfurt a. M./ New York, S. 32-53.

Becker, Egon/ Hummel, Diana/ Jahn, Thomas (2011): Gesellschaftliche Naturverhältnisse als Rahmenkonzept. In: Groß, Matthias (Hrsg.): Handbuch Umweltsoziologie. Wiesbaden, S. 75-96.

Becker, Egon/ Jahn, Thomas (1989): Soziale Ökologie als Krisenwissenschaft. 2. Aufl., Frankfurt a. M.

Becker, Egon/ Jahn, Thomas (2003): Umrisse einer kritischen Theorie gesellschaftlicher Naturverhältnisse. In: Böhme, Gernot/ Manzei, Alexandra (Hrsg.): Kritische Theorie der Technik und der Natur. München, S. 91-112.

Becker, Egon/ Jahn, Thomas (Hrsg.) (2006a): Soziale Ökologie. Grundzüge einer Wissenschaft von den gesellschaftlichen Naturverhältnissen. Frankfurt a. M./ New York.

Becker, Egon/ Jahn, Thomas (2006b): Dynamik gesellschaftlicher Naturverhältnisse. In: Becker, Egon/ Jahn, Thomas (Hrsg.): Soziale Ökologie. Grundzüge einer Wissenschaft von den gesellschaftlichen Naturverhältnissen. Frankfurt a. M./ New York, S. 237-240.

Becker, Egon/ Jahn, Thomas (2006c): Einleitung. In: Becker, Egon/ Jahn, Thomas (Hrsg.): Soziale Ökologie. Grundzüge einer Wissenschaft von den gesellschaftlichen Naturverhältnissen. Frankfurt a. M./ New York, S. 11-26.

Becker, Egon/ Jahn, Thomas (2006d): Glossar sozial-ökologischer Begriffe. Stichwort: Bedürfnis. In: Becker, Egon/ Jahn, Thomas (Hrsg.): Soziale

Ökologie. Grundzüge einer Wissenschaft von den gesellschaftlichen Naturverhältnissen. Frankfurt a. M./ New York, S. 487.

Becker, Egon/ Jahn, Thomas (2006e): Konturen und Gegenstand. In: Becker, Egon/ Jahn, Thomas (Hrsg.): Soziale Ökologie. Grundzüge einer Wissenschaft von den gesellschaftlichen Naturverhältnissen. Frankfurt a. M./ New York, S. 70-89.

Becker, Egon/ Jahn, Thomas (2006f): Vorwort. In: Becker, Egon/ Jahn, Thomas (Hrsg.): Soziale Ökologie. Grundzüge einer Wissenschaft von den gesellschaftlichen Naturverhältnissen. Frankfurt a. M./ New York, S. 7-10.

Becker, Egon/ Jahn, Thomas/ Hummel, Diana (2006): Gesellschaftliche Naturverhältnisse. In: Becker, Egon/ Jahn, Thomas (Hrsg.): Soziale Ökologie. Grundzüge einer Wissenschaft von den gesellschaftlichen Naturverhältnissen. Frankfurt a. M./ New York, S. 174-197.

Becker, Egon/ Jahn, Thomas/ Schramm, Engelbert/ Hummel, Diana/ Stieß, Immanuel (2000): Sozial-ökologische Forschung – Rahmenkonzept für einen neuen Förderschwerpunkt. ISOE-Studientexte Nr. 6. Frankfurt a. M. Unter: http://www.isoe.de/ftp/sozoek.pdf (Stand: 15.06.16).

Becker-Schmidt, Regina (1998): Trennung, Verknüpfung, Vermittlung: zum feministischen Umgang mit Dichotomien. In: Knapp, Gudrun-Axeli (Hrsg.): Kurskorrekturen. Feminismus zwischen Kritischer Theorie und Postmoderne. Frankfurt a. M./ New York, S. 84-125.

Beckmann, Volker/ Schleyer, Christian (2007): Neue Formen der Kooperation von Landwirten bei der Befürwortung und Ablehnung der Agro-Gentechnik. In: Köstner, Barbara/ Vogt, Markus/ Saan-Klein, Beatrice van (Hrsg.): Agro-Gentechnik im ländlichen Raum. Potentiale, Konflikte, Perspektiven. Dettelbach, S. 219-244.

Begemann, Frank/ Himmighofen, Wilbert (2008): Internationale politische Rahmenbedingungen zur Erhaltung und nachhaltigen Nutzung der Agrobiodiversität. Zugang zu genetischen Ressourcen für Ernährung und Landwirtschaft. In: Natur und Landschaft. Jg. 83, H. 2, S. 60-63.

Belina, Bernd (2011): Raum. Münster.

Benbrook, Charles M. (2012): Impacts of genetically engineered crops on pesticide use in the U.S. – the first sixteen years. In: Environmental Sciences Europe. Vol. 24, No. 1, pp. 1-13.

Bennholdt-Thomsen, Veronika/ Holzer, Brigitte/ Müller, Christa (Hrsg.) (1999): Das Subsistenzhandbuch. Widerstandskulturen in Europa, Asien und Lateinamerika. Wien.

Bennholdt-Thomsen, Veronika/ Mies, Maria/ Werlhof, Claudia von (1992): Frauen, die letzte Kolonie: Zur Hausfrauisierung der Arbeit. 3. Aufl., Zürich.

Bergmann, Matthias (2013): Strukturelle und programmatische Hindernisse für eine Partizipation der Umweltverbände in der staatlichen Forschungspolitik. Ein Gutachten für das Vorhaben ‚Zivilgesellschaftliche Plattform Forschungswende'. Berlin.
Unter: http://www.researchincommunity.net/fileadmin/files/Transdisziplinar_Partizipation/Gutachten_Partizipation_VDW.pdf (Stand: 15.06.16).

Bergmann, Matthias/ Brohmann, Bettina/ Hofmann, Esther/ Loibl, Marie C./ Rehaag, Regine/ Schramm, Engelbert/ Voß, Jan-Peter (2005): Qualitätskriterien transdisziplinärer Forschung. Ein Leitfaden für die formative Evaluation von Forschungsprojekten. Frankfurt a. M.

Bergmann, Matthias/ Jahn, Thomas/ Knobloch, Tobias/ Krohn, Wolfgang/ Pohl, Christian/ Schramm, Engelbert (2010): Methoden transdisziplinärer Forschung. Ein Überblick mit Anwendungsbeispielen. Frankfurt a. M./ New York.

Bergmann, Matthias/ Schramm, Engelbert (Hrsg.) (2008): Transdisziplinäre Forschung. Integrative Forschungsprozesse verstehen und bewerten. Frankfurt a. M./ New York.

Berndt, Katharina (2014): Transdisziplinäre Wissensintegration in Forschungsnachwuchs-gruppen – Eine Illusion? Eine Analyse der Konzeptionierung von Nachwuchsforscher-gruppen hinsichtlich der transdisziplinären Wissensintegration im Kontext der zeitlichen Rahmung am Beispiel PoNa – Politiken der Naturgestaltung. Leuphana Universität Lüneburg, Unveröffentlichte Hausarbeit im Seminar „Soziale Ökologie".

Bethwell, Claudia/ Weith, Thomas/ Müller, Klaus (2012): Stakeholder-Interaktionen regional: Risikogovernance – Entwicklung eines Kommunikationsprozesses zum Umgang mit dem Anbau von GVO in der Region Märkisch-Oderland. In: Breckling, Broder/ Schmidt, Gunther/ Schröder, Winfried (Hrsg.): GeneRisk. Systematische Risiken der Gentechnik: Analyse von Umweltwirkungen gentechnisch veränderter Organismen in der Landwirtschaft. Berlin/ Heidelberg, S. 237-260.

Beusmann, Volker (2008): Kein Konsens über begründeten Dissens – Der Streit um die Gentechnik in der Erstellung der Weltagrarberichts. In: GAIA. Jg. 17, H. 4, S. 345-347.

BfN, Bundesamt für Naturschutz (2006): Komitologie-Verfahren. Unter: http://www.bfn.de/0301_komi.html (Stand: 16.11.2014).

Biesecker, Adelheid (1998): Kooperative Vielfalt und das „Ganze der Arbeit". In: Die Armutskonferenz (Hrsg.): „Es ist genug für alle da!" Erwerbsarbeit und soziale Sicherheit. 3. Österreichische Armutskonferenz. Salzburg, S. 47-55.

Biesecker, Adelheid/ Elsner, Wolfram (Hrsg.) (2004): Erhalten durch Gestalten. Nachdenken über eine (re)produktive Ökonomie. Frankfurt a. M.

Biesecker, Adelheid/ Gottschlich, Daniela (2013): Wirtschaften und Arbeiten in feminist-ischer Perspektive – geschlechtergerecht und nachhaltig? In: Hofmeister, Sabine/ Katz, Christine/ Mölders, Tanja (Hrsg.): Geschlechterverhältnisse und Nachhaltigkeit. Die Kategorie Geschlecht in den Nachhaltigkeitswissenschaften. Opladen u. a., S. 178-190.

Biesecker, Adelheid/ Hofmeister, Sabine (2003): (Re)Produktivität: Der „blinde Fleck" im Diskurs zu Nachhaltiger Entwicklung. In: Hofmeister, Sabine/ Mölders, Tanja/ Karsten, Maria-Eleonora (Hrsg.): Zwischentöne gestalten. Dialoge zur Verbindung von Geschlechterverhältnissen und Nachhaltigkeit. Bielefeld, S. 38-56.

Biesecker, Adelheid/ Hofmeister, Sabine (2006): Die Neuerfindung des Ökonomischen. Ein (re)produktionstheoretischer Beitrag zur Sozial-ökologischen Forschung. München.

Biesecker, Adelheid/ Hofmeister, Sabine (2009): Starke Nachhaltigkeit fordert eine Ökonomie der (Re)Produktivität. Der Beitrag des Schlüsselbegriffs Naturproduktivität zur Fundierung einer Theorie der Nachhaltigkeit. In: Egan-Krieger, Tanja von/ Schultz, Julia/ Thapa, Philipp P./ Voget, Lieske (Hrsg.): Die Greifswalder Theorie starker Nachhaltigkeit. Ausbau, Anwendung und Kritik. Marburg, S. 169-192.

Biesecker, Adelheid/ Hofmeister, Sabine (2013): Zur Produktivität des „Reproduktiven". Fürsorgliche Praxis als Element einer Ökonomie der Vorsorge. In: Feministische Studien. Jg. 31, H. 2, S. 240-252.

Biesecker, Adelheid/ Kesting, Stefan (2003): Mikroökonomik. Eine Einführung aus sozial-ökologischer Perspektive. München.

Biesecker, Adelheid/ Mathes, Maite/ Schön, Susanne/ Scurrell, Babette (Hrsg.) (2000): Vorsorgendes Wirtschaften. Auf dem Weg zu einer Ökonomie des guten Lebens. Bielefeld.

Biesecker, Adelheid/ Wichterich, Christa/ Winterfeld, Uta von (2012): Feministische Perspektiven zum Themenbereich Wachstum, Wohlstand und Lebensqualität. Hintergrundpapier. Bremen u. a.
Unter: http://www.rosalux.de/fileadmin/rls_uploads/pdfs/sonst_publikatio nen/Biesecker_Wichterich_Winterfeld_2012_FeministischePerspe.pdf (Stand: 30.01.2015).

Biesecker, Adelheid/ Winterfeld, Uta von (2014): Extern? Weshalb und inwiefern moderne Gesellschaften Externalisierung brauchen und erzeugen. Working Paper der DFG-KollegforscherInnengruppe Postwachstumsgesellschaften, Nr. 2. Jena.
Unter: http://www.kolleg-postwachstum.de/sozwgmedia/dokumente/Work ingPaper/wp2_2014.pdf (Stand: 29.01.2015).

Binimelis, Rosa (2008): Coexistence of Plants and Coexistence of Farmers. Is an Individual Choice Possible? In: Journal of Agricultural and Environmental Ethics. Vol. 21, No. 5, pp. 437-458.

Binimelis, Rosa/ Monterroso, Iliana/ Vilella, Mariel (2010): Is there any room for alternatives? Socio-economic implications of GMOs cultivation at large-scale – Case study in Spain. In: Breckling, Broder/ Verhoeven, Richard (Eds.): Large-area Effects of GM-Crop Cultivation. Proceedings of the Second GMLS-Conference 2010 in Bremen. Frankfurt a. M., pp. 89-90.

Biosphärenreservat Flusslandschaft Elbe (2014): Arche Region Flusslandschaft Elbe – Amt Neuhaus.
Unter: http://www.flusslandschaft-elbe.de/arche_region_flusslandschaft_ elbe__amt_neuhaus_46__1.html (Stand: 27.03.2014).

Blok, Anders/ Jensen, Torben E. (2011): Bruno Latour: Hybrid thoughts in a hybrid world. London u. a.

BMBF, Bundesministerium für Bildung und Forschung (2000): Rahmenkonzept Sozial-ökologische Forschung.
Unter: http://www.isoe.de/ftp/rahmenkonzept.pdf (Stand: 25.04.2016).

BMBF, Bundesministerium für Bildung und Forschung (2002): Sozial-ökologische Forschung. Rahmenkonzept. Bonn.

BMBF, Bundesministerium für Bildung und Forschung (2007): Sozial-ökologische Forschung. Rahmenkonzept 2007-2010. Bonn.
Unter: http://www.fona.de/mediathek/pdf/B_1_1_SOEF_Rahmenkon zept_de.pdf.

BMBF, Bundesministerium für Bildung und Forschung (2010): Anmerkungen des Bundesministeriums für Bildung und Forschung zum „9-Punkte-Katalog für eine ökologische Risikoforschung" der Umweltverbände BÖLW, BUND, DNR, Greenpeace, NABU und VDW. 3. Runder Tisch Pflanzengenetik. 8. Juni 2010, Berlin.
Unter: http://www.nabu.de/downloads/Anmerkungen_BMBF.pdf (Stand: 12.06.2014).

BMBF, Bundesministerium für Bildung und Forschung (2013): Workshop-Ergebnisse. B2 –Beitrag der Forschung zur Nachhaltigen Entwicklung zur Nachhaltigen Entwicklung.
Unter: http://www.fona.de/mediathek/event/sisi2013/session_ergebnisse/ b2_session_results_sisi2013.pdf (Stand: 15.05.2014).

BMBF, Bundesministerium für Bildung und Forschung (2014): Runder Tisch zur Pflanzengenetik.
Unter: http://www.bmbf.de/de/13622.php (Stand: 12.06.2014).

BMEL, Bundesministerium für Ernährung und Landwirtschaft (2009): Runder Tisch zur Grünen Gentechnik. Bundeslandwirtschaftsministerin Aigner startet gesellschaftlichen Dialog. Pressemitteilung Nr. 092 vom 20.05.09.
Unter: http://www.bmelv.de/SharedDocs/Pressemitteilungen/2009/092-AI-Runder-Tisch-Gentechnik.html (Stand: 12.06.2014).

BMELV, Bundesministerium für Ernährung, Landwirtschaft und Verbraucherschutz (2009a): Nationaler Strategieplan der Bundesrepublik Deutschland für die Entwicklung ländlicher Räume 2007-2013. Berlin/ Bonn. Unter: http://www.bmelv.de/SharedDocs/Standardartikel/Landwirtschaft/Laendlich e-Raeume/KonzepteStrategien/natStrategieplan.html (Stand: 02.08.2010).

BMELV, Bundesministerium für Ernährung, Landwirtschaft und Verbraucherschutz (2009b): Pressemitteilung Nr. 603 vom 14.04.2009. Aigner verbietet
den Anbau von MON810.
Unter: http://www.bmelv.de/SharedDocs/Pressemitteilungen/2009/063-AI-
Mon810.html (Stand: 28.10.2013).

BMELV, Bundesministerium für Ernährung, Landwirtschaft und Verbraucherschutz (2010): Wegweiser. Biologische Vielfalt schützen und nutzen. Informationen und Tipps. Berlin.

BMU, Bundesministerium für Umwelt, Naturschutz und Reaktorsicherheit/ BfN,
Bundesamt für Naturschutz (Hrsg.) (2010): Naturbewusstsein 2009. Bevöl-
kerungsumfrage zu Natur und biologischer Vielfalt. Berlin/ Bonn.

BNatSchG, Bundesnaturschutzgesetz (Gesetz über Naturschutz und Landschaftspflege) vom 29.07.2009 (BGBl. I S. 2542), zuletzt geändert durch
Artikel 4 Absatz 100 des Gesetzes vom 07.08.2013 (BGBl. I S. 3154).

Bogner, Alexander/ Kastenhofer, Karen/ Torgersen, Helge (2010a): Inter- und
Transdisziplinarität – Zur Einleitung in eine anhaltend aktuelle Debatte. In:
Bogner, Alexander/ Kastenhofer, Karen/ Torgersen, Helge (Hrsg.): Inter-
und Transdisziplinarität im Wandel? Neue Perspektiven auf problemorientierte Forschung und Politikberatung. Baden-Baden, S. 7-21.

Bogner, Alexander/ Kastenhofer, Karen/ Torgersen, Helge (Hrsg.) (2010b):
Inter- und Transdisziplinarität im Wandel? Neue Perspektiven auf problemorientierte Forschung und Politikberatung. Baden-Baden.

Böhme, Gernot (1992): Natürlich Natur. Über Natur im Zeitalter ihrer technischen Reproduzierbarkeit. 2. Aufl., Frankfurt a. M.

Böhme, Gernot (2007): Welche Natur wollen wir? Aporien des Naturbegriffs. In:
Busch, Bernd (Hrsg.): Jetzt ist die Landschaft ein Katalog voller Wörter.
Beiträge zur Sprache der Ökologie. Göttingen, S. 24-33.

Bohnsack, Ralf (2000): Rekonstruktive Sozialforschung. Einführung in Methodologie und Praxis qualitativer Forschung. 4. Aufl., Opladen.

Bonacker, Thorsten (2005): Sozialwissenschaftliche Konflikttheorien – Einleitung und Überblick. In: Bonacker, Thorsten (Hrsg.): Sozialwissenschaftliche Konflikttheorien. Eine Einführung. 3. Aufl., Wiesbaden, S. 9-29.

Böschen, Stefan (2005): Reflexive Wissenspolitik: Zur Formierung und Strukturierung von Gestaltungsöffentlichkeiten. In: Bogner, Alexander/ Torgersen,

Helge (Hrsg.): Wozu Experten? Ambivalenzen der Beziehung von Wissenschaft und Politik. Wiesbaden, S. 241-263.

Böschen, Stefan (2009): Hybrid regimes of knowledge? Challenges for constructing scientific evidence in the context of the GMO-debate. In: Environmental Science and Pollution Research. Vol. 16, No. 5, pp. 508-520.

Böschen, Stefan (2010): Wissenschaft: Epistemisches Niemandsland? In: Engelhardt, Anina/ Kajetzke, Laura (Hrsg.): Handbuch Wissensgesellschaft. Theorien, Themen und Probleme. Bielefeld, S. 159-170.

BRFE, Biosphärenreservat Flusslandschaft Elbe (2014): Das Biosphärenreservat – Weltkultur an wilden Ufern.
Unter: http://www.flusslandschaft-elbe.de/biosphrenreservat_5__1.html
(Stand: 21.05.2014).

Brand, Karl-Werner (Hrsg.) (2006a): Die neue Dynamik des Bio-Markts. Folgen der Agrarwende im Bereich Landwirtschaft, Verarbeitung, Handel, Konsum und Ernährungskommunikation. Ergebnisband 1. München.

Brand, Karl-Werner (Hrsg.) (2006b): Von der Agrarwende zur Konsumwende? Die Kettenperspektive. Ergebnisband 2. München.

Brand, Ulrich (2000): Nichtregierungsorganisationen, Staat und ökologische Krise. Konturen kritischer NRO-Forschung. Das Beispiel der biologischen Vielfalt. Münster.

Brand, Ulrich (2014): Postwachstum, Demokratie und Naturverhältnisse. Einleitende Bemerkungen vor dem Hintergrund der Thesenpapiere. Thesenpapier und Impuls im Rahmen des Workshops des DFG-Kollegs „Postwachstumsgesellschaften" in Jena am 17./18. November 2014, unveröffentlicht.

Brand, Ulrich/ Brunnengräber, Achim/ Schrader Lutz/ Stock, Christian/ Wahl, Peter (2000): Global Governance. Alternative zur neoliberalen Globalisierung? Münster.

Brand, Ulrich/ Görg, Christoph (2002): „Nachhaltige Globalisierung"? Sustainable development als Kitt des neoliberalen Scherbenhaufens. In: Görg, Christoph/ Brand, Ulrich (Hrsg.): Mythen globalen Umweltmanagements. Rio + 10 und die Sackgassen „nachhaltiger Entwicklung". Münster, S. 12-47.

Brand, Ulrich/ Görg, Christoph (2003): Postfordistische Naturverhältnisse. Konflikte um genetische Ressourcen und die Internationalisierung des Staates. Münster.

Brandth, Berit (1994): Changing Femininity. The Social Construction of Women Farmers in Norway. In: Sociologia Ruralis. Vol. 34, No. 2-3, pp. 127-149.

Braunmühl, Claudia von/ Winterfeld, Uta von (2003): Global Governance. Eine begriffliche Erkundung im Spannungsfeld von Nachhaltigkeit, Globalisierung und Demokratie. Welche Globalisierung ist zukunftsfähig? Wuppertal.

Breckling, Broder/ Böckmann, Simone/ Reuter, Hauke (2012): Ökologische Wirkungspfadanalyse: Bt-Mais in der Umwelt. In: Breckling, Broder/ Schmidt, Gunther/ Schröder, Winfried (Hrsg.): GeneRisk. Systematische Risiken der Gentechnik: Analyse von Umweltwirkungen gentechnisch veränderter Organismen in der Landwirtschaft. Berlin/ Heidelberg, S. 21-49.

Breckling, Broder/ Reuter, Hauke/ Verhoeven, Richard (Eds.) (2008): Implications of GM-Crop Cultivation at Large Spatial Scales. Proceedings of the GMLS-Conference 2008 in Bremen. Frankfurt a. M.

Breckling, Broder/ Verhoeven, Richard (Eds.) (2010): Large-area Effects of GM-Crop Cultivation. Proceedings of the Second GMLS-Conference 2010 in Bremen. Frankfurt a. M.

Brenner, Neil (2009): A Thousand Leaves: Notes on the Geographies of Uneven Spatial Development. In: Keil, Roger/ Mahon, Rianne (Eds.): Leviathan Undone? Towards a Political Economy of Scale. Vancouver, pp. 27-50.

Broer, Inge/ Busch, Jürgen/ Jung, Christian/ Ordon, Frank/ Qaim, Matin/ Reinhold-Hurek, Barbara/ Sonnewald, Uwe/ Tiedemann, Andreas von (2011): Grüne Gentechnik. Weinheim.
Unter: http://www.dfg.de/download/pdf/dfg_magazin/forschungspolitik/gruene_gentechnik/broschuere_gruene_gentechnik.pdf (Stand: 12.06.2014).

Brookfield, Harold C. (2001): Exploring Agrodiversity. New York.

Brown, Mark B. (2009): Science in democracy. Expertise, institutions, and representation. Cambridge, Massachusetts.

Brüggemann, Beate/ Riehle, Rainer/ Bruckmeier, Karl (2002): Ungelöste Probleme der sozial-ökologischen Regionalentwicklung im ländlichen Raum. In: Balzer, Ingrid/ Wächter, Monika (Hrsg.): Sozial-ökologische Forschung.

Ergebnisse der Sondierungsprojekte aus dem BMBF-Förderschwerpunkt. München, S. 215-235.

Brunnengräber, Achim/ Dietz, Kristina (2011): Der Klimawandel – eine multiple Krise gesellschaftlicher Naturverhältnisse. In: Demirović, Alex/ Dück, Julia/ Becker, Florian/ Bader, Pauline (Hrsg.): VielfachKrise. Im finanzmarktdominierten Kapitalismus. Hamburg, S. 95-110.

Buchhofer, Ekkehard (1998): Agrarsoziale Veränderungen in Polen seit 1988 in ihrer regionalen Differenzierung im Überblick. In: Buchhofer, Ekkehard/ Quaisser, Wolfgang (Hrsg.): Agrarwirtschaft und ländlicher Raum Ostmitteleuropas in der Transformation. Marburg, S. 35-59.

Buller, Henry/ Morris, Carol (2003): Farm Animal Welfare: A New Repertoire of Nature-Society Relations or Modernism Re-embedded? In: Sociologia Ruralis. Vol. 43, No. 3, pp. 216-237.

BUND, Bund für Umwelt und Naturschutz Deutschland (2010): Gentechnikfreie Regionen schaffen – so geht´s!
Unter: http://www.gentechnikfreie regionen.de/fileadmin/content/material/broschueren_u_mappen/20100901_gfr_gruendung_anleitung.pdf
(Stand: 12.12.2012).

BUND, Bund für Umwelt und Naturschutz Deutschland (o. J.a): Das geplante Freihandelsabkommen (TTIP) höhlt Gentech—Kennzeichnungspflicht in EU aus.
Unter: http://www.bund.net/themen_und_projekte/internationaler_umweltschutz/ttip_ceta/gentechnik/ (Stand: 27.12.2014).

BUND, Bund für Umwelt und Naturschutz Deutschland (o. J.b): Gentechnikfreie Regionen in Deutschland: Gentechnikfreie Gastronomie in Mecklenburg. Unter: http://www.gentechnikfreie-regionen.de/regionen-gemeinden/gentechnikfreie-gastronomie.html (Stand: 12.06.2014).

BUND, Bund für Umwelt und Naturschutz Deutschland (o. J.c): Gentechnikfreie Regionen in Deutschland: Gentechnikfreie Regionen und Gemeinden.

Unter: http://www.gentechnikfreie-regionen.de/regionen-gemeinden.html (Stand: 27.12.2014).

Bundesamt für Naturschutz (2014): Hintergrundinfo Naturschutz/ Naturbewusstsein/ Biologische Vielfalt/ Meinungsumfrage.

Unter: http://www.bfn.de/fileadmin/MDB/documents/presse/2014/HG-Papier-Naturbewusstsein2013_barrierefrei.pdf (Stand: 15.05.2014).

Burandt, Annemarie/ Mölders, Tanja (forthcoming): Nature–Gender–Relations within a Social-Ecological Perspective on European Multifunctional Agriculture – the Example of Agrobiodiversity. In: Gottschlich, Daniela/ Mölders, Tanja/ Padmanabhan, Martina (Eds.): Agriculture and Human Values. Symposium Feminist Perspectives on Human-Nature Relations.

Burandt, Annemarie/ Mölders, Tanja/ Szumelda, Anna (im Erscheinen): PoNa-Paper Nr. 5. Politiken für Ländliche Entwicklung als Politiken der Naturgestaltung: Eine Analyse der europäischen, deutschen und polnischen Politik zur Entwicklung ländlicher Räume in der Förderperiode 2007-2013. Lüneburg.

Busse, Tanja (2010): Landwirtschaft am Scheideweg Essay. In: Aus Politik und Zeitgeschichte. Beilage zur Wochenzeitung Das Parlament 5-6/2010: Landwirtschaft. S. 3-5.

BVerfG, Bundesverfassungsgericht (2010): Urteil vom 24. November 2010 – 1 BvF 2/05.
Unter: http://www.bundesverfassungsgericht.de/SharedDocs/Entscheidungen/DE/2010/11/fs20101124_1bvf000205.html (Stand: 30.01.2015).

BVL, Bundesamt für Verbraucherschutz und Lebensmittelsicherheit (2014): Standortregister. Unter:
http://apps2.bvl.bund.de/stareg_web/showflaechen.do (Stand: 19.05.2014).

Callon, Michel/ Latour, Bruno (2006): Die Demontage des großen Leviathans. Wie Akteure die Makrostruktur der Realität bestimmen und Soziologen ihnen dabei helfen. In: Belliger, Andréa/ Krieger, David. J. (Hrsg.): ANThology. Ein einführendes Handbuch zur Akteur-Netzwerk-Theorie. Bielefeld, S. 75-101.

Castree, Noel/ Braun, Bruce (2006): Constructing rural natures. In: Cloke, Paul/ Marsden, Terry/ Mooney, Patrick (Eds.): Handbook of Rural Studies. London u. a., pp. 161-170.

CBD, Convention on biological diversity adopted on 05 June 1992, Rio de Janeiro, Brazil, Date of Entry into Force: 29 December 1993 (Article 36). 1760 UNTS 79; 31 ILM 818 (1992).

Clark, E. Ann (2004): GM crops are not containable. In: Breckling, Broder/ Verhoeven, Richard (Eds.): Risk Hazard Damage. Specification of Criteria to Assess Environmental Impact of Genetically Modified Organisms. Bonn/ Bad Godesberg, pp. 91-108.

Cloke, Paul J. (2006): Conceptualizing rurality. In: Cloke, Paul/ Marsden, Terry/ Mooney, Patrick (Eds.): Handbook of Rural Studies. London, pp. 18-28.

Cloke, Paul/ Marsden, Terry/ Mooney, Patrick (Eds.) (2006): Handbook of Rural Studies. London.

Cook, Guy/ Pieri, Elisa/ Robbins, Peter T. (2004): 'The Scientists Think and the Public Feels': Expert Perceptions of the Discourse of GM Food. In: Discourse Society. Vol. 15, No. 4, pp. 433-449.

Cooren, François (2010): Action and agency in dialogue. Passion, incarnation and ventriloquism. Amsterdam/ Philadelphia.

COP 3 Decision III/11, Conservation and sustainable use of agricultural biological diversity. Unter: http://www.cbd.int/decision/cop/default.shtml?id=7107 (Stand: 27.03.2014).

COP 5 Decision V/5, Agricultural biological diversity: review of phase I of the programme of work and adoption of a multi-year work programme.
Unter: http://www.cbd.int/decision/cop/default.shtml?id=7147 (Stand: 27.03.2014).

Cromwell, Elizabeth (1999): Agriculture, biodiversity and livelihoods: issues and entry points.
Unter: http://www.odi.org.uk/sites/odi.org.uk/files/odi-assets/publications-opinion-files/8286.pdf (Stand: 31.07.2013).

Custance, Paul/ Orton, Gaynor/ Walley, Keith (2014): Care farming – A sustainable approach to multifunctionality in agriculture. Unter:
http://www.ntu.ac.uk/nbs/document_uploads/109341.pdf
(Stand: 25.04.2014).

Dahrendorf, Ralf (1961): Gesellschaft und Freiheit. München.

Dankelmann, Irene (2012): On the Road to Sustainable Development. Promoting Gender Equality and Addressing Climate Change. In: UNDP, United Nations Development Programme (Ed.): Powerful Synergies. Gender Equality, Economic Development and Environmental Sustainability. New York, pp. 25-35.

Daston, Lorraine (2003): Wunder, Beweise und Tatsachen. Zur Geschichte der Rationalität. Frankfurt a. M.

Daston, Lorraine/ Galison, Peter (2007): Objektivität. Frankfurt a. M.

Davidova, Sofia/ Fredriksson, Lena/ Bailey, Alastair (2009): Subsistence and Semi-subsistence Farming in Selected EU New Member States. School of Economics, University of Kent. Canterbury.

Davies, Norman (2005): God's playground. A history of Poland. New York.

Demirović, Alex (2007): Demokratie in der Wirtschaft. Positionen, Probleme, Perspektiven. Münster.

Demirović, Alex (2011): Governance – eine neue Stufe staatlicher Herrschaft. In: Demirović, Alex/ Walk, Heike (Hrsg.): Demokratie und Governance. Kritische Perspektiven auf neue Formen politischer Herrschaft. Münster, S. 73-105.

Demirović, Alex (2012): Marx Grün. Die gesellschaftlichen Naturverhältnisse demokratisieren. In: Luxemburg. H. 3, S. 60-72.

Deppermann, Arnulf/ Hartung, Martin (Hrsg.) (2006): Argumentieren in Gesprächen. Gesprächsanalytische Studien. Tübingen.

Derrida, Jacques (2006): Schurken. Zwei Essays über die Vernunft. Frankfurt a. M.

Dietz, Kristina (2011): Der Klimawandel als Demokratiefrage. Sozial-ökologische und politische Dimensionen von Vulnerabilität in Nicaragua und Tansania. Münster.

Dietz, Kristina/ Engels, Bettina (2014a): Immer (mehr) Ärger wegen der Natur? – Für eine gesellschafts- und konflikttheoretische Analyse von Konflikten um Natur. In: Österreichische Zeitschrift für Politikwissenschaft (ÖZP). Jg. 43., H. 1, S. 73-90.

Dietz, Kristina/ Engels, Bettina (2014b): Raum, Natur und Gesellschaft. In: Oßenbrügge, Jürgen/ Vogelpohl, Anne (Hrsg.): Theorien in der Raum- und Stadtforschung. Einführungen. Münster, S. 78-96.

Dietz, Kristina/ Wissen, Markus (2009): Kapitalismus und „natürliche Grenzen". Eine kritische Diskussion ökomarxistischer Zugänge zur ökologischen Krise. In: PROKLA. Zeitschrift für kritische Sozialwissenschaft 156. Jg. 39, H. 3, S. 351-369.

Dingler, Johannes (2003): Postmoderne und Nachhaltigkeit. Eine diskurstheoretische Analyse der sozialen Konstruktionen von nachhaltiger Entwicklung. München.

DNR, Deutscher Naturschutzring/ NABU, Naturschutzbund Deutschland e. V./ BÖLW, Bund ökologische Lebensmittelwirtschaft/ VDW, Vereinigung Deutscher Wissenschaftler e. V. (2010): Reaktion auf die Anmerkungen des BMBF zum 9-Punktepapier der Verbände DNR, NABU, BÖLW und VDW. Berlin, 6. Juli 2010. Unter: http://www.nabu.de/downloads/Reaktion_auf_BMBF-Anmerkungen.pdf (Stand: 12.06.2014).

Douglas, Heather E. (2009): Science, policy, and the value-free ideal. Pittsburgh.

DuPuis, E. Melanie (2006): Landscapes of desires? In: Cloke, Paul/ Marsden, Terry/ Mooney, Patrick (Eds.): Handbook of Rural Studies. London u. a., pp. 124-132.

Dybel, Paweł/ Wróbel, Szymon (2008): Granice polityczności. Od polityki emancypacji do polityki życia. [Grenzen des Politischen. Von der Politik der Emanzipation zur Politik des Lebens.] Warschau.

Ebert, Theodor (1983): Gewaltfreier Aufstand. Alternative zum Bürgerkrieg. 3. Aufl., Waldkirch.

Eblinghaus, Helga/ Stickler, Armin (1996): Nachhaltigkeit und Macht. Zur Kritik von Sustainable Development. Frankfurt a. M.

EEA, European Environment Agency (2007): Europe's environment. The fourth assessment. Kopenhagen.

Enengl, Barbara/ Muhar, Andreas/ Penker, Marianne/ Freyer, Bernhard/ Drlik, Stephanie/ Ritter, Florian (2012): Co-production of knowledge in transdisciplinary doctoral theses on landscape development. An analysis of actor roles and knowledge types in different research phases. In: Landscape and Urban Planning. Vol. 105, No. 1-2, pp. 106-117.

Engels, Johannes M. M./ Wood, David (1999): Conservation of Agrobiodiversity. In: Wood, David/ Lenné, Jillian M. (Eds.): Agrobiodiversity. Characterization, utilization and management. Wallingford, Oxon/ New York, pp. 355-386.

ENRD, Europäisches Netzwerk für ländliche Entwicklung (2010): Semisubsistenzlandwirtschaft in Europa. Konzepte und Kernfragen. Hintergrundpapier für das Seminar „Semisubsistenzlandwirtschaft in der EU: aktuelle Situation und Zukunftsaussichten" Sibiu, Rumänien. 13.-15. Oktober 2010.

Epiney, Astrid (2005): Umweltrecht in der Europäischen Union. 2. Aufl., Köln.

Esser, Josef/ Görg, Christoph/ Hirsch, Joachim (1994): Von den „Krisen der Regulation" zum „radikalen Reformismus". In: Esser, Josef (Hrsg.): Politik, Institutionen und Staat. Zur Kritik der Regulationstheorie. Hamburg, S. 213-229.

Eurobarometer (2006): Europeans and Biotechnology in 2005. Pattern and Trends.
Unter: http://www.transgen.de/pdf/dokumente/eurobarometer2006.pdf (Stand: 21.04.10).

Eurobarometer (2010): Special Eurobarometer. Biotechnology Report.
Unter: http://www.google.de/url?sa=t&rct=j&q=&esrc=s&source=web &cd=1&ved=0CDMQFjAA&url=http%3A%2F%2Fec.europa.eu%2Fpubli c_opinion%2Farchives%2Febs%2Febs_341_en.pdf&ei=WT01U_HEKsWL swbUjYCoBw&usg=AFQjCNGdtkl0v0ESQoBAYhohUpwwhk-tbw&bvm=bv.63808443,d.Yms&cad=rja (Stand: 12.06.2014).

Europäische Kommission (2003): Empfehlung der Kommission mit Leitlinien für die Erarbeitung einzelstaatlicher Strategien und geeigneter Verfahren für die Koexistenz gentechnisch veränderter, konventioneller und ökologischer Kulturen.
Unter: http://ec.europa.eu/agriculture/publi/reports/coexistence2 /guide_de.pdf (Stand: 27.12.2014).

Europäischer Rat (1999): Schlussfolgerungen des Vorsitzes. Europäischer Rat in Berlin, 24. und 25. März 1999.
Unter: http://www.consilium.europa.eu/uedocs/cms_data/docs/pressdata/de/ ec/00100.d9.html (Stand: 29.07.2014).

Europäischer Rat (2001): Schlussfolgerungen des Vorsitzes. Europäischer Rat (Göteborg), 15. und 16. Juni 2001.
Unter: http://www.consilium.europa.eu/ueDocs/cms_Data/docs/pressData /de/ec/00200-r1.d1.pdf (Stand: 04.05.2016).

Europäischer Rat (2006): Beschluss des Rates vom 20. Februar 2006 über strategische Leitlinien der Gemeinschaft für die Entwicklung des ländlichen Raums (Programmplanungszeitraum 2007-2013) (2006/144/EG).

Unter: http://eur-lex.europa.eu/legal-content/DE/TXT/PDF/?uri=CELEX:32 006D0144&from=DE (Stand: 01.10.2014).

Europäischer Wirtschafts- und Sozialausschuss (2012): Stellungnahme des Europäischen Wirtschafts- und Sozialausschusses zum Thema „Die Rolle der Frau als treibende Kraft für ein Entwicklungs- und Innovationsmodell in der Landwirtschaft und im ländlichen Raum" (Initiativstellungnahme). Nat/540, Berichterstatterin: Daniela Rondinelli. Brüssel.

European Commission (2008): Attitudes of European citizens towards the environment. Report. In: Special Eurobarometer 295/ Wave 68.2 – TNS Opinion & Social.

European Commission (2010): Biotechnology. Report. In: Special Eurobarometer 341/ Wave 73.12 – TNS Opinion & Social.

FDP, Forum Debaty Publicznej (2012): Zapis stenograficzny Forum Debaty Publicznej „Potencjał obszarów wiejskich szansą rozwoju". [Stenogramm des Forums Öffentlicher Debatte „Potenzial ländlicher Räume als Entwicklungschance"].
Unter: http://www.prezydent.pl/download/gfx/prezydent/pl/defaultopisy/ 2404/6/1/fdp_8_lutego_2012_-_stenogram.pdf (Stand: 12.06.2014).

FDSD, Foundation for Democracy and Sustainable Development (2013): Manifest für Demokratie und Nachhaltigkeit. Unter:
http://www.democracyandsustainability.org/wp-content/uploads/2013/03/
Manifest-f%C3%BCr-Demokratie-und-Nachhaltigkeit.pdf
(Stand: 29.01.2015).

Feindt, Peter H. (2008): Nachhaltige Agrarpolitik zwischen Pfadabhängigkeit und Paradigmenwechsel. Die Bedeutung von Institutionen und politischem Prozess in der gemeinsamen Agrarpolitik. In: Feindt, Peter H./ Gottschick, Manuel/ Mölders, Tanja/ Müller, Franziska/ Sodtke, Rainer/ Weiland, Sabine (Hrsg.): Nachhaltige Agrarpolitik als reflexive Politik. Plädoyer für einen neuen Diskurs zwischen Politik und Wissenschaft. Berlin, S. 67-93.

Feindt, Peter H. (2010): Agrarpolitische Konfliktlinien im frühen 21. Jahrhundert. In: Kayser, Maike/ Böhm, Justus/ Spiller, Achim (Hrsg.): Die Ernährungswirtschaft in der Öffentlichkeit. Social Media als neue Herausforderung der PR. Göttingen, S. 253-290.

Feindt, Peter H./ Canenbley, Christiane/ Gottschick, Manuel/ Müller, Christina/ Roedenbeck, Inga (2004): Funktionen, Probleme und Konflikte des deutschen Agrarsektors: Empirische Ergebnisse problem- und akteurorientierter Nachhaltigkeitsforschung. Hamburg.

Feindt, Peter H./ Gottschick, Manuel/ Mölders, Tanja/ Müller, Franziska/ Sodtke, Rainer/ Weiland, Sabine (Hrsg.) (2008): Nachhaltige Agrarpolitik als reflexive Politik. Plädoyer für einen neuen Diskurs zwischen Politik und Wissenschaft. Berlin.

Fischer, Frank (2005): Are scientists irrational? Risk assessment in practical reason. In: Leach, Melissa/ Scoones, Ian/ Wynne, Brian (Eds.): Science and citizens. Globalization and the challenge of engagement. London u. a., pp. 54-65.

Forsa, Gesellschaft für Sozialforschung und statistische Analysen mbH (2005): Meinungen zum Verbraucherschutz, zum Lebensmittelangebot, zur Bezahlung der Bauern und zu gentechnisch veränderten Lebensmitteln. Unter: http://www.gentechnikfreie-regionen.de/fileadmin/content/studien/ umfragen/0507_forsa_genfood.pdf (Stand: 21.04.10).

Forschungsgruppe Soziale Ökologie (1987): Soziale Ökologie. Frankfurt a. M. Unter: http://www.nachhaltiges-wirtschaften.net/ftp/sozoek /Soziale_Oeko logie_GA87.pdf.

Forschungsverbund „Blockierter Wandel?" (Hrsg.) (2007): Blockierter Wandel? Denk- und Handlungsspielräume für eine nachhaltige Regionalentwicklung. München.

Friedrich, Beate (2011): Gesellschaftliche Natur- und Geschlechterverhältnisse: Die Ansätze von Adelheid Biesecker/Sabine Hofmeister und Frigga Haug. In: Das Argument 292. Jg. 53, H. 3, S. 413-420.

Friedrich, Beate (2015): Das Konfliktfeld gesellschaftliche Naturverhältnisse am Beispiel von Agro-Gentechnik. Eine Fallstudie in den Landkreisen Kitzingen, Lüchow-Dannenberg und Oberhavel. Dissertation. Leuphana Universität Lüneburg.

Friedrich, Beate/ Gottschlich, Daniela/ Lindner, Annemarie/ Mölders, Tanja/ Sulmowski, Jędrzej/ Szumelda, Anna (2010): PoNa-Paper Nr. 1. Normative Verortungen und Vorgehen im Forschungsprozess: Das Nachhaltigkeitsverständnis im Forschungsprojekt PoNa. Lüneburg. Unter: http://www2.leuphana.de/pona-eu/data/Downloads/PoNa-Paper1.pdf (Stand: 10.09.2014).

Friedrich, Beate/ Gottschlich, Daniela/ Lindner, Annemarie/ Mölders, Tanja/ Sulmowski, Jędrzej/ Szumelda, Anna (2011): PoNa – Politiken der Naturgestaltung. Nachhaltigkeitsverständnis als Grundlage für die Analyse der Politikfelder Ländliche Entwicklung und Agro-Gentechnik. In: Weingarten, Peter/ Banse, Martin/ Gömann, Horst/ Isermeyer, Folkhard/ Nieberg, Hiltrud/ Offermann, Frank/ Wendt, Heinz (Hrsg.): Möglichkeiten und Grenzen der wissenschaftlichen Politikanalyse. Bericht über die 50. Jahrestagung der Gesellschaft für Wirtschafts- und Sozialwissenschaften des Landbaues e. V. vom 29. September bis 1. Oktober 2010. Münster-Hiltrup, S. 417-419.

Gebhardt, Hans/ Glaser, Rüdiger/ Radtke, Ulrich/ Reuber, Paul (Hrsg.) (2011): Geographie. Physische Geographie und Humangeographie. 2. Aufl., Heidelberg.

Geflügelpest-Verordnung, Verordnung zum Schutz gegen die Geflügelpest in der Fassung der Bekanntmachung vom 8. Mai 2013 (BGBl. I S. 1212) zur Umsetzung der Richtlinie 2005/94/EG des Rates vom 20. Dezember 2005 mit Gemeinschaftsmaßnahmen zur Bekämpfung der Aviären Influenza und zur Aufhebung der Richtlinie 92/40/EWG (ABl. EU 2006 Nr. L 10 S. 16).

GEH, Gesellschaft zur Erhaltung alter und gefährdeter Haustierrassen e. V. (2014a): Arche-Projektliste 2014.
Unter: http://www.g-e-h.de/geh/index php/arche-hoefe/64-archehoefe/286-verzeichnis-der-arche-hoefe#Arche-Region (Stand: 23.05.2014).

GEH, Gesellschaft zur Erhaltung alter und gefährdeter Haustierrassen e. V. (2014b): Homepage der Gesellschaft zur Erhaltung alter und gefährdeter Haustierrassen. Unter: http://www.g-e-h.de/geh/index.php/die-geh/ueberuns (Stand: 21.05.2014).

GEH, Gesellschaft zur Erhaltung alter und gefährdeter Haustierrassen e. V. (2014c): Kriterienkatalog für die Anerkennung zum GEH Arche-Region. Unter: http://www.g-e-h.de/geh/index.php/arche-region-kriterienkatalog (Stand: 21.05.2014).

GEH, Gesellschaft zur Erhaltung alter und gefährdeter Haustierrassen e. V. (2014d): Rote Liste der GEH e. V.
Unter: http://www.g-e-h.de/geh/index.php/die-rote-liste/rote-liste (Stand: 27.03.2014).

Gendreck weg (o. J.a): Über uns.
Unter: http://bewegung.taz.de/organisationen/gendreck-weg/ueber-uns#a bout (Stand: 02.10.2014).

Gendreck weg (o. J.b): Ziviler Ungehorsam.
Unter: http://www.gendreck-weg.de/gdw-neu/pages/_l-ziviler-ungehorsam. htm (Stand: 12.06.2014).

Genfood? Nein danke (2009): Runder Tisch: Schavan wirbt für grüne Gentechnik.
Unter: http://www.genfoodneindanke.de/wp/2009/05/runder-tisch-schavan-wirbt-fur-grune-gentechnik/ (Stand: 27.12.2014).

GenTG, Gesetz zur Regelung der Gentechnik (Gentechnikgesetz – GenTG) vom 16. Dezember 1993 (BGBl. I S. 2066), zuletzt geändert durch Artikel 2 Absatz 27 u. Artikel 4 Absatz 14 des Gesetzes vom 7. August 2013 (BGBl. I S. 3154).

GenTPflEV, Verordnung über die gute fachliche Praxis bei der Erzeugung gentechnisch veränderter Pflanzen (Gentechnik-Pflanzenerzeugungsverordnung) vom 7. April 2008 (BGBl. I S. 655).

Gerber, Alexander (2009): Rückblick 2008: Bio: Leitbild zur Lösung drängender Fragen. In: AgrarBündnis e. V. (Hrsg.): Landwirtschaft 2009. Der kritische Agrarbericht. Schwerpunkt: Landwirtschaft im Klimawandel. Kassel/ Hamm, S. 97-102.

Gesang, Bernward (Hrsg.) (2014): Kann Demokratie Nachhaltigkeit? Wiesbaden.

Gill, Bernhard/ Schneider, Michael (2014): Die Grüne Gentechnik in den Fesseln der Chemischen Industrie. Oder: Ist ihr Einsatz im Rahmen einer holistischen Agrarwissenschaft möglich? In: Meyer, Annette/ Schleissing, Stephan (Hrsg.): Projektion Natur. Grüne Gentechnik im Fokus der Wissenschaften. Göttingen, S. 13-32.

Goodman, David (2001): Ontology Matters: The Relational Materiality of Nature and Agro-Food Studies. In: Sociologia Ruralis. Vol. 41, No. 2, pp. 182-200.

Görg, Christoph (1998): Gestaltung als Strukturproblem. Zu einer Soziologie gesellschaftlicher Naturverhältnisse. In: Brand, Karl-Werner (Hrsg.): Soziologie und Natur. Theoretische Perspektiven. Opladen/ New York, S. 53-74.

Görg, Christoph (1999): Gesellschaftliche Naturverhältnisse. Münster.

Görg, Christoph (2003a): Nichtidentität und Kritik. Zum Problem der Gestaltung der Naturverhältnisse. In: Böhme, Gernot/ Manzei, Alexandra (Hrsg.): Kritische Theorie der Technik und der Natur. München, S. 113-133.

Görg, Christoph (2003b): Regulation der Naturverhältnisse. Zu einer kritischen Regulation der ökologischen Krise. Münster.

Görg, Christoph (2008): Regulation globaler Naturverhältnisse. Zur Vermittlung von Umwelt und Gesellschaft im globalen Wandel. In: Berichte zur deutschen Landeskunde. Jg. 82, H. 2, S. 95-113.

Görg, Christoph (2012): Naturverhältnisse. In: Brand, Ulrich/ Lösch, Bettina/ Opratko, Benjamin/ Thimmel, Stefan (Hrsg.): ABC der Alternativen 2.0. Von Alltagskultur bis Zivilgesellschaft. Hamburg, S. 178-179.

Görg, Christoph/ Brand, Ulrich (Hrsg.) (2002): Mythen globalen Umweltmanagements. Rio + 10 und die Sackgassen „nachhaltiger Entwicklung". Münster.

Gottschlich, Daniela (2013a): Kommende Nachhaltigkeit. Bausteine für ein kritisch-emanzipatorisches Konzept nachhaltiger Entwicklung aus feministischer, diskurstheoretischer Perspektive. Dissertation. Universität Osnabrück.

Gottschlich, Daniela (2013b): Kritische Wissenschaften zwischen Krise und Vision. In: Brand, Ulrich/ Pühl, Katharina/ Thimmel, Stefan (Hrsg.): Wohlstand – wie anders? Linke Perspektiven. Berlin, S. 32-36.

Gottschlich, Daniela (2014): Demokratie neu denken! Care als sozial-ökologisches Transformationsprinzip für eine (vor)sorgende Demokratie. Vortrag im Rahmen der Tagung „Globale Sorge Arbeit: Verteilung und Organisation von Care-Tätigkeiten weltweit" an der Alpen Adria Universität Klagenfurt am 20. November 2014.

Gottschlich, Daniela (2016): Widerstand als eine Form innovativer Governance? Transformative sozial-ökologische (Landwirtschafts-)Politik zwischen Kooperation und Konfrontation. In: Rückert-John, Jana/ Schäfer, Martina/ Aderhold, Jens (Hrsg.): Soziale Innovationen und förderliche Governance-Formen im gesellschaftlichen Transformationsprozess. Wiesbaden.

Gottschlich, Daniela/ Friedrich, Beate/ Sulmowski, Jędrzej (2011): Coexistence: a compromise solution as a cause of conflict. Paper for the 10th Conference of the European Sociological Association (ESA) on "Social Relations in Turbulent Times", Geneva, Switzerland (unpublished).

Gottschlich, Daniela/ Hackfort, Sarah (2016): Zur Demokratisierung gesellschaftlicher Narturverhältnisse. Warum die Perspektiven der Politischen Ökologie dafür unverzichtbar sind. In: Politische Vierteljahresschrift. Jg. 57, H. 2, S. 300-322.

Gottschlich, Daniela/ Katz, Christine (2013): Wie viel Kritik darf's denn sein? Die Kategorie Geschlecht in der Nachhaltigkeitsforschung. In: politische ökologie. Jg. 31, H. 135, S. 136-139.

Gottschlich, Daniela/ Katz, Christine (2016): Sozial-ökologische Transformation braucht Kritik an den gesellschaftlichen Naturverhältnissen. Zur notwendigen Verankerung von Nachhaltigkeitsforschung in feministischer Theorie und Praxis. In: Soziologie und Nachhaltigkeit. Jg. 2.
Unter: https://www.uni-muenster.de/Ejournals/index.php/ sun/article/down load/1750/1685 (Stand 16.06.2016).

Gottschlich, Daniela/ Mölders, Tanja (2008): Politiken der Naturgestaltung – ein Dialog aus umwelt- und politikwissenschaftlicher Perspektive. VDW-Jahrestagung 2008: Wovon leben menschliche Gemeinschaften?
Unter: http://vdw-ev.de/jahrestagung/Praesentation%20Gottschlich%20Moe lders.pdf (Stand: 29.10.2008).

Gottschlich, Daniela/ Mölders, Tanja/ Friedrich, Beate/ Schrader, Regina/ Sulmowski, Jędrzej/ Szumelda, Anna (2014a): Politik machen – Natur gestalten. Theoretische Perspektiven und praktische Erfahrungen in den Politikfeldern Ländliche Entwicklung und Agro-Gentechnik. Lüneburg.
Unter: http://www2.leuphana.de/pona-eu/data/Downloads/Pona-Broschue re_web.pdf (Stand: 27.04.2016).

Gottschlich, Daniela/ Roth, Stephanie/ Härtel, Annika/ Röhr, Ulrike/ Hackfort, Sarah/ Segebart, Dörte/ König, Claudia (2014b): Nachhaltiges Wirtschaften im Spannungsfeld von Gender, Care und Green Economy. Debatten – Schnittstellen – blinde Flecken. CaGE Texte Nr. 1. Berlin/ Lüneburg.
Unter: http://www.cage-online.de/wp-content/uploads/2014/10/CaGE-Texte_1-2014.pdf (Stand: 30.01.2015).

Gottschlich, Daniela/ Sulmowski, Jędrzej (forthcoming): Reflections on the Plurality of Transdisciplinary Processes in the Research Project PoNa. Dialogue With Practitioners on Picture-Discourse-Analysis as an Example. In:

Padmanabhan, Martina (Ed.): Transdisciplinarity for Sustainability, London.

Gottschlich, Daniela/ Sulmowski, Jędrzej/ Friedrich, Beate (forthcoming): Picturing the Invisible – Revealing Views of Nature. The Function of Images in the Debate About Genetically Modified Organisms in Agriculture.

Gottwald, Franz-Theo/ Boergen, Isabel (2011): Eine Frage der Gerechtigkeit. Vielfalt als normatives Leitbild für Ernährungssicherung. In: AgrarBündnis e. V. (Hrsg.): Landwirtschaft 2011. Der kritische Agrarbericht. Schwerpunkt: Vielfalt. Konstanz/ Hamm, S. 255-260.

Grabski-Kieron, Ulrike/ Krajewski, Christian (2007): Ländliche Raumentwicklung in der erweiterten EU. Chancen und Probleme. In: Geographische Rundschau. Jg. 59, H. 3, S. 12-19.

Gransee, Carmen (1998): Grenz-Bestimmungen. Erkenntniskritische Anmerkungen zum Naturbegriff von Donna Haraway. In: Knapp, Gudrun-Axeli (Hrsg.): Kurskorrekturen. Feminismus zwischen Kritischer Theorie und Postmoderne. Frankfurt a. M./ New York, S. 126-152.

Gransee, Carmen (1999): Grenz-Bestimmungen. Zum Problem identitätslogischer Konstruktionen von „Natur" und „Geschlecht". Tübingen.

Granzow, Manfred/ Haehnel, Peter/ Möller, Bärbel/ Wuttke, Carola (1993): Konflikttheoretische Ausgangs- und Ansatzpunkte forschungskonzeptioneller Überlegungen. Bericht über eine wissenschaftliche Diskussion am BISS. In: BISS public. Jg. 3, H. 12, S. 103-113.

Gray, John (2000): The Common Agricultural Policy and the Re-Invention of the Rural in the European Community. In: Sociologica Ruralis. Vol. 40, No. 1, pp. 30-52.

Greenpeace/ GfK (2008): Greenpeace Verbraucher-Umfrage zu Milch ohne Gentechnik.
Unter: http://www.gentechnikfreie-regionen.de/fileadmin/content/studien/umfragen/Umfrage_Gentechnik_GreenpeaceNov08.pdf
(Stand: 21.10.2014).

Grunwald, Armin (2015): Transformative Wissenschaft – eine neue Ordnung im Wissenschaftsbetrieb? In: GAIA. Jg. 24, H. 1, S. 17-20.

Grunwald, Armin (Hrsg.) (2013): Handbuch Technikethik. Darmstadt.

GUS, Główny Urząd Statystyczny (2010a): Bank Danych Lokalnych. [Lokale Datenbank.] Unter: http://stat.gov.pl/bdl - powszechne spisy rolne - PSR 2010 wg. siedziby użytkownika - gospodarstwa rolne wg. grup obszarowych użytków rolnych (Stand: 25.08.2014).

GUS, Główny Urząd Statystyczny (2010b): Bank Danych Lokalnych. [Lokale Datenbank.] Unter: http://stat.gov.pl/bdl - powszechne spisy rolne - PSR 2010 wg. siedziby użytkownika - pracujący w gospodarstwach rolnych wg. grup obszarowych użytków rolnych i płci (Stand: 25.08.2014).

GUS, Główny Urząd Statystyczny (2010c): Bank Danych Lokalnych. [Lokale Datenbank.] Unter: http://stat.gov.pl/bdl - rynek pracy - aktywność ekonomiczna ludności (dane średnioroczne) - odsetek pracujących wg. sektorów ekonomicznych i płci - dane za 2010r (Stand: 25.08.2014).

GUS, Główny Urząd Statystyczny (2011a): Rocznik Statystyczny Rolnictwa 2011. [Statistisches Jahrbuch für Landwirtschaft 2011.] Warschau.

GUS, Główny Urząd Statystyczny (2011b): Rocznik Statystyczny Rzeczypospolitej Polskiej 2011. [Statistisches Jahrbuch der Republik Polen 2011.] Warschau.

GUS, Główny Urząd Statystyczny (2012a): Powszechny Spis Rolny 2010. Charakterystyka gospodarstw rolnych. [Agrarzensus 2010. Merkmale der landwirschaftlichen Betriebe.] Warschau.

GUS, Główny Urząd Statystyczny (2012b): Powszechny Spis Rolny 2010. Pracujący w gospodarstwach rolnych. [Agrarzensus 2010. Beschäftigte in der Landwirtschaft.] Warschau.

Haerlin, Benedikt (2013): „Good Food – Good Farming!". Eine neue europäische Demokratiebewegung entsteht. In: AgrarBündnis e. V. (Hrsg.): Der kritische Agrarbericht 2013. Schwerpunkt: Agrarreform. Konstanz/ Hamm, S. 45-48.

Hagemann-White, Carol (1988): Wir werden nicht zweigeschlechtlich geboren… In: Hagemann-White, Carol/ Rerrich, Maria (Hrsg.): FrauenMännerBilder. Männer und Männlichkeit in der feministischen Diskussion. Bielefeld, S. 224-235.

Hagemann-White, Carol (1993): Die Konstrukteure des Geschlechts auf frischer Tat ertappen? Methodische Konsequenzen aus einer theoretischen Einsicht. In: Feministische Studien. Jg. 11, H. 2, S. 68-78.

Hamburger Abendblatt (2011a): Amt Neuhaus ist jetzt offiziell erste Arche-Region bundesweit. Gefährdete Nutztierrassen werden erhalten und gepflegt. In: Hamburger Abendblatt. 27.01.2011.
Unter: http://www.abendblatt.de/region/lueneburg/article1769533/Amt-Neu haus-ist-jetzt-offiziell-erste-Arche-Region-bundesweit.html
(Stand: 01.10.2014).

Hamburger Abendblatt (2011b): Arche Region wird weiter gefördert. EU unterstützt bundesweit einmaliges Projekt zur Erhaltung alter und gefährdeter Haustierrassen. In: Hamburger Abendblatt. 18.04.2011.
Unter: http://www.abendblatt.de/region/lueneburg/article1859774/Arche-Region-wird-weiter-gefoerdert.html (Stand: 21.05.2014).

Hammer, Karl (2003): Kulturpflanzenevolution und Biodiversität. In: Hempel, Gotthilf/ Röbbelen, Gerhard/ Otte, Annette/ Wissel, Christian (Hrsg.): Biodiversität und Landschaftsnutzung in Mitteleuropa. Leopoldina-Symposium vom 2. bis 5. Oktober 2001 in Bremen. Halle/ Saale, S. 133-146.

Hansen, Anders (2006): Tampering with nature: 'nature' and the 'natural' in media coverage of genetics and biotechnology. In: Media, Culture & Society. Jg. 28, H. 6, pp. 811-834.

Haraway, Donna J. (1995a): Die Neuerfindung der Natur. Primaten, Cyborgs und Frauen. Herausgegeben und eingeleitet von Carmen Hammer und Immanuel Stieß. Frankfurt a. M./ New York.

Haraway, Donna J. (1995b): Monströse Versprechen. Eine Erneuerungspolitik für un/an/geeignete Andere. In: Monströse Versprechen. Coyote-Geschichten zu Feminismus und Technowissenschaft. Das Argument-Sonderband 234, S. 11-80.

Haraway, Donna J. (1997): Modest-WitnessSecond-Millennium. FemaleMan-Meets-Oncomouse TM. Feminism and Technoscience. New York.

Haraway, Donna J, (2003a): Situated Knowledges. The Science Question in Feminism and the Privilege of Partial Perspective (1988). In G. Delanty and P. Stydrom (Eds.): Philosophies of Social Science: The Classic and Contemporary Readings. Maidenhead, pp. 410-415.

Haraway, Donna J. (2003b): The Companion Species Manifesto. Dogs, People, and Significant Otherness. Chicago.

Harbers, Hans (Ed.) (2005): Inside the politics of technology. Agency and normativity in the co-production of technology and society. Amsterdam.

Harvey, David (2008): Zwischen Raum und Zeit. Reflektionen zur Geographischen Imagination. In: Belina, Bernd/ Michel, Boris (Hrsg.): Raumproduktionen. Beiträge der Radical Geography. 2. Aufl., Münster, S. 36-60.

Hauff, Volker (Hrsg.) (1987): Unsere gemeinsame Zukunft. Bericht der Weltkommission für Umwelt und Entwicklung. Greven.

Hawkins, Roberta/ Ojeda, Diana (2011): Gender and environment: critical tradition and new challenges. In: Environment and Planning D: Society and Space. Vol. 29, No. 2, pp. 237-253.

Heiland, Stefan (1992): Naturverständnis. Dimensionen des menschlichen Naturbezugs. Darmstadt.

Helfferich, Cornelia/ Kruse, Jan (2007): Vom „professionellen Blick" zum „hermeneutischen Ohr". Hermeneutisches Fremdverstehen als eine sensibilisierende Praxeologie für sozialarbeiterische Beratungskontexte. In: Miethe, Ingrid/ Fischer, Wolfram/ Giebeler, Cornelia/ Goblirsch, Martina/ Riemann, Gerhard (Hrsg.): Rekonstruktion und Intervention. Interdisziplinäre Beiträge zur rekonstruktiven Sozialarbeitsforschung. Opladen/ Farmington Hills, S. 175-188.

Helming, Katharina/ Wiggering, Hubert (2003): Sustainable Development of Multifunctional Landscapes. Berlin/ Heidelberg.

Hilbeck, Angelika/ Binimelis, Rosa/ Defarge, Nicolas/ Steinbrecher, Ricarda/ Székács, András/ Wickson, Fern/ Antoniou, Michael/ Bereano, Philip L./ Clark, Ethel Ann/ Hansen, Michael/ Novotny, Eva/ Heinemann, Jack/ Meyer, Hartmut/ Shiva, Vandana/ Wynne, Brian (2015): No Scientific Consensus on GMO Safety. In: Environmental Sciences Europe. Vol. 27, No. 1, p. 1.

Hirsch, Joachim (2007): Radikaler Reformismus. In: Brand, Ulrich/ Lösch, Bettina/ Thimmel, Stefan (Hrsg.): ABC der Alternativen. Von „Ästhetik des Widerstands" bis „Ziviler Ungehorsam". Hamburg, S. 182-183.

Hoffmann, Angelika (2010): Refugium für alte Rassen. Amt Neuhaus wird erste deutsche Arche-Region.

Unter: http://www.deutschlandfunk.de/refugium-fuer-alte-rassen.697.de. html?dram:article_id=77757 (Stand: 03.09.2014).

Hoffmann, Dagmar (1997): Barrieren für eine Anti-Gen-Bewegung. Entwicklung und Struktur des kollektiven Widerstandes gegen Forschungs- und Anwendungsbereiche der Gentechnologie in der Bundesrepublik Deutschland. In: Martinsen, Renate (Hrsg.): Politik und Biotechnologie. Die Zumutung der Zukunft. Baden-Baden, S. 235-255.

Hofmeister, Sabine (1994): Ist nachhaltiges Wirtschaften weiblich? Zur Bedeutung der physischen Einheit von Produktion und Reproduktion für die Ökonomie. In: Buchen, Judith/ Buchholz, Kathrin/ Hoffmann, Esther/ Hofmeister, Sabine/ Kutzner, Ralf/ Olbrich, Rüdiger/ Rüth, Petra van (Hrsg.): Das Umweltproblem ist nicht geschlechtsneutral. Feministische Perspektiven. Bielefeld, S. 34-150.

Hofmeister, Sabine (1999): Über die Produktivität des Reproduktiven. Der Beitrag des Konzepts „Vorsorgendes Wirtschaften" zum Nachhaltigkeitsdiskurs. In: Weller, Ines (Hrsg.): Nachhaltigkeit und Feminismus. Neue Perspektiven – alte Blockaden. Bielefeld, S. 73-95.

Hofmeister, Sabine (2004): Erhalten durch Gestalten – Plädoyer für eine Neuerfindung des Ökonomischen. In: Biesecker, Adelheid/ Elsner, Wolfram (Hrsg.): Erhalten durch Gestalten. Nachdenken über eine (re)produktive Ökonomie. Frankfurt a. M., S. 13-34.

Hofmeister, Sabine (2006): Alles zu gleicher Zeit am gleichen Ort? Verdichtung von Raum und Zeit: das Ende der „Verinselung". In: Geissler, Karlheinz A./ Kümmerer, Klaus/ Sabelis, Ida (Hrsg.): Zeitvielfalt. Wider das Diktat der Uhr. Stuttgart, S. 97-112.

Hofmeister, Sabine (2013): (Re)Produktivität: Adelheid Biesecker und Sabine Hofmeister. In: Hofmeister, Sabine/ Katz, Christine/ Mölders, Tanja (Hrsg.): Geschlechterverhältnisse und Nachhaltigkeit. Die Kategorie Geschlecht in den Nachhaltigkeitswissenschaften. Opladen u. a., S. 129-136.

Hofmeister, Sabine/ Katz, Christine/ Mölders, Tanja (2013a): Forschungsansätze im Themenfeld Geschlechterverhältnisse und Nachhaltigkeit. Einleitung. In: Hofmeister, Sabine/ Katz, Christine/ Mölders, Tanja (Hrsg.): Geschlechterverhältnisse und Nachhaltigkeit. Die Kategorie Geschlecht in den Nachhaltigkeitswissenschaften. Opladen u. a., S. 96-98.

Hofmeister, Sabine/ Katz, Christine/ Mölders, Tanja (2013b): Forschungsbereiche im Themenfeld Geschlechterverhältnisse und Nachhaltigkeit. Einleitung. In: Hofmeister, Sabine/ Katz, Christine/ Mölders, Tanja (Hrsg.): Geschlechterverhältnisse und Nachhaltigkeit. Die Kategorie Geschlecht in den Nachhaltigkeitswissenschaften. Opladen u. a., S. 78-79.

Hofmeister, Sabine/ Katz, Christine/ Mölders, Tanja (2013c): Grundlegungen im Themenfeld Geschlechterverhältnisse und Nachhaltigkeit. In: Hofmeister, Sabine/ Katz, Christine/ Mölders, Tanja (Hrsg.): Geschlechterverhältnisse und Nachhaltigkeit. Die Kategorie Geschlecht in den Nachhaltigkeitswissenschaften. Opladen u. a., S. 33-76.

Hofmeister, Sabine/ Katz, Christine/ Mölders, Tanja (Hrsg.) (2013d): Geschlechterverhältnisse und Nachhaltigkeit. Die Kategorie Geschlecht in den Nachhaltigkeitswissenschaften. Opladen u. a.

Hofmeister, Sabine/ Katz, Christine/ Mölders, Tanja (2013e): Orientierungen im Themenfeld Geschlechterverhältnisse und Nachhaltigkeit. Einführung. In: Hofmeister, Sabine/ Katz, Christine/ Mölders, Tanja (Hrsg.): Geschlechterverhältnisse und Nachhaltigkeit. Die Kategorie Geschlecht in den Nachhaltigkeitswissenschaften. Opladen u. a., S. 77-78.

Hofmeister, Sabine/ Kühne, Olaf (Hrsg.) (2016): StadtLandschaften. Die neue Hybridität von Stadt und Land. Wiesbaden.

Hofmeister, Sabine/ Scurrell, Babette (2006): Annäherungen an ein sozialökologisches Raumkonzept. In: GAIA. Jg. 15, H. 4, S. 275-284.

Höhler, Sabine/ Luks, Fred (2004): Die ökonomische Konstruktion ökologischer Wirklichkeit: Vorarbeiten, Thesen und Konkretisierungen zum Expertendiskurs der „Nachhaltigen Entwicklung". Working Papers NEDS 5. Hamburg.
Unter: http://www.neds-projekt.de/NEDS_WP_5_09_2004.pdf
(Stand: 04.05.2016).

Höhne, Steffen (2013): Großversuch ohne Erfolg. Sachsen-Anhalt investierte Millionen in die Forschung und scheiterte. In: Frankfurter Rundschau. 13.03.2013, S. 6-7.

Holland-Cunz, Barbara (1994): Soziales Subjekt Natur. Natur- und Geschlechterverhältnis in emanzipatorischen politischen Theorien. Frankfurt a. M./ New York.

Holland-Cunz, Barbara (1998): Feministische Demokratietheorie. Thesen zu einem Projekt. Opladen.

Holland-Cunz, Barbara (2014): Die Natur der Neuzeit. Eine feministische Einführung. Opladen.

Horkheimer, Max (1975): Critical Theory. Selected Essays. London.

Hörning, Bernhard (2008): Auswirkungen der Zucht auf das Verhalten von Nutztieren. Kassel.

Hummel, Diana/ Becker, Egon (2006): Bedürfnisse. In: Becker, Egon/ Jahn, Thomas (Hrsg.): Soziale Ökologie. Grundzüge einer Wissenschaft von den gesellschaftlichen Naturverhältnissen. Frankfurt a. M./ New York, S. 198-210.

Hummel, Diana/ Kluge, Thomas (2004): Das Konzept Gesellschaftliche Naturverhältnisse. In: Querschnittsarbeitsgruppe Steuerung und Transformation im Förderschwerpunkt sozial-ökologische Forschung des BMBF (Hrsg.): Steuerung und Transformation. Überblick über theoretische Konzepte in den Projekten der sozial-ökologischen Forschung. Diskussionspapier 01. Berlin, S. 93-100.

Hummel, Diana/ Kluge, Thomas (2006): Regulationen. In: Becker, Egon/ Jahn, Thomas (Hrsg.): Soziale Ökologie. Grundzüge einer Wissenschaft von den gesellschaftlichen Naturverhältnissen. Frankfurt a. M./ New York, S. 248-258.

Hummel, Diana/ Schultz, Irmgard (2011): Geschlechterverhältnisse und gesellschaftliche Naturverhältnisse – Perspektiven Sozialer Ökologie in der transdisziplinären Wissensproduktion. In: Scheich, Elvira/ Wagels, Karen (Hrsg.): Körper. Raum. Transformation. Gender-Dimensionen von Natur und Materie. Münster, S. 218-233.

Huster, Sebastian (2008): Europapolitik aus dem Ausschuss. Innenansichten des Ausschusswesens der EU. Wiesbaden.

IAASTD, International Assessment of Agricultural Knowledge, Science and Technology for Development (2009): Synthesis report. A Synthesis of the Global and Sub-Global IAASTD Reports. Washington, DC.

Informationsdienst Gentechnik (2014): Kommissions-Vorschläge zum EU-Gentechnikrecht.

Unter: http://www.keine-gentechnik.de/dossiers/kommissions-vorschlaege-zum-eu-gentechnikrecht.html (Stand: 23.10.2014).

Informationsdienst Gentechnik (2016): Meinungsumfragen zur Agro-Gentechnik.
Unter: http://www.keine-gentechnik.de/dossiers/meinungsumfragen/ (Stand: 25.05.2016).

Inhetveen, Heide (2004): Nachhaltigkeit und Biodiversität im Land- und Gartenbau – geschlechtersensibel betrachtet. In: Hayn, Doris (Bearb.)/ BfN, Bundesamt für Naturschutz (Hrsg.): Gender Mainstreaming im Naturschutz. Münster, S.67-81.

Jackson, Louise E./ Pascual, Unai/ Hodgkin, Toby (2007): Utilizing and conserving agrobiodiversity in agricultural landscapes. In: Agriculture, Ecosystems & Environment. Vol. 121, No. 3, pp. 196-210.

Jahn, Thomas (2008): Transdisziplinarität in der Forschungspraxis. In: Bergmann, Matthias/ Schramm, Engelbert (Hrsg.): Transdisziplinäre Forschung. Integrative Forschungsprozesse verstehen und bewerten. Frankfurt a. M./ New York, S. 21-37.

Jahn, Thomas (2012): Theorie(n) der Nachhaltigkeit? Zum Kontext der Auseinandersetzung um das Grundverständnis einer „Nachhaltigkeitswissenschaft". In: Enders, Judith Christine/ Reming, Moritz (Hrsg.): Perspektiven nachhaltiger Entwicklung – Theorien am Scheideweg. Marburg, S. 47-64.

Jahn, Thomas/ Bergmann, Matthias/ Keil, Florian (2012): Transdisciplinarity: Between mainstreaming and marginalization. In: Ecological Economics. Vol. 79, July 2012, pp. 1-10.

Jahn, Thomas/ Keil, Florian (2006): Transdisziplinärer Forschungsprozess. In: Becker, Egon/ Jahn, Thomas (Hrsg.): Soziale Ökologie. Grundzüge einer Wissenschaft von den gesellschaftlichen Naturverhältnissen. Frankfurt a. M./ New York, S. 319-329.

Jahn, Thomas/ Keil, Florian/ Petschow, Ulrich/ Jacob, Klaus (2013): Politikrelevante Nachhaltigkeitsforschung. Anforderungsprofil für Forschungsförderer, Forschende und Praxispartner aus der Politik zur Verbesserung und Sicherung von Forschungsqualität – Ein Wegweiser. 2. Aufl., Dessau-Roßlau. Unter: http://www.umweltbundesamt.de/sites/default/files/medien/ 378/publikationen/sonstige_politikrelevante_nachhaltigkeitsforschung_doescher.pdf (Stand: 25.04.2016).

Jahn, Thomas/ Wehling, Peter (1998): Gesellschaftliche Naturverhältnisse – Konturen eines theoretischen Konzepts. In: Brand, Karl-Werner (Hrsg.): Soziologie und Natur. Theoretische Perspektiven. Opladen/ New York, S. 75-93.

Jasanoff, Sheila (2007): Designs on nature. Science and democracy in Europe and the United States. Princeton, New Jersey.

Jaworski, Rudolf/ Lübke, Christian/ Müller, Michael (2000): Eine kleine Geschichte Polens. Frankfurt a. M.

Jessop, Bob (2011): „Regieren + Governance im Schatten der Hierarchie": Der integrale Staat und die Herausforderungen der Metagovernance. In: Demirović, Alex/ Walk, Heike (Hrsg.): Demokratie und Governance. Kritische Perspektiven auf neue Formen politischer Herrschaft. Münster, S. 43-72.

Jungert, Michael (2013): Was zwischen wem und warum eigentlich? Grundsätzliche Fragen der Interdisziplinarität. In: Jungert, Michael/ Romfeld, Elsa/ Sukopp, Thomas/ Voigt, Uwe (Hrsg.): Interdisziplinarität. Theorie, Praxis, Probleme. 2. Aufl., Darmstadt, S. 1-12.

Karwat, Mirosław (2010): Polityczność i upolitycznienie. Metodologiczne ramy analizy. [Das Politische und die Politisierung. Ein methodolgischer Analyserahmen.] In: Studia politologiczne. Vol. 17, S. 63-88.

Katz, Christine (2011): Im Wald: Doing Gender while Doing Nature. Geschlechteraspekte der Gestaltungspraktiken eines Naturraums. In: Scheich, Elvira/ Wagels, Karen (Hrsg.): Körper. Raum. Transformation. Gender-Dimensionen von Natur und Materie. Münster, S. 176-197.

Katz, Christine/ Mölders, Tanja (2013): Schutz, Nutzung und nachhaltige Gestaltung – Geschlechteraspekte im Umgang mit Natur. In: Hofmeister, Sabine/ Katz, Christine/ Mölders, Tanja (Hrsg.): Geschlechterverhältnisse und Nachhaltigkeit. Die Kategorie Geschlecht in den Nachhaltigkeitswissenschaften. Opladen u. a., S. 269-276.

Keil, Florian/ Hummel, Diana (2006): Nachhaltigkeit und kritische Übergänge. In: Becker, Egon/ Jahn, Thomas (Hrsg.): Soziale Ökologie. Grundzüge einer Wissenschaft von den gesellschaftlichen Naturverhältnissen. Frankfurt a. M./ New York, S. 240-247.

Kelle, Udo/ Kluge, Susann (2010): Vom Einzelfall zum Typus. Fallvergleich und Fallkontrastierung in der qualitativen Sozialforschung. 2. Aufl., Wiesbaden.

Keller, Reiner/ Lau, Christoph (2008): Bruno Latour und die Grenzen der Gesellschaft. In: Kneer, Georg/ Schroer, Markus/ Schüttpelz, Erhard (Hrsg.): Bruno Latours Kollektive. Kontroversen zur Entgrenzung des Sozialen. Frankfurt a. M., S. 306-338.

Kirschke, Dieter/ Weber, Gerald (2005): Agrarpolitik. In: Beetz, Stephan/ Brauer, Kai/ Neu, Claudia (Hrsg.): Handwörterbuch zur ländlichen Gesellschaft in Deutschland. Wiesbaden, S. 1-7.

Kluge, Thomas/ Liehr, Stefan/ Lux, Alexandra (2006): Wasser. In: Becker, Egon/ Jahn, Thomas (Hrsg.): Soziale Ökologie. Grundzüge einer Wissenschaft von den gesellschaftlichen Naturverhältnissen. Frankfurt a. M./ New York, S. 344-359.

Kneer, Georg (2008): Hybridizität, zirkulierende Referenz, Amoderne? Eine Kritik an Bruno Latours Soziologie der Assoziationen. In: Kneer, Georg/ Schroer, Markus/ Schüttpelz, Erhard (Hrsg.): Bruno Latours Kollektive. Kontroversen zur Entgrenzung des Sozialen. Frankfurt a. M., S. 261-305.

Koechlin, Florianne (2008): PflanzenPalaver. Belauschte Geheimnisse der botanischen Welt. Basel.

Koppen, Kries van (1997): Claims of Culture. Social Representations of Nature and Their Consequences for Agriculture. In: Haan, Henk de/ Long, Norman (Eds.): Images and Realities of Rural Life. Wageningen Perspectives on Rural Transformations. Assen, pp. 287-381.

Kotschi, Johannes (2007): Agricultural Biodiversity is Essential for Adapting to Climate Change. In: GAIA. Vol. 16, No. 2, pp. 98-101.

Krimsky, Sheldon (2005): From Asilomar to industrial biotechnology. Risks, reductionism and regulation. In: Science as culture. Vol. 14, No. 4, pp. 309-323.

Kropp, Cordula (2002): „Natur". Soziologische Konzepte, politische Konsequenzen. Opladen.

Kruse, Jan (2015): Qualitative Interviewforschung. Ein integrativer Ansatz. 2. Aufl., Weinheim/ Basel.

Kruse, Jan/ Biesel, Kay/ Schmieder, Christian (2011): Metaphernanalyse. Ein rekonstruktiver Ansatz. Wiesbaden.

Kruse, Sylvia (2010): Vorsorgendes Hochwassermanagement im Wandel. Ein sozial-ökologisches Raumkonzept für den Umgang mit Hochwasser. Wiesbaden.

Lakoff, George/ Johnson, Mark (2003): Leben in Metaphern. Konstruktion und Gebrauch von Sprachbildern. 3. Aufl., Heidelberg.

Lang, Daniel J./ Wiek, Arnim/ Bergmann, Matthias/ Stauffacher, Michael/ Martens, Pim/ Moll, Peter/ Swilling, Mark/ Thomas, Christopher J. (2012): Transdisciplinary research in sustainability science: practice, principles, and challenges. In: Sustainability Science. Vol. 7, Supplement 1, pp. 25-43.

Laschewski, Lutz (2011): PoNa-Paper Nr. 2. Nature Views and Sustainability in Rural Research: A Review. Lüneburg.
Unter: http://www2.leuphana.de/pona-eu/data/Publikationen/PoNa-Paper2.pdf (Stand: 12.06.2014).

Laschewski, Lutz/ Kaleta, Andrzej/ Gorlach, Krzysztof (Hrsg.) (2008): Neue Landsoziologie in Polen und Deutschland. Eine Bestandsaufnahme. Aachen.

Latour, Bruno (1999): One More Turn After the Social Turn… In: Biagioli, Mario (Ed.): The Science Studies Reader. New York/ London, pp. 276-289.

Latour, Bruno (2001): Das Parlament der Dinge. Für eine politische Ökologie. Frankfurt a. M.

Latour, Bruno (2007): Eine neue Soziologie für eine neue Gesellschaft. Einführung in die Akteur-Netzwerk-Theorie. Frankfurt a. M.

Laudel, Grit (1999): Interdisziplinäre Forschungskooperation. Erfolgsbedingungen der Institution „Sonderforschungsbereich". Berlin.

Laudel, Grit/ Gläser, Jochen (1999): Konzepte und empirische Befunde zur Interdisziplinarität: Über einige Möglichkeiten für die Wissenschaftssoziologie, an Arbeiten von Heinrich Parthey anzuschließen. In: Umstätter, Walther/ Wessel, Karl-Friedrich (Hrsg.): Interdisziplinarität – Herausforderung an die Wissenschaftlerinnen und Wissenschaftler. Festschrift zum 60. Geburtstag von Heinrich Parthey. Bielefeld, S. 19-36.

Le Billon, Phillipe (2015): Environmental Conflict. In: Perreault, Tom/ Bridge, Gavin/ McCarthy, James (Eds.): The Routledge Handbook of Political Ecology. London, pp. 598-608.

Leach, Melissa/ Scoones, Ian/ Wynne, Brian (2005): Introduction: science, citizenship and globalization. In: Leach, Melissa/ Scoones, Ian/ Wynne, Brian (Eds.): Science and citizens. Globalization and the challenge of engagement. London, pp. 3-14.

Lee, Maria (2008): The Governance of Coexistence Between GMOS and Other Forms of Agriculture: A Purely Economic Issue? In: Journal of Environmental Law. Vol. 20, No. 2, pp. 193-212.

Lefebvre, Henri (1974): La production de l'espace. Paris.

Lemke, Thomas (2013): Die Natur in der Soziologie. Gesellschaftliche Voraussetzungen und Folgen biotechnologischen Wissens. Frankfurt a. M.

Lemmen, Birgit (2014): Das Bild von „Natur" im Recht der Grünen Gentechnik. In: Meyer, Annette/ Schleissing, Stephan (Hrsg.): Projektion Natur. Grüne Gentechnik im Fokus der Wissenschaften. Göttingen, S. 147-163.

Levidow, Les/ Boschert, Karin (2008): Coexistence or contradiction? GM crops versus alternative agricultures in Europe. In: Geoforum. Vol. 39, No. 1, pp. 174-190.

Levidow, Les/ Boschert, Karin (2011): Segregating GM Crops. Why a Contentious 'Risk' Issue in Europe? In: Science as culture. Vol. 20, No. 2, pp. 255-279.

Levidow, Les/ Murphy, Joseph/ Carr, Susan (2007): Recasting „Substantial Equivalence": Transatlantic Governance of GM Food. In: Science, Technology, & Human Values. Vol. 32, No. 1, pp. 26-64.

Lijphart, Arend (1984): Democracies. New Haven/ London.

Lisowska, Katarzyna (2010): Opinia nt. projektu ustawy Prawo o oranizmach genetycznie zmodyfikowanych (druk 2547). [Gutachten zum Entwurf des Gentechnikgesetzes (Nr. 2547).]
Unter: http://orka.sejm.gov.pl/rexdomk6.nsf/0/73F7188788E15267C12576A8002EB88B/$file/i31_10A.rtf (Stand: 10.09.2014).

Little, Jo (2006): Gender and Sexuality in Rural Communities. In: Cloke, Paul/ Marsden, Terry/ Mooney, Patrick (Eds.): Handbook of Rural Studies. London u. a., pp. 365-378.

Lucas, Rainer/ Winterfeld, Uta von (1998): Die „Ganze Arbeit" als Ziel. Nachhaltigkeit als Herausforderung für eine andere Arbeit? In: politische ökologie. Jg. 23, H. 54, S. 30-34.

Lucius-Hoene, Gabriele/ Deppermann, Arnulf (2002): Rekonstruktion narrativer Identität. Ein Arbeitsbuch zur Analyse narrativer Interviews. Opladen.

Luks, Fred/ Höhler, Sabine/ Bauriedl, Sybille/ Schindler, Delia/ Winkler, Matthias (2003): Nachhaltige Entwicklung zwischen Durchsatz und Symbolik: Analyse wissenschaftlicher Evidenzproduktion und regionale Bezüge. Working Papers NEDS 3. Hamburg.
Unter: http://www.neds-projekt.de/NEDS_WP_3_05_2003.pdf
(Stand: 04.05.2016).

Lynch, Michael (2006): Circumscribing expertise: membership categories in courtroom testimony. In: Jasanoff, Sheila (Ed.): States of knowledge: the co-production of science and social order. London, pp. 161-180.

LZ, Lüneburger Zeitung (2011): Amtsschimmel im Hühnerstall. In: Lüneburger Zeitung. 29./30. Oktober 2011, S. 9.

Maasen, Sabine (2010): Transdisziplinarität revisited – Dekonstruktion eines Programms zur Demokratisierung der Wissenschaft. In: Bogner, Alexander/ Kastenhofer, Karen/ Torgersen, Helge (Hrsg.): Inter- und Transdisziplinarität im Wandel? Neue Perspektiven auf problemorientierte Forschung und Politikberatung. Baden-Baden, S. 247-268.

Mainpost (2008): Seehofer und tausend gelbe Luftballons. In: Mainpost. 25.08.2008.

Mann, Renate (2002): Weibliche Wildnis und wilde Weiblichkeit. In: Verein FLuMiNuT (Hrsg.): Wissen-schaf(f)t Widerstand. Dokumentation des 27. Kongresses von Frauen in Naturwissenschaft und Technik. Wien, S. 264-269.

Marti, Urs (2006): Demokratie – das uneingelöste Versprechen. Zürich.

Massarrat, Mohssen (2006): Kapitalismus, Machtungleichheit, Nachhaltigkeit. Perspektiven zu revolutionären Reformen. Hamburg.

Mayring, Philipp (2002): Einführung in die qualitative Sozialforschung. Eine Anleitung zu qualitativem Denken. 5. Aufl., Weinheim.

Meine Landwirtschaft (2014): Großdemonstration in Berlin: 30 000 Menschen fordern Stopp der Agrarindustrie!
Unter: http://www.wir-haben-es-satt.de/start/home/rueckblicke/berlin-demo-2014/ (Stand: 30.01.2015).

Meine Landwirtschaft (2015): Aufruf zur 5. Wir haben es satt!-Demo. Unter: http://www.wir-haben-es-satt.de/start/aufruf (Stand: 30.01.2015).

Mellor, Felicity (2003): Between Fact and Fiction: Demarcation Science form Non-Science in Popular Physics Books. In: Social Studies of Science. Vol. 33, No. 4, pp. 509-538.

Merchant, Carolyn (1987): Der Tod der Natur. Ökologie, Frauen und neuzeitliche Naturwissenschaft. München.

Mey, Günter/ Mruck, Katja (2009): Methodologie und Methodik der Grounded Theory. In: Kempf, Wilhelm/ Kiefer, Markus (Hrsg.): Forschungsmethoden der Psychologie: zwischen naturwissenschaftlichem Experiment und sozialwissenschaftlicher Hermeneutik. Berlin, S. 100-152.

Meyer, Annette/ Schleissing, Stephan (2014): Einleitung. In: Meyer, Annette/ Schleissing, Stephan (Hrsg.): Projektion Natur. Grüne Gentechnik im Fokus der Wissenschaften. Göttingen, S. 7-12.

Mies, Maria (1984): Methodische Postulate zur Frauenforschung - dargestellt am Beispiel der Gewalt gegen Frauen. In: Beiträge zur feministischen Theorie und Praxis. Jg. 7, H. 11, S. 7-25.

Mies, Maria/ Bennholdt-Thomsen, Veronika (1999): The Subsistence Perspective. Beyond the globalised economy. London.

Milbourne, Paul (2003): Nature – Society – Rurality: Making Critical Connections. In: Sociologia Ruralis. Vol. 43, No. 3, pp. 193-196.

Mol, Annemarie (1999): Ontological politics. A word and some questions. In: Law, John/ Hassard, John (Eds.): Actor network theory and after. Transferred to digital printing, Oxford u. a., pp. 74-89.

Mölders, Tanja (2008): ‚Natur‘ und ‚Arbeit‘ in der Landwirtschaft. Eine (re)produktionstheoretische Interpretation. In: Feindt, Peter H./ Gottschick, Manuel/ Mölders, Tanja/ Müller, Franziska/ Sodtke, Rainer/ Weiland, Sabine (Hrsg.): Nachhaltige Agrarpolitik als reflexive Politik. Plädoyer für einen neuen Diskurs zwischen Politik und Wissenschaft. Berlin, S. 181-211.

Mölders, Tanja (2010): Gesellschaftliche Naturverhältnisse zwischen Krise und Vision. Eine Fallstudie im Biosphärenreservat Mittelelbe. München.

Mölders, Tanja (2012): Natur schützen – Natur nutzen. Sozial-ökologische Perspektiven auf Biosphärenreservate. In: Natur und Landschaft. Jg. 87, H. 6, S. 266-270.

Mölders, Tanja (2013): Gender & Environment. In: Hofmeister, Sabine/ Katz, Christine/ Mölders, Tanja (Hrsg.): Geschlechterverhältnisse und Nachhaltigkeit. Die Kategorie Geschlecht in den Nachhaltigkeitswissenschaften. Opladen u. a., S. 91-95.

Mölders, Tanja (2014): Multifunctional Agricultural Policies – Pathways towards Sustainable Rural Development? In: International Journal of Sociology of Agriculture and Food. Vol. 21, No. 1, pp. 97-114.

Mölders, Tanja (2015): Naturschutz, Landnutzung und Geschlechterverhältnisse – theoretische Orientierungen und politische Befunde. In: Katz, Christine/ Heilmann, Sebastian/ Thiem, Anja/ Moths, Katharina/ Koch, Lea M./ Hofmeister, Sabine (Hrsg.): Nachhaltigkeit anders denken. Veränderungspotenziale durch Geschlechterperspektiven. Wiesbaden, S. 159-168.

Mölders, Tanja (in Vorbereitung): ‚Die Natur des Ländlichen'. Zur Konzeption gesellschaftlicher Naturverhältnisse in ländlichen Räumen. Leuphana Universität Lüneburg, Habilitationsschrift.

Mölders, Tanja/ Burandt, Annemarie/ Szumelda, Anna (2012): Herausforderung Nachhaltigkeit. Sozial-ökologische Orientierungen für die Entwicklung ländlicher Räume. In: Europa Regional. Jg. 18, H. 2-3, S. 95-106.

Mölders, Tanja/ Szumelda, Anna/ Winterfeld, Uta von (2014): Sufficiency and subsistence - on two important concepts for sustainable development. In: Problemy Ekorozwoju - Problems of Sustainable Development. Vol. 9, No. 1, pp. 21-27.

Morgan, Kevin/ Marsden, Terry/ Murdoch, Jonathan (2006): Worlds of Food. Place, Power, and Provenance in the Food Chain. Oxford/ New York.

Mose, Ingo (2010): Integrierte ländliche Entwicklung – Vergleichende Analyse unterschiedlicher konzeptioneller Ansätze der Entwicklung ländlicher Peripherien in Europa. In: Belina, Bernd/ Miggelbrink, Judith (Hrsg.): Hier so, dort anders. Raumbezogene Vergleiche in der Wissenschaft und anderswo. Münster, S. 153-171.

Mose, Ingo/ Nischwitz, Guido (2009): Anforderungen an eine regionale Entwicklungspolitik für strukturschwache ländliche Räume. Hannover.

Mouffe, Chantal (2004): Which kind of public space for a democratic habitus? In: Hillier, Jean/ Rooksby, Emma (Eds.): Habitus. A sense of place. Aldershot, pp. 93-100.

Mouffe, Chantal (2007): Über das Politische. Wider die kosmopolitische Illusion. Frankfurt a. M.

MRiRW, Ministerstwo Rolnictwa i Rozwoju Wsi (2009): Krajowy Plan Strategiczny Rozwoju Obszarów Wiejskich na lata 2007-2013. [Nationaler Strategieplan für die Entwicklung ländlicher Räume 2007-2013.] Warschau.

MRiRW, Ministerstwo Rolnictwa i Rozwoju Wsi (2010): Program Rozwoju Obszarów Wiejskich na lata 2007-2013. [Programm für die Entwicklung ländlicher Räume 2007-2013.] Warschau.

MRiRW, Ministerstwo Rolnictwa i Rozwoju Wsi (o. J.): Plan Rozwoju Obszarów Wiejskich na lata 2004-2006. [Plan für die Entwicklung ländlicher Räume 2004-2006.] Warschau.
Unter: http://www.cie.gov.pl/publikacje/cd1_2006/cie1/scr/rolnicy/docd/prow/prow-dok.pdf (Stand: 10.07.2012).

Müller, Michael G. (2009): Polnische Geschichte von den staatlichen Anfängen im 10. Jahrhundert bis zum Ersten Weltkrieg. In: Bingen, Dieter/ Ruchniewicz, Krzysztof (Hrsg.): Länderbericht Polen. Geschichte, Politik, Wirtschaft, Gesellschaft, Kultur. Bonn, S. 17-40.

Müller, Werner (2005): Wer kontrolliert die EFSA? In: GiD, Gen-ethischer Informationsdienst. H. 170, S. 26-30.

NDR1, Norddeutscher Rundfunk 1 (2013): Ende der Aufstallpflicht in Sicht. Sendung vom 14.05.2013.

Netzwerk Vorsorgendes Wirtschaften (Hrsg.) (2013): Wege Vorsorgenden Wirtschaftens. Marburg.

Neue Oranienburger Zeitung (2007): Auf dem Rad gegen GENMAIS. 50 Menschen fuhren bei Protesttour mit. In: Märkische Allgemeine, Neue Oranienburger Zeitung. 16.04.2007.

Neues Granseer Tageblatt (2007): Auf dem Rad gegen GENMAIS. Grüne fahren bei Protesttour zu Anbauflächen im Kreis. In: Märkische Allgemeine, Neues Granseer Tageblatt. 11.04.2007.

Niggli, Urs/ Fließbach, Andreas (2009): Gut fürs Klima? Ökologische und konventionelle Landwirtschaft im Vergleich. In: AgrarBündnis e. V. (Hrsg.): Landwirtschaft 2009. Der kritische Agrarbericht. Schwerpunkt: Landwirtschaft im Klimawandel. Kassel/ Hamm, S. 103-109.

Nightingale, Andrea (2006): The Nature of Gender: Work, Gender and Environment. In: Environment and Planning D: Society and Space. Vol. 24, No. 2, pp. 165-185.

Nohlen, Dieter/ Schultze, Rainer-Olaf/ Schuttemeyer, Suzanne S. (1998): Politische Begriffe. München.

Nowotny, Helga (1999): The Need for Socially Robust Knowledge. In: TA-Datenbank-Nachrichten. Vol. 8, No. 3-4, pp. 12-16.

Nowotny, Helga/ Scott, Peter/ Gibbons, Michael (2001): Re-Thinking Science. Knowledge and the Public in an Age of Uncertainty. Cambridge.

n-tv (2011): Arche-Projekt am Ufer der Elbe. Höfe retten gefährdete Haustiere. In: n-tv. 02.01.2011.
Unter: http://www.n-tv.de/wissen/Hoefe-retten-gefaehrdete-Haustiere-article2270001.html (Stand: 21.05.2014).

Nürnberger, Marcus/ Volling, Annemarie (2015): Entwicklungen & Trends 2014. Konzernprofite vor Gesellschaftsinteressen? In: AgrarBündnis e. V. (Hrsg.): Der kritische Agrarbericht 2015. Schwerpunkt: Agrarindustrie und Bäuerlichkeit. Hamm, S. 237-246.

Nussbaum, Martha Craven (2003): Frauen und Arbeit – Der Fähigkeitenansatz. In: Zeitschrift für Wirtschafts- und Unternehmensethik. Jg. 4, H. 1, S. 8-31.

Nussbaum, Martha Craven (2006): Frontiers of Justice. Disability, Nationality, Species Membership. Cambridge, MA/ London.

oekom e. V., Verein für ökologische Kommunikation (Hrsg.) (2014): Naturschutz und Demokratie. Höhen und Tiefen einer schwierigen Beziehung. politische ökologie. Jg. 32, H. 138.

Öffentliche Anhörung, Kancelaria Sejmu. Biuro Komisji Sejmowych (2010): Biuletyn z posiedzenia Komisji Ochrony Środowiska, Zasobów Naturalnych i Leśnictwa (Nr 119), Komisji Rolnictwa i Rozwoju Wsi (Nr 178). [Protokoll von der Sitzung des Ausschusses für Umweltschutz, natürliche Ressourcen und Forstwirtschaft (Nr. 119) und des Ausschusses für Landwirtschaft und Entwicklung ländlicher Räume (Nr. 178).]
Unter: http://orka.sejm.gov.pl/Biuletyn.nsf/0/94E7A392421E656EC12576D5002B67AA/$file/0334406.pdf (Stand: 10.09.2014).

Oldrup, Helene (1999): Women Working off the Farm: Reconstructing Gender Identity in Danish Agriculture. In: Sociologia Ruralis. Vol. 39, No. 3, pp. 343-358.

OECD, Organisation for Economic Co-operation and Development (2001): Multifunktionalität. Auf dem Weg zu einem analytischen Rahmen. Paris.

OECD, Organisation for Economic Co-operation and Development (2005): Farm structure and farm characteristics - Links to non-commodity outputs and externalities. Paris.
Unter: http://www.oecd.org/tad/agricultural-policies/40789332.pdf
(Stand: 12.06.2014).

OECD, Organisation for Economic Co-operation and Development (2006): Das neue Paradigma für den ländlichen Raum: Politik und Governance. Paris.
Unter: http://edok.ahb.niedersachsen.de/07/525946535.pdf
(Stand: 12.06.2014).

Orland, Barbara/ Scheich, Elvira (Hrsg.) (1995): Das Geschlecht der Natur. Feministische Beiträge zur Geschichte und Theorie der Naturwissenschaften. Frankfurt a. M.

Ostertag, Alice (2006): GVO-Spuren und Gentechnikrecht. Die rechtliche Beurteilung und Handhabung von ungewollten Spuren gentechnisch veränderter Organismen in konventionell und ökologisch erzeugten Produkten. Baden-Baden.

Ott, Konrad/ Döring, Ralf (2008): Theorie und Praxis starker Nachhaltigkeit. Marburg.

Padmanabhan, Martina/ Christinck, Anja/ Arpke, Hannah (2013): Why inter- and transdisciplinary research for agrobiodiversity? In: Christinck, Anja/ Padmanabhan, Martina (Eds.): Cultivate diversity! A handbook on transdisciplinary approaches to agrobiodiversity research. Weikersheim, pp. 11-26.

Parthey, Heinrich (1989): Forschungssituation und Interdisziplinarität: Untersuchungen zu Struktur und Funktion interdisziplinärer Forschungssituationen auf Grund von Daten und Angaben aus Gruppen in Instituten der Biowissenschaften. Akademie der Wissenschaften der DDR. Dissertation. Berlin.

Parthey, Heinrich (2011): Institutionalisierung disziplinärer und interdisziplinärer Forschungssituationen. In: Fischer, Klaus/ Laitko, Hubert/ Parthey,

Heinrich (Hrsg.): Interdisziplinarität und Institutionalisierung der Wissenschaft. Wissenschaftsforschung Jahrbuch 2010. Berlin, S. 9-35.

Parthey, Heinrich/ Schreiber, Klaus (1983): Voraussetzungen und Formen interdisziplinärer Forschung. In: Parthey, Heinrich/ Schreiber, Klaus (Hrsg.): Interdisziplinarität in der Forschung. Analysen und Fallstudien. Berlin, S. 303-309.

Passoth, Jan-Hendrik/ Peuker, Birgit/ Schillmeier, Michael (2012): Agency Without Actors? New Approaches to Collective Action. London.

Petrick, Martin/ Tyran, Ewa (2003): Development Perspectives of Subsistence Farms in Southeastern Poland: Social Buffer Stock or Commercial Agriculture? In: Abele, Steffen/ Frohberg, Klaus (Eds.): Subsistence Agriculture in Central and Eastern Europe: How to break a vicious cycle? Halle (Saale), pp. 107-123.

Petschow, Ulrich (2004): Agrarpolitik, Markt und Innovationssysteme. In: Petschow, Ulrich/ Barth, Regine/ Bilz, Melanie/ Brauner, Ruth/ Clausen, Jens/ Dross, Miriam/ Heineke, Corinna/ Idel, Anita/ Isele, Judith/ Kohlschütter, Niels/ Mathes, Maite/ Meyer, Annette/ Walter, Sabine/ Vögel, Rudi/ Wissen, Markus/ Wolff, Franziska/ Wunderlich, Ulrike (Hrsg.): Agrobiodiversität entwickeln! Handlungsstrategien für eine nachhaltige Tier- und Pflanzenzucht. Endbericht. Berlin, Kapitel 3, S. 1-87.

Petschow, Ulrich/ Barth, Regine/ Bilz, Melanie/ Brauner, Ruth/ Clausen, Jens/ Dross, Miriam/ Heineke, Corinna/ Idel, Anita/ Isele, Judith/ Kohlschütter, Niels/ Mathes, Maite/ Meyer, Annette/ Walter, Sabine/ Vögel, Rudi/ Wissen, Markus/ Wolff, Franziska/ Wunderlich, Ulrike (Hrsg.) (2004): Agrobiodiversität entwickeln! Handlungsstrategien für eine nachhaltige Tier- und Pflanzenzucht. Endbericht. Berlin.

Peuker, Birgit (2010): Der Streit um die Agrar-Gentechnik. Perspektiven der Akteur-Netzwerk-Theorie. Bielefeld.

Phillips, Louise (2011): The promise of dialogue. The dialogic turn in the production and communication of knowledge. Amsterdam.

Phillips, Louise (2012): Communicating about Climate Change in a Citzien Consultation. Dynamics of exclusion and inclusion. In: Phillips, Louise/ Carvalho, Anabela/ Doyle, Julie (Eds.): Citizen voices. Performing public participation in science and environment communication. Bristol u. a., pp. 139-162.

Phillips, Louise/ Kristiansen, Marianne/ Vehviläinen, Marja/ Gunnarsson, Ewa (2013): Tackling the tensions of dialogue and participation. Reflexive Strategies for Collaborative Research. In: Phillips, Louise/ Kristiansen, Marianne/ Vehviläinen, Marja/ Gunnarsson, Ewa (Eds.): Knowledge and power in collaborative research. A reflexive approach. New York, pp. 1-18.

Pieniadz, Agata/ Wandel, Jürgen/ Glauben, Thomas/ Hanf, Jon H. (2010): 20 Jahre Transformation der Landwirtschaft in Mittel- und Osteuropa: Errungenschaften und Herausforderungen. In: Berichte über Landwirtschaft. Jg. 88, H. 1, S. 118-146.

Pini, Barbara (2005): Farm Women: Driving Tractors and Negotiating Gender. In: International Journal of Sociology of Agriculture and Food. Vol. 13, No. 1, pp. 1-18.

Plieninger, Tobias/ Bens, Oliver/ Hüttl, Reinhard F. (2007): Grüne Gentechnik und ländliche Räume – eine Übersicht. In: Köstner, Barbara/ Vogt, Markus/ Saan-Klein, Beatrice van (Hrsg.): Agro-Gentechnik im ländlichen Raum. Potentiale, Konflikte, Perspektiven. Dettelbach, S. 11-20.

Poferl, Angelika (2001): Doing Gender, Doing Nature? Einführende Bemerkungen zur Intention des Bandes. In: Nebelung, Andreas/ Poferl, Angelika/ Schultz, Irmgard (Hrsg.): Geschlechterverhältnisse – Naturverhältnisse. Feministische Auseinandersetzungen und Perspektiven der Umweltsoziologie. Opladen, S. 9-17.

Pohl, Christian/ Hirsch Hadorn, Gertrude (2006): Gestaltungsprinzipien für die transdisziplinäre Forschung. Ein Beitrag des td-net. München.

Pohl, Christian/ Wuelser, Gabriela/ Hirsch Hadorn, Gertrude (2010): Transdisziplinäre Nachhaltigkeitsforschung: Kompromittiert die Orientierung an der gesellschaftlichen Leitidee den Anspruch als Forschungsform? In: Bogner, Alexander/ Kastenhofer, Karen/ Torgersen, Helge (Hrsg.): Inter- und Transdisziplinarität im Wandel? Neue Perspektiven auf problemorientierte Forschung und Politikberatung. Baden-Baden, S. 123-143.

Potthast, Thomas (2010): Beitrag bei der Podiumsdiskussion „Spielen mit den Bausteinen des Lebens – Wie verändert Gentechnik unser Verhältnis zu Natur?". Universität Hamburg am 09.09.2010.

Potthast, Thomas (2011): Landwirtschaft und Lebenswelt – Philosophische Perspektiven. In: Gethmann, Carl Friedrich (Hrsg.): Lebenswelt und Wissenschaft – XXI. Deutscher Kongreß für Philosophie, 15.-19. September 2008. Deutsches Jahrbuch Philosophie 2. Hamburg, S. 1249-1268.

Potthast, Thomas/ Meisch, Simon (Eds.) (2012): Climate Change and Sustainable Development. Ethical Perspectives on Land Use and Food Production. Wageningen.

Potthof, Christof (2008a): Auf Feldern Aktiv. In: GiD, Gen-ethischer Informationsdienst. H. 188, S. 36-37.

Potthof, Christof (2008b): Nach den Patenten. In: GiD, Gen-ethischer Informationsdienst. H. 189, S. 50.

Potthof, Christof (2010): Hoffnungsträger der Gentech-Industrie. In: GiD, Gen-ethischer Informationsdienst. H. 201, S. 10-11.

Projektträger im DLR, Deutsches Zentrum für Luft- und Raumfahrt e. V. Umwelt, Kultur, Nachhaltigkeit (2007): Sozial-ökologische Forschung. Rahmenkonzept 2007-2010. Bonn.

Projektwerkstatt (2007): Presseinformation aus der Projektwerkstatt. FeldbefreierInnen fordern: Alle Genfelder sofort schließen! Saasen.
Unter: http://www.projektwerkstatt.de/gen/downloads/pm25_2_07.pdf
(Stand: 30.01.2015).

Pysz, Piotr (2009): Ordnungspolitische Umwandlungen in der Wirtschaft Polens 1990-2007. In: Bingen, Dieter/ Ruchniewicz, Krzysztof (Hrsg.): Länderbericht Polen. Geschichte, Politik, Wirtschaft, Gesellschaft, Kultur. Bonn, S. 258-262.

Raan, Anthony F. J. van (2000): The Interdisciplinary Nature of Science: Theoretical Framework and Bibliometric-Empirical Approach. In: Weingart, Peter/ Stehr, Nico (Eds.): Practising interdisciplinarity. Toronto, pp. 66-78.

Renn, Ortwin (2007): Grüne Gentechnik: Konfliktlinien und Möglichkeiten ihrer Überwindung. In: Köstner, Barbara/ Vogt, Markus/ Saan-Klein, Beatrice van (Hrsg.): Agro-Gentechnik im ländlichen Raum. Potentiale, Konflikte, Perspektiven. Dettelbach, S. 41-55.

Richthofen, Dietrich von (2014): Vom Apfel der Erkenntnis. In: DIE ZEIT. 23.10.2014, S. 39.

Richtlinie 2001/18/EG des Europäischen Parlaments und Des Rates vom 12. März 2001 über die absichtliche Freisetzung genetisch veränderter Organismen in die Umwelt und zur Aufhebung der Richtlinie 90/220/EWG des Rates. Unter: http://www.bfr.bund.de/cm/343/richtlinie_2001_18_eg_ueber_ die_absichtliche_freisetzung.pdf (Stand: 27.12.2014).

Rink, Dieter/ Wächter, Monika/ Potthast, Thomas (2004): Naturverständnisse in der Nachhaltigkeitsdebatte. Grundlagen, Ambivalenzen und normative Implikationen. In: Rink, Dieter/ Wächter, Monika (Hrsg.): Naturverständnisse in der Nachhaltigkeitsforschung. Frankfurt a. M./ New York, S. 11-34.

RNE, Rat für Nachhaltige Entwicklung (2011): „Gold-Standard Ökolandbau“: Für eine nachhaltige Gestaltung der Agrarwende. Empfehlungen des Rates für Nachhaltige Entwicklung vom 11. Juli 2011.
Unter: http://www.nachhaltigkeitsrat.de/uploads/media/RNE_Gold-Stand ard_Oekolandbau_texte_Nr_40_Juli_2011_01.pdf (Stand: 15.04.2014).

Röbbecke, Martina/ Simon, Dagmar/ Lengwiler, Martin/ Kraetsch, Clemens (2004): Inter-Disziplinieren. Erfolgsbedingungen von Forschungskooperationen. Berlin.

Rodale Institute (2012): The Farming Systems Trial Celebrating 30 Years. Unter: http://66.147.244.123/~rodalein/wp-content/uploads/2012/12/FST bookletFINAL.pdf (Stand: 16.11.2014).

Rodenstein, Marianne/ Bock, Stephanie/ Heeg, Susanne (1996): Reproduktionsarbeitskrise und Stadtstruktur. Zur Entwicklung von Agglomerationsräumen aus feministischer Sicht. In: ARL, Akademie für Raumforschung und Landesplanung (Hrsg.): Agglomerationsräume in Deutschland. Ansichten, Einsichten, Aussichten. Hannover, S. 26-50.

Roelcke, Volker (2010): Auf der Suche nach der Politik in der Wissensproduktion. Plädoyer für eine historisch-politische Epistemologie. In: Berichte zur Wissenschaftsgeschichte. Jg. 33, H. 2, S. 176-192.

Rosner, Andrzej/ Stanny, Monika (2007): Przyjęta struktura procesu badawczego poziomu rozwoju społeczno-gospodarczego. [Struktur des Forschungsprozesses zur Erforschung des sozio-ökonomischen Entwicklungsstandes.] In: Rosner, Andrzej (Hrsg.): Zróżnicowanie poziomu rozwoju społeczno–gospodarczego obszarów wiejskich a zróżnicowanie dynamiki przemian. [Differenzierung des sozial-ökonomischen Entwicklungsstandes in ländlichen Räumen und die Differenzierung seiner Veränderungsdynamik.] Warschau, S. 27-46.

Roßler, Gustav (2008): Kleine Galerie neuer Dingbegriffe. Hybriden, Quasi-Objekte, Grenzobjekte, epistemische Dinge. In: Kneer, Georg/ Schroer,

Markus/ Schüttpelz, Erhard (Hrsg.): Bruno Latours Kollektive. Kontroversen zur Entgrenzung des Sozialen. Frankfurt a. M., S. 76-107.

Ruppert-Winkel, Chantal/ Arlinghaus, Robert/ Deppisch, Sonja/ Eisenack, Klaus/ Gottschlich, Daniela/ Hirschl, Bernd/ Matzdorf, Bettina/ Mölders, Tanja/ Padmanabhan, Martina/ Selbmann, Kirsten/ Ziegler, Rafael/ Plieninger, Tobias (2015): Characteristics, Emerging Needs, and Challenges of Transdisciplinary Sustainability Science: Experiences From the German Social-Ecological Research Program. In: Ecology and Society. Vol. 20, No. 3, Art. 13.

Saar, Martin (2013): Genealogische Kritik. In: Jaeggi, Rahel/ Wesche, Tilo (Hrsg.): Was ist Kritik? 3. Aufl., Frankfurt a. M., S. 247-265.

Saretzki, Thomas (2010): Umwelt- und Technikkonflikte: Theorien, Fragestellungen, Forschungsperspektiven. In: Feindt, Peter H./ Saretzki, Thomas (Hrsg.): Umwelt- und Technikkonflikte. Wiesbaden, S. 33-53.

Saugeres, Lise (1999): Of Tractors and Men: Femininity and Concepts of Masculine Power in a French Farming Community. Konferenzpapier der Konferenz ‚Gender and Rural Transformations in Europe. Past, Present and Future Prospects', 14.-17.10.1999, UniversityWageningen, Niederlande. Compiled Conference Papers, pp. 467-477.

Saugeres, Lise (2002): The Cultural Representation of the Farming Landscape: Masculinity, Power and Nature. In: Journal of Rural Studies. Vol. 18, No. 4, pp. 373-384.

Schäfer, Martina (Hrsg.) (2007): Zukunftsfähiger Wohlstand. Der Beitrag der ökologischen Land- und Ernährungswirtschaft zu Lebensqualität und nachhaltiger Entwicklung. Marburg.

Scheffler, Dirk (2009): Handlungsstrategien interdisziplinärer Forschungskooperation. Theoriebasierte Entwicklung und empirische Validierung der Erhebung mentaler Modelle von Handlungsstrategien. Dissertation. Universität Trier.

Scheich, Elvira (1987): „Größer als alle Fenster" – Zur Kritik des Geschlechterverhältnisses und der Naturwissenschaft. In: Scheich, Elvira/ Schultz, Irmgard: Soziale Ökologie und Feminismus. Frankfurt a. M., S. 1-49 (Teil 2).

Scheich, Elvira/ Schultz, Irmgard (1987): Soziale Ökologie und Feminismus. Frankfurt a. M.

Schimpf, Mute (2006): Rückblick 2005. Auseinandersetzung um jeden Hektar. In: AgrarBündnis e. V. (Hrsg.): Landwirtschaft 2006. Der kritische Agrarbericht. Rheda-Wiedenbrück/ Hamm, S. 221-227.

Schimpf, Mute (2008): Koexistenz im landwirtschaftlichen Alltag. Bericht zur Verbreitung von gentechnisch verändertem Material durch Landmaschinen. Rheda-Wiedenbrück/ Hamm.

Schindler, Delia/ Schultz, Irmgard (2006): Methodologie und Methodenentwicklung in Verknüpfung mit der Kategorie Geschlecht in der SÖF. In: Schäfer, Martina/ Schultz, Irmgard/ Wendorf, Gabriele/ Schäfer, Martina/ Schultz, Irmgard/ Wendorf, Gabriele (Hrsg.): Gender-Perspektiven in der sozial-ökologischen Forschung. Herausforderungen und Erfahrungen aus inter- und transdisziplinären Projekten. München, S. 77-101.

Schmid, Thomas (2010): Runder Tisch Pflanzengenetik: Naturschützer bleiben zuhause. In: taz.de. 08.07.2010. Unter: http://www.taz.de/!55336/ (Stand: 12.06.2014).

Schmidt, Gunther/ Schröder, Winfried (2012): GeneRisk – ein Überblick. In: Breckling, Broder/ Schmidt, Gunther/ Schröder, Winfried (Hrsg.): GeneRisk. Systematische Risiken der Gentechnik: Analyse von Umweltwirkungen gentechnisch veränderter Organismen in der Landwirtschaft. Berlin/ Heidelberg, S. 1-14.

Schmidtner, Eva/ Dabbert, Stephan (2009): Nachhaltige Landwirtschaft und ökologischer Landbau im Bericht des Weltagrarrates. Stuttgart.

Schmitt, Mathilde (1996): Überschreiten und was dann? Die vielfältigen Auswirkungen der Nichtakzeptanz einer konstruierten Geschlechtergrenze am Beispiel der Landwirtinnen. In: Fischer, Ute Luise/ Kampshoff, Martina/ Keil, Susanne/ Schmitt, Mathilde (Hrsg.): Kategorie, Geschlecht? Empirische Analysen und feministische Theorien. Opladen, S. 19-40.

Schmitt, Mathilde (1997): Landwirtinnen. Chancen und Risiken von Frauen in einem traditionellen Männerberuf. Opladen.

Schmitt, Mathilde (1999): Geschlechtergrenzen in der Landwirtschaft. Alte Muster und neue Herausforderungen. In: Zeitschrift für Agrargeschichte und Agrarsoziologie. Jg. 47, H. 2, S. 175-186.

Schmitt, Mathilde (2005): Rurale Frauen-und Geschlechterforschung. In: Beetz, Stephan/ Brauer, Kai/ Neu, Claudia (Hrsg.): Handwörterbuch zur ländlichen Gesellschaft in Deutschland. Wiesbaden, S. 210-217.

Schneidewind, Uwe (2015): Für eine erweiterte Governance von Wissenschaft. Ein wissenschaftspolitischer Rückblick auf das Jahr 2014. In: GAIA. Jg. 24, H. 1, S. 59-61.

Schneidewind, Uwe/ Singer-Brodowski, Mandy (2014): Transformative Wissenschaft. Klimawandel im deutschen Wissenschafts- und Hochschulsystem. 2. Aufl., Marburg.

Schön, Susanne (2005): Gender in der Sozial-ökologischen Forschung: Ja! Aber wie? Orientierende Hinweise aus dem Forschungsverbund „Blockierter Wandel?". In: Zeitschrift für Frauenforschung & Geschlechterstudien. Jg. 23, H. 1-2, S. 78-84.

Schubert, Klaus/ Klein, Martina (2006): Das Politiklexikon. Begriffe, Fakten, Zusammenhänge. 4. Aufl., Bonn.

Schultz, Irmgard (1987): Feministische Stimme in einer Forschungsprogramматik Soziale Ökologie. Überlegungen zu einer Forschungskonzeption „Soziale Ökologie" in 7 Thesen. In: Scheich, Elvira/ Schultz, Irmgard: Soziale Ökologie und Feminismus. Frankfurt a. M., S. 1-49 (Teil 1).

Schultz, Irmgard (1994): Das Frauen & Müll-Syndrom – Überlegungen in Richtung einer feministischen Umweltforschung. In: Buchen, Judith/ Buchholz, Kathrin/ Hoffmann, Esther/ Hofmeister, Sabine/ Kutzner, Ralf/ Olbrich, Rüdiger/ Rüth, Petra van (Hrsg.): Das Umweltproblem ist nicht geschlechtsneutral. Feministische Perspektiven. Bielefeld, S. 152-167.

Schultz, Irmgard (1995): Forschung zu „Gender & Environment" im Institut für sozial-ökologische Forschung. In: Schultz, Irmgard/ Weller, Ines (Hrsg.): Gender & Environment. Ökologie und die Gestaltungsmacht der Frauen. Frankfurt a. M., S. 10-19.

Schultz, Irmgard (2006): The Natural World and the Nature of Gender. In: Davis, Kathy/ Evans, Mary/ Lorber, Judith (Eds.): Handbook of gender and women's studies. London, pp. 376-395.

Schultz, Irmgard/ Hummel, Diana/ Hayn, Doris (2006): Geschlechterverhältnisse. In: Becker, Egon/ Jahn, Thomas (Hrsg.): Soziale Ökologie. Grundzüge einer Wissenschaft von den gesellschaftlichen Naturverhältnissen. Frankfurt a. M./ New York, S. 224-235.

Schultz, Irmgard/ Weller, Ines (Hrsg.) (1995): Gender & Environment. Ökologie und die Gestaltungsmacht der Frauen. Frankfurt a. M.

Schultz, Irmgard/ Wendorf, Gabriele (2006): Gender im Förderschwerpunkt der SÖF. In: Schäfer, Martina/ Schultz, Irmgard/ Wendorf, Gabriele/ Schäfer, Martina/ Schultz, Irmgard/ Wendorf, Gabriele (Hrsg.): Gender-Perspektiven in der sozial–ökologischen Forschung. Herausforderungen und Erfahrungen aus inter- und transdisziplinären Projekten. München, S. 39-55.

Schultze, Rainer-Olaf (1998): Demokratie. In: Nohlen, Dieter/ Schmidt, Manfred G./ Boeckh, Andreas/ Kohler-Koch, Beate/ Kriz, Jürgen (Hrsg.): Lexikon der Politik. München, S. 112-115.

Seifert, Franz (2002): Gentechnik – Öffentlichkeit – Demokratie. Der österreichische Gentechnik-Konflikt im internationalen Kontext. München/ Wien.

Sen, Gita/ Grown, Caren (1987): Development, Crises and Alternative Visions. Third World Women's Perspectives. New York.

Shapin, Steven/ Schaffer, Simon (1985): Leviathan and the air-pump. Hobbes, Boyle, and the experimental life. Princeton.

Siebert, Rosemarie (2010): The 'green box': Multifunctionality and biodiversity conservation in Europe. In: Lockie, Stewart/ Carpenter, David (Eds.): Agriculture, biodiversity and markets. Livelihoods and agroecology in comparative perspective. London/ Washington, D.C., pp. 269-285.

Skogen, Ketil/ Krange, Olve (2003): A Wolf at the Gate: The Anti-Carnivore Alliance and the Symbolic Construction of Community. In: Sociologia Ruralis. Vol. 43, No. 3, pp. 309-325.

SÖF-Memorandum (2012): Verstehen – Bewerten – Gestalten. Transdisziplinäres Wissen für eine nachhaltige Gesellschaft. Memorandum zur Weiterentwicklung der sozial-ökologischen Forschung in Deutschland.
Unter: http://www.isoe.de/fileadmin/redaktion/Downloads/Soziale_Oekologie/soef-memorandum-2012.pdf (Stand: 25.04.2016).

Sohn, Werner (1994): Zwischen technologischer Aufhebung der Gesellschaft und Politisierung der Technologie. In: Görg, Christoph (Hrsg.): Gesellschaft im Übergang. Perspektiven kritischer Soziologie. Darmstadt, S. 239-254.

SRU, Der Rat von Sachverständigen für Umweltfragen (1985): Umweltprobleme der Landwirtschaft. Sondergutachten. Stuttgart/ Mainz.

SRU, Der Rat von Sachverständigen für Umweltfragen (2004): Umweltgutachten 2004. Umweltpolitische Handlungsfähigkeit sichern. Baden-Baden.

SRU, Der Rat von Sachverständigen für Umweltfragen (2009): Für eine zeitgemäße Gemeinsame Agrarpolitik (GAP). Stellungnahme Nr. 14. Berlin.

Steven, Elke (2012): Ziviler Ungehorsam. In: Brand, Ulrich/ Lösch, Bettina/ Opratko, Benjamin/ Thimmel, Stefan (Hrsg.): ABC der Alternativen 2.0. Von Alltagskultur bis Zivilgesellschaft. Hamburg, S. 332-333.

Stirling, Andy (2005): Opening up or closing down? Analysis, participation and power in the social appraisal of technology. In: Leach, Melissa/ Scoones, Ian/ Wynne, Brian (Eds.): Science and citizens. Globalization and the challenge of engagement. London, pp. 218-231.

Stokols, Daniel/ Hall, Kara L./ Vogel, Amanda L. (2013): Transdisciplinary Public Health: Definitions, Core Characteristics, and Strategies for Success. In: Haire-Joshu, Debra/ McBride, Timothy D. (Eds.): Transdisciplinary Public Health. Research, Education, and Practice. San Francisco, pp. 3-30.

Stoppe-Ramadan, Sarah/ Winter, Gerd (2010): EU and German law on coexistence: Individual and systemic solutions and their compatibility with property rights. In: Breckling, Broder/ Verhoeven, Richard (Eds.): Large-area Effects of GM-Crop Cultivation. Proceedings of the Second GMLS-Conference 2010 in Bremen. Frankfurt a. M., pp. 121-124.

Strauss, Anselm/ Corbin, Juliet (1996): Grounded theory. Grundlagen qualitativer Sozialforschung. Weinheim.

Strohschneider, Peter (2014): Zur Politik der Transformativen Wissenschaft. In: Brodocz, André/ Herrmann, Dietrich/ Schmidt, Rainer/ Schulz, Daniel/ Schulze Wessel, Julia/ Vorländer, Hans (Hrsg.): Die Verfassung des Politischen. Festschrift für Hans Vorländer. Wiesbaden, S. 175-192.

Sulmowski, Yen / Gottschlich, Daniela / Friedrich, Beate (2014): (Un)sichtbare Botschaften. In: GiD, Gen-ethischer Informationsdienst. H. 227, S. 27-29.

Swain, Nigel (1999): Small-scale farming in the post-socialist rural transition. In: Eastern European Countryside. Vol. 5, pp. 27-42.

Swyngedouw, Erik (1997): Neither Global Nor Local. Glocalization and the Politics of Scale. In: Cox, Kevin R. (Ed.): Spaces of Globalization. Reasserting the Power of the Local. New York, pp. 137-166.

Szumelda, Anna (2013): Is Small Beautiful? The Debate on the Future of Small Individual Farms in Poland. In: Eastern European Countryside. Vol. 19, No. 1, pp. 219-250.

Tagung im Sejm (2012): iTV Sejm - transmisje archiwalne. Konferencja naukowa pt. GMO w rolnictwie i produkcji żywności – szanse i zagrożenia genetycznej modyfikacji roślin i zwierząt. [iTV Sejm - archivierte Sendungen. Wissenschaftliche Konferenz über GVOs in der Landwirtschaft und Lebensmittelherstellung – Chancen oder Risiken genetischer Modifikationen von Pflanzen und Tieren.]
Unter: http://www.sejm.gov.pl/sejm7.nsf/transmisje_arch.xsp?rok=2012& month=04#55E3899AD9ED8181C12579D50028A566 (Stand: 10.09.2014).

Taylor, Viviene (2000): Marketisation of governance. Critical feminist perspectives from the South. Kapstadt.

Then, Christoph (2015): Handbuch Agro-Gentechnik. Die Folgen für Landwirtschaft, Mensch und Umwelt. München.

Törnebohm, Håkan/ Radnitzky, Gerard (1971): Forschung als innovatives System. Entwurf einer integrativen Sehweise, die Modelle erstellt zur Beschreibung und Kritik von Forschungsprozessen. In: Zeitschrift für allgemeine Wissenschaftstheorie. Jg. 2, H. 2, S. 239-290.

Tovey, Hilary (2003): Theorising Nature and Society in Sociology: The Invisibility of Animals. In: Sociologia Ruralis. Vol. 43, No. 3, pp. 196-215.

Trepl, Ludwig (1998): Landschaft und Kultur – Wildnis und Stadt. In: Theobald, Werner (Hrsg.): Integrative Umweltbewertung. Theorie und Beispiele aus der Praxis. Berlin u. a., S. 193-208.

Tronto, Joan C. (2013): Caring Democracy. Markets, Equality, and Justice. New York.

Ukowitz, Martina (2014): Towards a Theory of Transdisciplinary Research. Auf dem Weg zu einer Theorie transdisziplinärer Forschung. In: GAIA. Vol. 23, No. 1, pp. 19-22.

Ulmer, Svend/ Bruckmeier, Karl/ Görg, Christoph/ Brand, Ulrich (2002): Sozialökologische Transformation von Naturnutzung am Beispiel des Biodiversitätmanagement. In: Balzer, Ingrid/ Wächter, Monika (Hrsg.): Sozial-ökologische Forschung. Ergebnisse der Sondierungsprojekte aus dem BMBF-Förderschwerpunkt. München, S. 131-152.

United Soybean Board (o. J.): Korzyści z biotechnologii. Naukowe oceny roli biotechnologii rolniczej w bezpieczniejszym, zdrowszym świecie. [Nutzen der Biotechnologie. Wissenschaftliche Bewertung des Beitrags der Agro-Gentechnik zu einer sichereren und gesünderen Welt.]
Unter: http://www.soyconnection.com/pdf/usbs_position/Polish/Polish_The_Benefits_of_Biotechnology_Compendium_2011_LR.pdf
(Stand: 23.10.2014).

Vandermeer, John/ Perfecto, Ivette/ Shiva, Vandana (1995): Breakfast of Biodiversity. The Truth about Rainforest Destruction. Oakland, CA.

VBIO, Verband Biologie, Biowissenschaften und Biomedizin (2012): Kein Schaugarten mit gentechnisch verbesserten Pflanzen in Üplingen in diesem Jahr.
Unter: http://www.vbio.de/informationen/alle_news/e17162?news_id=139 11 (Stand: 12.06.2014).

Verordnung (EG) Nr. 1121/2009 der Kommission vom 29. Oktober 2009 mit Durchführungsbestimmungen zur Verordnung (EG) Nr. 73/2009 des Rates hinsichtlich der Stützungsregelungen für Inhaber landwirtschaftlicher Betriebe nach den Titeln IV und V der Verordnung.

Verordnung (EG) Nr. 141/2004 der Kommission vom 28. Januar 2004 mit Durchführungsvorschriften zur Verordnung (EG) Nr. 1257/1999 des Rates hinsichtlich der für die Tschechische Republik, Estland, Zypern, Lettland, Litauen, Ungarn, Malta, Polen, Slowenien und die Slowakei geltenden befristeten Maßnahmen zur Entwicklung des ländlichen Raums.

Verordnung (EG) Nr. 1698/2005 des Rates vom 20.09.2005 über die Förderung der Entwicklung des ländlichen Raums durch den Europäischen Landwirtschaftsfond für die Entwicklung des ländlichen Raums (ELER-Verordnung).
Unter: http://eur-lex.europa.eu/LexUriServ/LexUriServ.do?uri=OJ:L:2005:277:0001:0040:DE:PDF (Stand: 08.09.2014).

Vilsmaier, Ulli/ Lang, Daniel J. (2014): Transdisziplinäre Forschung. In: Heinrichs, Harald/ Michelsen, Gerd (Hrsg.): Nachhaltigkeitswissenschaften. Berlin/ Heidelberg, S. 87-113.

Vogel, Steven (2011): On Nature and Alienation. In: Biro, Andrew (Ed.): Critical Ecologies. The Frankfurt School and Contemporary Environmental Crises. Toronto, pp. 187-205.

Vogt, Markus (2007): GenEthik zwischen Interessens- und Überzeugungskonflikten. In: Köstner, Barbara/ Vogt, Markus/ Saan-Klein, Beatrice van (Hrsg.): Agro-Gentechnik im ländlichen Raum. Potentiale, Konflikte, Perspektiven. Dettelbach, S. 21-40.

Volling, Annemarie (2015): Erst zulassen ... und dann verbieten? Nationale Gentechnikanbauverbote zwischen staatlicher Souveränität und Konzernabhängigkeit. In: AgrarBündnis e. V. (Hrsg.): Der kritische Agrarbericht 2015. Schwerpunkt: Agrarindustrie und Bäuerlichkeit. Hamm, S. 247-252.

Volling, Annemarie/ Nürnberger, Marcus (2014): Entwicklungen & Trends 2013. Gentechnikindustrie nimmt erneut Anlauf. In: AgrarBündnis e. V. (Hrsg.): Der kritische Agrarbericht 2014. Schwerpunkt: Tiere in der Landwirtschaft. Konstanz/ Hamm, S. 245-256.

Voss, Julian/ Spiller, Achim (2009): Zur Akzeptanz von gentechnisch verändertem Saatgut in der deutschen Landwirtschaft – Ergebnisse einer empirischen Studie. In: Böhm, Justus/ Albersmeier, Friederike/ Spiller, Achim (Hrsg.): Die Ernährungswirtschaft im Scheinwerferlicht der Öffentlichkeit. Lohmar, S. 111-125.

Wagner, Jost (2007): Analyse der sozialen Konflikte um den Einsatz der Agro-Gentechnik im ländlichen Raum. In: Köstner, Barbara/ Vogt, Markus/ Saan-Klein, Beatrice van (Hrsg.): Agro-Gentechnik im ländlichen Raum. Potentiale, Konflikte, Perspektiven. Dettelbach, S. 117-131.

Wawrzyński, Adam (2010): Obalamy mity na temat GMO - polemika. [Wir räumen mit den GVO-Mythen auf – eine Polemik.] In: Gazetawyborcza.pl. 13.10.2010.
Unter: http://wyborcza.pl/1,75402,7721631,Obalamy_mity_na_temat_GMO___polemika.html (Stand: 03.09.2014).

Weber, Ivana (2007): Die Natur des Naturschutzes. Wie Naturkonzepte und Geschlechterkodierungen das Schützenswerte bestimmen. München.

Weingarten, Michael (Hrsg.) (2005): Strukturierung von Raum und Landschaft. Konzepte in Ökologie und der Theorie gesellschaftlicher Naturverhältnisse. Münster.

Weller, Ines (2004): Nachhaltigkeit und Gender. Neue Perspektiven für die Gestaltung und Nutzung von Produkten. München.

West, Candace/ Zimmerman, Don H. (1987): Doing Gender. In: Gender and Society. Vol. 1, No. 2, pp. 125-151.

Wettemann, Ulrich (2012): Übersetzung qualitativer Interviewdaten zwischen Translationswissenschaft und Sozialwissenschaft. In: Kruse, Jan/ Bethmann, Stephanie/ Niermann, Debora/ Schmieder, Christian (Hrsg.): Qualitative Interviewforschung in und mit fremden Sprachen. Eine Einführung in Theorie und Praxis. Weinheim u. a., S. 101-120.

Wichterich, Christa (1992): Die Erde bemuttern. Frauen und Ökologie nach dem Erdgipfel in Rio. Berichte. Analysen. Dokumente. Köln.

Wichterich, Christa (2002): Sichere Lebensgrundlagen statt effizienterer Naturbeherrschung – Das Konzept nachhaltige Entwicklung aus feministischer Sicht. In: Görg, Christoph/ Brand, Ulrich (Hrsg.): Mythen globalen Umweltmanagements. Rio + 10 und die Sackgassen „nachhaltiger Entwicklung". Münster, S. 72-91.

Wichterich, Christa (2015): Livelihood, Ökonomisierung des Lebendigen und gutes Leben. Feministische Perspektiven auf die verschlungenen Wege von Rio 1992 nach Rio 2012. In: Katz, Christine/ Heilmann, Sebastian/ Thiem, Anja/ Moths, Katharina/ Koch, Lea M./ Hofmeister, Sabine (Hrsg.): Nachhaltigkeit anders denken. Veränderungspotenziale durch Geschlechterperspektiven. Wiesbaden, S. 31-42.

Wieser, Matthias (2012): Das Netzwerk von Bruno Latour. Die Akteur-Netzwerk-Theorie zwischen Science & Technology Studies und poststrukturalistischer Soziologie. Bielefeld.

Wilkin, Jerzy/ Nurzyńska, Iwona (2012): Rural Poland 2012: Rural Development Report. Fundacja na Rzecz Rozwoju Polskiego Rolnictwa. Warschau.

Wiltshire, Rosina (1992): Environment and Development. Grass Roots Women's Perspective. Barbados.

Winter, Gerd (2009): Pro und contra Gentechnik – ein Vorschlag zur Güte. In: Zeitschrift für Umweltrecht. Jg. 20, H. 5, S. 225-226.

Winter, Gerd/ Stoppe-Ramadan, Sarah (2012): Koexistenz gentechnikfreier und gentechniknutzender Landwirtschaft: Von individueller zu systemischer Konfliktlösung. In: Breckling, Broder/ Schmidt, Gunther/ Schröder,

Winfried (Hrsg.): GeneRisk. Systematische Risiken der Gentechnik: Analyse von Umweltwirkungen gentechnisch veränderter Organismen in der Landwirtschaft. Berlin/ Heidelberg, S. 185-206.

Winterfeld, Uta von (2013): Bedeutet „Governance" Partizipation – und Partizipation „Empowerment"? In: Hofmeister, Sabine/ Katz, Christine/ Mölders, Tanja (Hrsg.): Geschlechterverhältnisse und Nachhaltigkeit. Die Kategorie Geschlecht in den Nachhaltigkeitswissenschaften. Opladen u. a., S. 320-328.

Wissen, Markus (2008): Zur räumlichen Dimensionierung sozialer Prozesse. Die Scale-Debatte in der angloamerikanischen Radical Geography. In: Wissen, Markus/ Röttger, Bernd/ Heeg, Susanne (Hrsg.): Politics of Scale. Räume der Globalisierung und Perspektiven emanzipatorischer Politik. Münster, S. 8-32.

Wissen, Markus (2011): Gesellschaftliche Naturverhältnisse in der Internationalisierung des Staates. Konflikte um die Räumlichkeit staatlicher Politik und die Kontrolle natürlicher Ressourcen. Münster.

Wissen, Markus/ Brand, Ulrich (2008): Globale soziale Bewegungen und materialistische Menschenrechtspolitik – Einsichten aus Konflikten um die Gestaltung der gesellschaftlichen Naturverhältnisse. In: Komitee für Grundrechte und Demokratie (Hrsg.): Jahrbuch 2008. Die globale Transformation menschenrechtlicher Demokratie. Münster, S. 71-83.

Wissen, Markus/ Röttger, Bernd/ Heeg, Susanne (2008a): Vorwort. In: Wissen, Markus/ Röttger, Bernd/ Heeg, Susanne (Hrsg.): Politics of Scale. Räume der Globalisierung und Perspektiven emanzipatorischer Politik. Münster, S. 7.

Wissen, Markus/ Röttger, Bernd/ Heeg, Susanne (Hrsg.) (2008b): Politics of Scale. Räume der Globalisierung und Perspektiven emanzipatorischer Politik. Münster.

Witzel, Andreas (1982): Verfahren der qualitativen Sozialforschung. Überblick und Alternativen. Frankfurt a. M./ New York.

Witzel, Andreas/ Reiter, Herwig (2012): The problem-centred interview. Principles and practice. London.

Wolf, Frieder Otto (2012): Rückkehr in die Zukunft - Krisen und Alternativen. Beiträge zur radikalen Philosophie. Münster.

Wood, David/ Lenné, Jillian M. (1999): The Origins of Agrobiodiversity in Agriculture. In: Wood, David/ Lenné, Jillian M. (Eds.): Agrobiodiversity. Characterization, utilization and management. Wallingford, Oxon/ New York, pp. 15-34.

Woods, Michael (2011): Rural. London/ New York.

Wrangler, Anke/ Harms, Jana (2010): Forschungsbericht. Verlängerung der Nutzungsdauer der Milchkühe durch eine gute Tiergesundheit bei gleichzeitig hoher Lebensleistung zur Erhöhung der Effizienz des Tiereinsatzes. Unter: http://www.portal-rind.de/index.php?module=Downloads&func=prep_hand_out&lid=2232 (Stand: 21.05.2014).

Wright, Susan (1994): Molecular politics. Developing American and British regulatory policy for genetic engineering, 1972-1982. Chicago.

Wurbs, Angelika/ Bethwell, Claudia/ Stachow, Ulrich (2012): Assessment of regional capabilities for agricultural coexistence with genetically modified maize. Leipzig.

Wynne, Brian (1996): Misunderstood misunderstandings. Social identities and public uptake of science. In: Irwin, Alan/ Wynne, Brian (Eds.): Misunderstanding science? The public reconstruction of science and technology. Cambridge, pp. 19-46.

Wynne, Brian (2005): Risk as globalizing 'democratic' discourse? Framing subjects and citizens. In: Leach, Melissa/ Scoones, Ian/ Wynne, Brian (Eds.): Science and citizens. Globalization and the challenge of engagement. London, pp. 66-82.

Ziemer, Klaus (1987): Polens Weg in die Krise: eine politische Soziologie der „Ära Gierek". Frankfurt a. M.

ZL, Zukunftsstiftung Landwirtschaft/ SEWEZ, Stiftung Eine Welt Eine Zukunft (Hrsg.) (2009): Wege aus der Hungerkrise. Die Erkenntnisse des Weltagrarberichts und seine Vorschläge für eine Landwirtschaft von morgen. Unter: http://www.weltagrarbericht.de/downloads/Wege_aus_der_Hunger krise_print.pdf (Stand: 23.10.2014).